뼈를 알면 건강이 보인다

뼈를 알면 건강이 보인다
뼛속과 배 속 변독소를 없애 병을 치유한 비법

초판 1쇄 발행 2024년 5월 10일
2쇄 발행 2024년 7월 4일

지은이 임학섭
펴낸이 장길수
펴낸곳 지식과감성#
출판등록 제2012-000081호

교정 주경민
디자인 서혜인
편집 서혜인
검수 정은솔, 이현
마케팅 김윤길, 정은혜

주소 서울시 금천구 벚꽃로298 대륭포스트타워6차 1212호
전화 070-4651-3730~4
팩스 070-4325-7006
이메일 ksbookup@naver.com
홈페이지 www.knsbookup.com

ISBN 979-11-392-1793-3(03510)
값 18,000원

• 이 책의 판권은 지은이에게 있습니다.
• 이 책 내용의 전부 또는 일부를 재사용하려면 반드시 지은이의 서면 동의를 받아야 합니다.
• 잘못된 책은 구입하신 곳에서 바꾸어 드립니다.

지식과감성#
홈페이지 바로가기

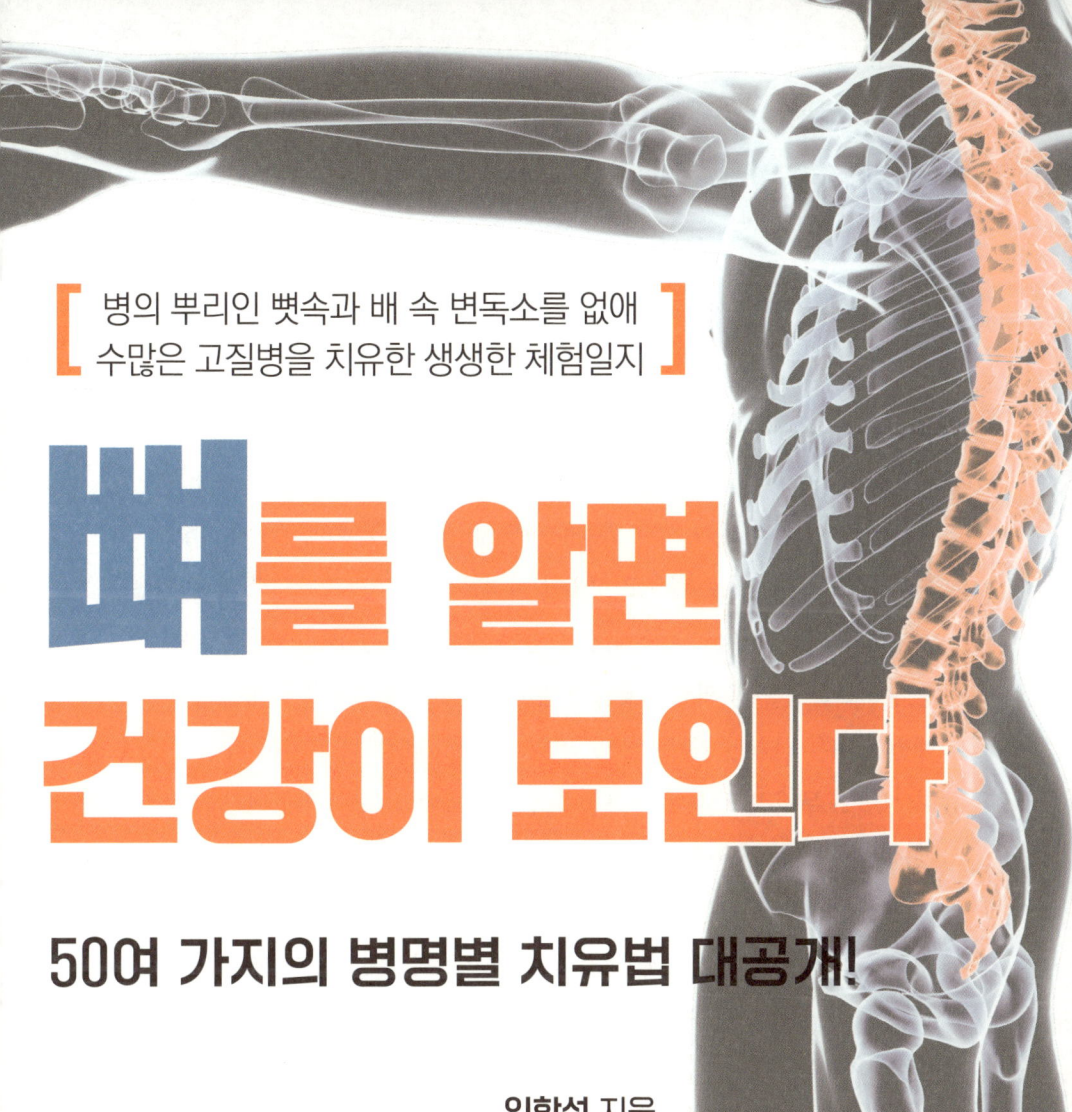

[병의 뿌리인 뼛속과 배 속 변독소를 없애
수많은 고질병을 치유한 생생한 체험일지]

뼈를 알면 건강이 보인다

50여 가지의 병명별 치유법 대공개!

임학섭 지음

도대체 병은 어디서 시작되고 어떻게 진행되는가?

그동안 신문과 방송에 연재했던 칼럼을 정리해 많은 분들에게 제대로 된 건강상식과 치유법을 알려야겠다는 것과 오랜 병마에서 탈출할 수 있는 희망을 품었으면 하는 것이 바람이다.

지식과감성#

들어가는 말

지난 20여 년간 현직 기자 생활을 하면서 평소 건강 쪽에 관심이 많아 침과 뜸을 어깨너머로 배우고 한의학 서적을 탐독하고 수기치료 과정을 이수하게 되었다. 이후 미국 국경을 넘어 멕시코 엔세나다, 싼퀀띤 지역 등에서 복음 전도와 의료 선교를 병행하면서 만난 환자들을 통해 그동안 배웠던 치유 사역의 기쁨을 맛보았다. 하지만 매달마다 환자를 다시 만나 보면 도무지 병의 뿌리가 뽑히지 않고 재발이 되고 근치가 되지 않는 것에 깊은 의문을 품게 되었다.

그러던 어느 날 '모든 병은 뼈로부터 시작된다'는 히포크라테스의 말을 접하게 되면서 뼈가 인체에 어떤 역할을 하고 뼈가 병들면 어떤 고질병이 찾아오는지 파고들기 시작했다. 이 과정에서 지난 40여 년간 뼛속 독소인 산화철을 규명해 의술혁명을 일으키고 있는 미라클터치를 만나 인연을 맺기 시작했다.

그래서 각종 고질병, 난치병으로 답을 찾지 못하는 환자들에게 한 줄기 희망이라도 주고 싶어 미라클터치 팀을 LA로 급파해 줄 것을 요청했다. 3주 동안 뼈독소 제거 시연을 통해 많은 분들에게 호전 반응이 나타나고 잘 걷지 못하는 분들, 오랜 염증과 통증으로 고생하던 분들도 웃음을 되찾게 되는 것을 몸소 눈으로 보게 되었다. 기존에 약과 주사에 의존해 증상만을 다스리는 치유법을 택해 왔던 분들이 비로소 뼈를 다스려 근치가 가능해질 수 있다는 것을 알게 해 주었다.

이후 10여 년간 현장 치유 사역을 통해 이룬 결과를 바탕으로 건강칼럼을 미주 중앙일보와 미주 한국일보, 라디오코리아에 연재하면서 도대체 각종 병이 왜 생기는지, 뼈 청소를 왜 해야 하는지, 뼈독소 제거로 어떤 병들이 좋아지는지를 구체적으로 알려 주기 시작하면서 하나둘 각종 병에서 근본 치유되는 분들이 나타나게 되었다.

치질, 치루는 한 달도 안 되어 손쉽게 해방되고 허리, 무릎, 고관절 등 만성 통증뿐만 아니라 위산역류로 3개월간 제대로 음식을 먹지 못했던 분이 이제는 당당히 슈퍼마켓을 다닐 수 있을 정도로 회복되고 기저귀를 차고 다닐 정도로 대소변 조절이 되지 않고 전립선으로 고생하던 80대 분들이 기저귀 없이 정상 생활을 하고 남성의 경우 발기 능력이 살아나고 음모가 다시 샘솟는 기쁨을 누렸고 또 불면증, 이명, 어지럼증, 편두통, 우울증, 공황장애, 유산, 간질, 자궁 빠짐 등 치유되기 힘든 병에서 좋아져 새로운 인생을 살아가게 된 것이다.

오랫동안 현장에서 많은 분들에게 건강을 되찾아 드려 웃음을 주었지만 아직도 많은 분들이 도대체 병이 어디서 시작되고 어떻게 진행되는지를 알지 못해 그동안 신문과 방송에 연재했던 칼럼을 정리해 많은 분들에게 제대로 된 건강상식과 치유법을 알려야겠다는 마음을 먹게 되었다. 그래서 오랜 병마에서 탈출할 수 있는 희망을 품었으면 하는 것이 바람이다.

미라클터치가 이 세상에 나오는 데 기틀을 마련하신 서성호 교수님과 지난 10여 년간 많은 환자들에게 웃음을 되찾게 해 준 미라클터치 엘에이 센터 죠앤 치유사, 물심양면 미라클터치 엘에이와 부에나팍 센터가 자리 잡게 도와주신 본사 이미정 대표님과 내조를 아끼지 않은 아내에게 깊은 감사를 드린다. 무엇보다 힘든 치유 과정을 잘 견디어 내고 병마에서 탈출하신 미라클터치 손님들과 치유를 허락하신 주님께 그 영광을 드리고 싶다. 마지막으로 졸필을 편집하고 세상에 빛을 보게 도와주신 지식과감성# 출판사 관계자분들에게도 깊은 감사를 드린다.

- 2024. 4. 15. 엘에이서

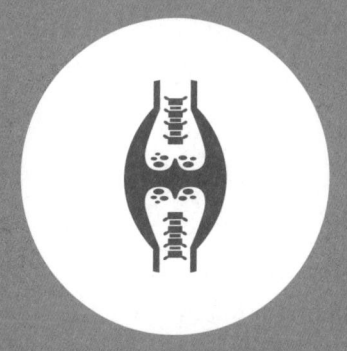

목차

들어가는 말 4

I. 총론

1. 도대체 각종 질병이 왜 생기나	16
2. 생, 노, 병, 사의 근원은 전기다	18
3. 모든 병은 골반과 장 속 변독에서 시작된다	21
4. 전기, 자기, 열기 부족으로 생기는 질병들	24
5. 병, 질, 환 그리고 하나님의 형상	27
6. 골수와 진액이 마르면 만병이 찾아온다	29
7. 혈액과 수액의 신비	32
8. 뼈의 핵심은 전기와 철분	35
9. 뼈를 자극하면 생기는 기적의 물질 산화질소	37
10. 병은 문어를 잡듯이 일망타진해야 한다	40
11. 뼈의 기능과 뼈 청소를 해야 하는 이유	43
12. 천기(天氣), 지기(地氣), 그리고 골반의 상관관계	46
13. 병체의 사흑세계를 잡아야 근본 치유된다:	
(1) 흑뇌, (2) 흑각, (3) 흑충, (4) 흑연	49
14. 죽음의 재, 뼛속 산화철을 없애야 몸이 살아난다	52
15. 인체의 뼈와 육은 9 대 1	55

16. 90%는 모르고 10%만 알아서는 병을 못 고친다	58
17. '꼬리뼈=꼬리표' 그 상태를 보고 죽음의 사자가 온다	61
18. 깊은 물을 길어 올리는 두레빅, 미라클터치	64
19. 씨 뿌리는 자의 비유와 치유 효과	67
20. 애완견도 에너지를 아는데 하물며 사람일까 보냐	70

II. 각론

1. 욕쟁이 할머니는 갑상선이 생기지 않는다	74
2. 관절염은 뼈에 독기, 냉기가 가득 차 있다는 표시	76
3. 척추뼈가 약해지면 등줄기가 강해진다	78
4. 사지말단 부종은 근육벽 막혀 생기는 저체온병	80
5. 고혈압, 당뇨 그리고 콜레스테롤	82
6. 발가락이 휘어지면 만병의 근원이 된다	85
7. 골반이 솟거나 무너지면서 만병이 생긴다	88
8. 무심코 쓰는 화학제품과 컴퓨터가 뼈를 마르게 한다	91
9. 항문 내 산화작용이 용종과 암 부른다	94
10. 화병에 우울증이 겹치고 걷기도 힘들어요	96
11. 엉덩이 등 피부색을 보면 뼈 건강이 보인다	99
12. 갈비뼈를 청소해 주면 인체 장기가 살아난다	101
13. 활성산소가 부르는 질병	103
14. 엉치엉덩관절이 아프더니 다리 끝까지 저려 와요	106
15. '등트레스'와 고질병의 상관관계	109
16. 나이 들며 왜 등뼈가 휘어 꼬부랑 할머니가 될까	112

17. 궂은 날 신경통이 더 심한 까닭은	**114**
18. 골반 독소와 간경화 그리고 신장투석 관계	**117**
19. 치질과 치루는 전형적인 항문병	**119**
20. 성관계 후 방광염이 재발해요	**121**
21. 성질, 성격, 성품과 위장병과의 관계	**124**
22. 똥배, 똥파리와 똥색의 상관관계	**127**
23. 당뇨는 뼛속 전압 모자라고 산화철 쌓여 발병	**130**
24. 허리통증과 무릎 통증은 왜 재발할까	**133**
25. 딱딱한 근육을 풀어도 또 굳어져 아픈 까닭은	**136**
26. 인체의 심장은 4개다 上	**138**
27. 인체의 심장은 4개다 下	**141**
28. 두뇌 질환을 부르는 경동맥 협착증	**144**
29. 최경주와 등뼈, 그리고 갑상선암	**147**
30. 과식과 자주 먹는 습관이 각종 병을 만든다	**150**
31. 나이 들며 왜 소변, 대변 힘이 약해질까	**153**
32. 불면증, 이명은 골반을 다스린 후 두개골을 터치해야	**156**
33. 사람 목숨을 노리는 흑뇌	**159**
34. 항문이 열려 팬티에 변이 묻어요	**162**
35. 합궁(合宮) 통해 풍(風)이 생겨야 건강하다	**165**
36. 똥끝과 스트레스 그리고 암	**167**
37. 뼈가 좋으면 액운(厄運)과 질병도 피해 간다	**170**
38. 배 속 냉증이 부르는 대표적 병들	**173**
39. 치매에 걸리지 않으려면	**176**
40. 장이 안 좋아 식사 후 30분이면 화장실로 달려가요	**178**

41. 애간장이 타면 뼈가 꼬여 각종 병 생겨　　　　　　181
42. 치아 관리를 잘해야 하는 까닭은　　　　　　　　　184
43. 엉덩이가 뒤로 빠지더니 자꾸 넘어져요　　　　　　187
44. 자궁혹과 유산, 불임 그리고 생리통, 생리불순　　　190
45. 원인 못 찾는 섬유근육통 왜 생길까　　　　　　　　192
46. 왜 탈모와 비듬이 생기고 머리가 지끈댈까　　　　　195
47. 산후조리는 골반과 갈비뼈를 다스려 줘야 평생 고생 안 한다 198
48. 변비와 거식증으로 뼈가 완전히 말랐어요　　　　　201
49. 알레르기는 코뼈가 상한 골병이다　　　　　　　　204
50. 발걸음과 노화, 자폐증, 뇌성마비, 다운증후군의 관계　207

Ⅲ. 병명별 치유법

1. 복용하던 전립선 약을 끊었어요　　　　　　　　　212
2. 하룻밤 10번 이상 보던 소변 고통이 사라졌어요　　215
3. 사타구니 소변독을 없애면 임신이 가능해진다　　　217
4. 요실금과 무좀이 사라졌어요　　　　　　　　　　　220
5. 치질, 치루, 변비, 항문 소양증에서 손쉽게 해방되기　223
6. 어깨, 팔꿈치, 손목 관절염 치유법　　　　　　　　226
7. 무려 10가지 병이 좋아졌어요　　　　　　　　　　229
8. 얼굴이 검은 분은 뼈를 살려야 광채를 찾는다　　　232
9. 난청과 이명, 해답이 보인다　　　　　　　　　　　234

10. 요실금과 살을 에는 통증이 사라졌어요	236
11. 흔들리던 치아가 멀쩡해졌어요	239
12. 운동해도 빠지지 않는 아래 뱃살 드디어 탈출	242
13. 안구 주위 뼈를 눌렀더니 시력 교정이 됐어요	245
14. 발뼈를 다스리는 방법	247
15. 매일 밤마다 쥐가 나던 것이 사라졌어요	249
16. 만성 무기력증과 두통이 사라졌어요	252
17. 어깨 통증을 다스리는 방법	255
18. 생리통과 생리불순에서 해방되려면	257
19. 드디어 물을 마실 수 있게 됐어요	260
20. 노랗게 변했던 손발톱 색깔이 돌아왔어요	263
21. 당뇨는 중추, 좌골, 말초신경을 다스려야	265
22. 치매 위험 3가지 신호와 탈출 방법	268
23. 허리디스크는 골반 독소 없애야 탈출	271
24. 발바닥에 불이 나는 게 사라졌어요	273
25. 머리카락이 새로 나오고 굵어졌어요	275
26. 소리 없이 찾아오는 뇌졸중, 심장마비 대처법	277
27. 무릎 관절 다스리는 방법	280
28. 치매, 파킨슨병 치유와 예방도 빛이 보인다	282
29. 수족냉증은 골반과 아랫배를 잡아야 탈출	285
30. 염증으로 딱딱하고 냉했던 아랫배가 편해졌어요	288
31. 공황장애서 탈출, 7년 만에 공연을 봤어요	290

32. 대소변 배출과 성기능이 강화되려면	**293**
33. 지긋지긋한 위장질환에서 해방되기	**295**
34. 교통사고 후유증에서 벗어나려면	**297**
35. 30년 된 불면증에서 해방되는 방법	**300**
36. 지긋지긋한 변비, 과연 정복 못 할 병인가	**303**
37. 불과 열흘 만에 뱃살이 쏙 빠지고 정상혈압이 됐어요	**306**
38. 암과 백혈병에서 벗어나려면 항문 청소부터 해야	**309**
39. 고혈압을 낮추는 법	**312**
40. 관절염과 대상포진은 변독으로 생기는 병	**315**

Ⅳ. 부록

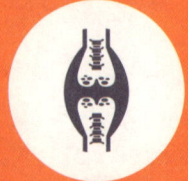

I. 총론

1. 도대체 각종 질병이 왜 생기나

#1. 인간은 왜 나이가 들며 골골댈까. 늘어나는 것은 주름살과 흰머리 그리고 각종 고질병이다. 그렇다고 매일 약을 복용하자니 약이 또 다른 약을 부르게 되어 결국 오장육부가 고장이 나게 된다. 각종 고질병을 만드는 4가지를 요인을 알게 되면 그 해결책도 찾을 수 있게 된다.

첫째, **혈액의 철분이 산화**되어 병을 만든다.
혈액 속에 있는 철분은 산소와 결합하면 화학반응으로 산화되어 녹이 슬고 혈관벽과 뼈의 벽에 붙어서 뼈의 혈액생성 기능과 유통 기능을 마비시켜 각종 병을 만든다. 키가 큰 야자수 꼭대기에 열린 야자열매 속에 물통처럼 물이 꽉 차 있는 것처럼 인체의 혈액이 흐르는 원리도 이와 같다. 혈액 속에 철분이 있으며 수액 속에도 철분이 있어 지구의 남극과 북극의 자력으로 형성된 지구 자기장력으로 혈액이 흐르는 것이다. 신경통 환자나 노쇠한 사람이 몸에 자석을 붙이는 이유도 혈액의 흐름을 가속시키기 위한 것이다.

둘째, **대소변의 악성독**으로 병이 하나둘 생겨난다.
인체는 중심부분인 대장과 방광에서 대소변을 통한 배설 기능을 하고 있는데 항상 잔량이 남아 있게 된다. 이 잔량은 맹독으로 바뀌어 대소변을 담고 있는 기관의 세포조직이 탄력을 잃어 변독이 새어 나와 엉덩이 양쪽 움푹 들어간 곳에 있다가 넘쳐 허리로 올라가 척추디스크를 가져오고 이후 갈비뼈를 타고 올라가 등판, 두개골에 이상을 불러오고 아래로는 허벅지, 무릎, 종아리, 발목, 발바닥까지 통증을 불러온다.

셋째, **소화액 합성독**으로 병을 만들어 낸다. 사람이 섭취하는 여러 가지 음식물이 각종 장기에서 분비하는 여러 종류의 소화액과 합쳐지면 독한 악취를 풍기는 합성독을 형성하여 소화기관 전반에 퍼져 만병을 유발시킨다. 하루 세끼를 소화시키는 소화기관은 죽는 순간까지 깨끗한 적이 없다. 인간의 몸은 음식 찌꺼기와 소화액의 합성물인 산독으로 채워져 있다. 산독은 견갑골에 고여 있다.

넷째, **스트레스 질소독**이 누적되어 병이 생긴다.
사람이 스트레스를 받으면 신체적으로 사기방어 수단으로 공기 중의 질소를 대량 흡수하여 체내에 축적하여 압력을 상승시킨다. 이때 생긴 상승압력은 신진대사 장애를 일으켜 각종 질병을 유발시킨다. 사람은 기분이 좋을 때는 피부 표면을 편하게 열어서 코와 입, 그리고 피부로 대량으로 산소를 흡입하여 신진대사의 기능을 원활하게 한다. 반대로 기분이 나쁠 때는 피부 표면을 닫게 되는데 소름이 끼치고 닭살이 돋는 것이 그 예이다. 화를 낼 때는 체내의 기 흐름이 역류되어 전신 혈관에 압박을 가하게 된다. 이때 공기 중의 질소를 대량 흡입하여 폐, 심장 및 혈관 보호를 위해 비상체제로 돌입한다. 스쿠버다이버들이 심해에 잠수할 때 산소통에 다량의 질소를 넣는 것과 같은 이치다. 생활고에 찌들 경우 몰골이 추하게 되는 것도 체내에 질소가 과다하게 축적되었기 때문이다.

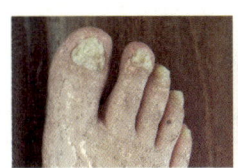 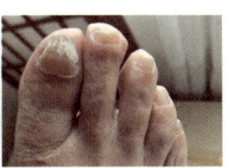

무좀은 대표적인 뼈가 말라 생기는 병이다. 엄마 역할을 하는 골반을 다스려 주자 노랗던 발톱(왼쪽)이 정상 색깔을 찾아가는 모습(오른쪽).

2. 생, 노, 병, 사의 근원은 전기다

#1. 인간은 왜 나이가 들며 골반부터 약해져 오만가지의 병이 생길까. 또 등판은 점점 굽어져 '꼬부랑 할머니'가 되고 걸음걸이도 작아져 소위 '저승걸음'처럼 걷게 될까. 이 모든 것이 인체를 움직이는 천류전기와 관련이 있고 바로 뼈가 전기를 생성한다는 사실을 깨달아야 한다. 생, 노, 병, 사를 주관하는 천류전기인 하늘 에너지를 뼈의 관점에서 살펴보자.

인체를 움직이는 전기는 천류전기(天流電氣)이다. 가전제품을 움직이는 것은 교류전기이며 자동차를 움직이는 것은 직류전기이다.

— 생(生)

생(生)이라 함은 태아가 모체의 산도(産道)를 지나서 갓 태어나면서 전신의 피부가 공기에 노출되는 순간 공기 속에 있는 전기가 피부 살갗으로 들어와서 생명 작용을 할 때 나타나는 것이다. 피부 살갗으로 전기를 못 받아들이면 사산(死産)이 되는 것이다. 태어난 아이가 20대까지 발육하는 이유는 전기 작용으로 세포가 증식하기 때문인 것이다.

전기는 무의식 세계의 회로를 통하여 피부 살갗으로 들어오기 때문에 성장기에 지나친 정신적 충격이나 사춘기 때 이성에 관한 관심, 고집이 유달리 센 아이, 자아의식이 강한 아이는 상대적으로 무의식 세계가 약해져서 전기 흡수 능력이 떨어진다. 그래서 병약하게 크거나 일찍 요절하는 경우가 많게 된다. 또 갓 태어난 아이가 경기(驚氣)를 하는 이유도 전기가 공급이 되지 않아 감전 현상이 일어나는 것이다.

— 노(老)

노(老)는 이와는 반대로 사람이 늙으면 피부의 탄력이 떨어져 살갗이 처지고 두꺼워지는 것과 관계가 있다. 전기는 인체 자신이 스스로 만드는 물질이 아니고 밖에서 몸 안으로 들어와야 하는데 커튼을 치면 햇빛이 못 들어오듯이 살갗이 처지고 두꺼워지면 전기 공급이 그만큼 원활하지 못해 노화가 급속도로 진행된다. 그래서 초기 노화 현상을 조기에 해결하면 불로장생의 해법을 찾을 수 있게 되는 것이다.

노화 현상의 시작은 혈액 속에 있는 철분이 산화되어 수액(樹液)을 오염시켜 피부에 퇴적되어 발생한다. 이러한 현상은 전기량이 절대 부족하여 녹물이 제대로 전기를 분해하지 못하여 발생한다. 이때 대부분 병의 발생 원인이 되는 것이다.

— 병(病)

병(病)이 생기면 통증을 느끼거나 마비 증상이 발생한다. 오장육부의 신체기능 이상이 병인데 그 기능이상은 전기 이상에서 비롯되며 전기 이상이 생기는 주된 원인은 전기 결핍이다. 몸이 충분한 전기를 보유하고 있으면 몸 스스로 해결을 하게 되는데 대개 10~30대의 경우에 해당된다. 인간은 40대에 접어들면서 전기 부족 현상으로 하나둘 병이 생겨나게 된다.

전기가 가장 부족한 분이 당뇨환자이다. 전기가 부족한 분들의 골반과 발의 상태를 보면 뼈가 많이 망가져 있다. 엄지발톱에 무좀을 갖고 있거나 발가락이 많이 꼬여 족저근막염이 있거나 발뒤꿈치가 막혀 하지정맥 등을 갖고 사는 분들의 경우 향후 당뇨병이나 중풍의 발병 확률이 커지게 된다.

— 사(死)

사(死)는 자연사와 돌연사로 나눌 수가 있다. 자연사는 전기가 소진하여 인체 기능이 마비되어 죽는 것이지만 전기를 보충하면 수명이 연장된다. 인간의 평균 수명을 80세라 볼 때 그 이상의 수명 연장은 전기 보충으로 가능하다. 돌연사는 강한 충격이나 감당할 수 없는 자극으로 전기가 역류하여 심장을 멎게 하여 죽는 것이다.

천류전기는 우주 천체를 생성시키는 힘이며 인간 육체의 생명을 만드는 힘이다. 몸 안의 신경 조직은 천류전기와 불가분의 관계에 있다.

3. 모든 병은 골반과 장 속 변독에서 시작된다

#1. 인간은 누구나 매일 배변을 한다. 하지만 배변 후 잔변이 늘 항문과 소변 주머니에 남아 이것이 산화되어 맹독을 만들어 낸다. 특별히 며칠 동안 대변을 보지 못한 분이 쏟아 내는 변 냄새에 "아이쿠, 지독해!"라는 말이 저절로 나오게 된다. 이 대변독 냄새는 항문의 압력방에 머물지 않고 기체 형태로 위로 올라가 직장, 대장으로 역류해 똥배의 주범이 된다. 아울러 항문을 감싸고 있는 꼬리뼈로 스며들어 골반 전체를 약화시켜 온갖 병의 시발점을 만들어 낸다. 그래서 변독을 알아야 병의 뿌리를 발본색원할 수 있게 된다.

많은 분들에게 똥배 속에 들어 있는 장내세균이 비만과 알츠하이머, 당뇨병, 탄수화물 중독, 만성피로, 우울증, ADHD, 자폐증, 고혈압, 심장병 등을 불러온다고 설명하면 대다수가 믿기 힘들다고 한다. 왜냐하면 위에 열거한 병들이 발병하는 부위가 제각각 다르고 원인도 다르다고 알고 있기 때문이다.

100조에 달하는 장내세균은 우리가 상식적으로 알고 있는 것과는 판이하게 인체의 면역 기능, 해독, 염증, 비타민 생성, 영양소 흡수 등 다양한 작용을 하고 있다. 그만큼 장내세균을 잘 관리하는 것이 건강의 지름길임을 깨달아야 하는 이유가 바로 여기에 있다.

신경전문의이며 미국영양학회 회원인 데이비드 펄머터 박사가 『장내세균 혁명』이라는 책을 펴냈다. 펄머터 박사는 "생로병사의 비밀이 바로 장내세균에 있다."라고 단언한다. 그는 "현대인들이 장이 건강해야 된다고 생각해 무작정 유산균을 찾는 우를 범하고 있다."라며 "뇌에 손상을 가하는 만성 염증과 활성산소와 맞서려면 장내세균이 건강해야 된다."라고 강조하고 있다. 자폐증이나 알츠하이머 등 난치성 신경질환도 뇌와 위장 그리고 장내세균의 삼각관계를 통해서 해결책을 찾을 수 있다고 말한다.

그리스 의사이자 현대의학의 아버지인 히포크라테스도 기원전 3세기에 "모든 병은 장과 뼈에서 시작된다."라고 말했다.

장내세균의 발원지는 항문이다. 항문 내 대변독이 빠져나가지 못해 직장과 대장을 타고 장내에 스며들기 시작한다. 배 속에 기생을 하면서 벌떡벌떡 뛰어다니면서 인체를 갉아먹는다고 생각하면 된다. 이것이 낙지 빨판처럼 인체의 뼈를 당겨 뼈를 솟게 하고 이로 인해 둘러싸고 있는 근육이 고체화되면서 인체 내 흐르는 생기의 흐름을 막아 오장육부로의 흐름을 막게 된다. 바로 이때부터 장기가 하나둘 이상이 생기며 병이 나타난다.

변독은 장내세균을 만들 뿐만 아니라 골반으로 스며들며 꼬리뼈와 고관절을 강타한다. 어떤 분은 백혈병이 찾아오고 관절염을 동반한다. 또 골반이 막히다 보니 다리로 가는 기운이 막혀 무릎과 발목, 발바닥 통증을 부르고 쥐가 자주 나고 부종이 생기고 하지정맥 등이 찾아온다. 게다가 골반의 뼈 구멍이 점점 넓어져 골다공증이 어느 날 불쑥 찾아오고 허리디스크나 협착증으로 고생을 하게 된다. 더 나아가 변독은 등뼈를 거쳐 목뼈까지 올라가 통증뿐만 아니라 이명, 비문증, 두통, 불면증의 간접 원인이 된다.

그래서 더욱 장 속과 뼛속 변독 제거가 장수의 비결임을 깨달아야 한다.

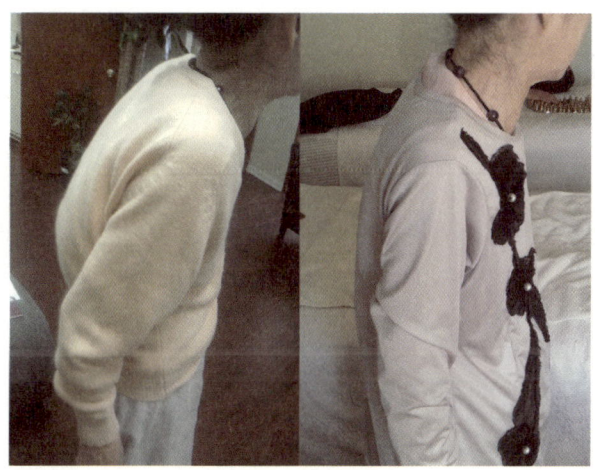

골반과 등판의 변독소를 없애 주자 구부러졌던 등(왼쪽)이 확연하게 펴진 모습(오른쪽).

4. 전기, 자기, 열기 부족으로 생기는 질병들

#1. 인간에게 생긴 질병은 참으로 많다. 지금 이 순간도 원인을 알 수 없는 질병이 생겨나고 인간을 고통의 나락으로 밀어 넣고 있다. 창조주가 천지만물을 창조한 후 만든 것이 인간을 살아 숨 쉬게 한 생기(The Breath of Life)이다. 그래서 창조주를 최초의 기공사라 칭할 수 있는 것이다. 인간을 살아 숨 쉬게 하는 생명인 초과학적 전기와 자기 그리고 열기가 있어야만 질병에서 해방이 가능하게 된다.

먼저 **전기가 부족하면 어떤 질병이 생기는지 알아보자.**
가장 대표적인 것이 고혈압, 변비, 심장발작, 조울증, 뇌경색, 당뇨병, 류머티즘, 발기불능, 부정맥, 빈혈, 안면 신경마비, 어깨 결림, 위산과다증, 좌골신경통이다. 이 외에 알레르기, 뇌막염, 멀미, 불감증, 의식불명, 혼수상태도 생긴다.

전기라 함은 바로 젊은이의 혈기라고 생각하면 금방 이해가 갈 것이다. 혈기가 왕성할 때는 무엇을 먹어도 금방 소화가 되고 상처가 나도 금방 아물게 된다.

이와는 반대로 당뇨환자의 경우 상처가 나면 딱지가 쉽게 생기지 않고 감염이 되는 경우가 많다. 전기가 부족하다 보니 발이 망가지고 걸어 다녀도 뒤꿈치에서 전기 충전이 제대로 이루어지지 않아 발이 괴사되어 잘라 내는 경우도 생기는 것이다.

둘째, **체내에 자기(磁氣)가 부족해 생기는 병으로 인체에 혈액순환이 원활하지 못해 생기는 병이다.** 혈액 속에 영양소가 아닌 철분이 들어 있는 이유는 인체의 자기와 지구의 자력에 의하여 형성되는 자장으로 혈액을 온몸 골고루 순환시키기 위함이다.

혈액순환 부족으로 생기는 대표적 질병은 가려움, 경련, 두통, 마비, 메스꺼움, 소화불량, 실신, 자궁내막염, 저혈압, 조루, 코피 흘림, 현기증, 두드러기, 등 통증, 목 통증, 습진, 자궁근종, 자폐증, 출혈, 하혈, 환각 등이다.

셋째, **열기가 부족해 생기는 병으로** 건초열, 독감, 설사, 식은땀, 월경불순, 코 막힘, 하혈, 기침, 불임증, 배뇨 시 통증, 습진, 재채기, 탈수증 등이 대표적이다.

건강한 사람은 반드시 몸에서 열기가 나며 병약한 사람은 몸에서 냉기가 나온다. 냉기 에너지로 발생되는 질병은 열기를 보충함으로써 고칠 수가 있다.

그러면 환자의 몸이 불덩이처럼 뜨거운 것은 어떻게 된 것인가. 환자의 몸은 뜨겁지만 환자 자신은 오한에 떨고 있음을 눈여겨봐야 한다.

인체의 열기는 근육과 뼈에 골고루 퍼져야 하는데 질병의 냉기가 뼛속에 침투하여 뼈를 얼음장으로 만들어 환자는 뼈의 냉기로 벌벌 떨게 되는 것이다. 이때 뼛속에 들어가지 못하는 열기는 근육에만 정체되어 맴돌기 때문에 몸이 불덩이처럼 뜨겁게 된다. 이때 강력한 열에너지를 뼛속에 공급하여 주면 뼛속에 자리 잡고 있는 냉기가 빠지면서 근육에만 맴돌던 에너지가 뼛속으로 스며들어 정상체온을 되찾게 된다.

인체는 탄수화물을 연소시켜 발열시키는 육열기(肉熱氣)와 태양이 자외선을 받아들여 발열시키는 골열기(骨熱氣)로 생명을 유지하고 관리한다. 인체의 골열기가 부족하면 혈액을 만드는 뼈에서 냉기에 오염된 불완전한 혈액을 생산하게 되어 정상적인 혈액만이 갖고 있는 면역 능력(내성)과 방역기능(외성)을 상실하여 저항력이 떨어져 결국 쉽게 질병에 감염된다.

5. 병, 질, 환 그리고 하나님의 형상

#1. 인간은 살아가며 '속상하다'라는 표현을 자주 한다. 또 오랜 고통과 심한 충격을 받으면 '속병'이 들거나 '뼈아픈 상처'로 몸살을 앓게 된다. 그래서 병에도 급수가 다르다. 단순히 육적인 병과 더 나아가 혼적인 병 그리고 영적인 병으로 나누어진다. 그래서 병(病), 질(疾), 환(患)으로 나누어 치료법도 달라져야 한다.

지금까지 드러난 병들 중 단순히 육의 병인 경우는 치유 기간이 짧지만 영, 혼이 망가져 생긴 병은 그만큼 치유하기가 쉽지도 않고 기간이 오래 걸린다. 정신질환으로 고생하는 사람을 육적인 병으로 취급을 해서 약만 무조건 털어 넣게 되면 영영 돌아올 수 없는 강을 건너게 되어 매일 풀이 죽은 채 살게 되는 것이다. 매일 상처가 쌓이고 충격이 누적되어 생긴 병을 덜어 내고 감해 내야 답을 찾을 수 있는 것인데 신경을 죽이기 위해 안정제만 털어 넣는 1차원적인 처방으로는 사람이 살아날 수가 없는 것이다.

인간은 천명(天命)을 받아 사는 사람이 있는가 하면 아주 뛰어난 천재들의 경우 요절(夭折)하는 경우가 있다. 너무 머리가 뛰어나 인체 에너지를 젊은 시절 한꺼번에 쓰다 보니 뼈가 마르게 되고, 제때 잠을 못 이뤄 하늘 에너지를 재충전하지 못해 하늘(天)과 역행하여 삐딱하게 선 모습이 바로 어릴 요(夭)이다. 그래서 천명을 다 누리지 못하고 일찍 세상과 이별하게 되는데 이것이 바로 뼈의 기능이 약화되어 스스로 죽음을 자초한 꼴이 된 것이다.

고약한 성격을 갖고 사는 분들의 뼈 상태를 보면 자신의 나이보다 20~30년 정도는 더 된 사람의 뼈와 같다. 게다가 깡마르다 보니 에너지의 흐름이 막혀 살짝만 부딪혀도 버럭 화를 내거나 조금 신경을 거스르면 불같이 화를 내게 된다. 이는 중풍병자도 마찬가지이다. 성경에 보면 '혈기 마른 자=중풍병자' 표현이 나온다. 즉 온몸의 뼈가 마르다 보니 인체의 끝단인 두개골에서 터지는 병이 바로 중풍인 것이다.

사람의 성질은 뼈가 대변한다. 고약했던 성질이 자꾸 뼛속 독소를 없애주면 어느 날부터 성품으로 바뀌어 온화한 모습으로 바뀐다. 더불어 건강이 좋아지는 것은 자명한 이치이고 걷는 걸음걸이도 바뀌게 된다. 또 입술은 늘 감사함을 표현하게 되어 하나님의 자녀로, 하나님의 형상으로 점차 다듬어져 간다.

육신은 하나님의 형상을 담고 있는 그릇이다. 그 속에 영혼을 담고 맞물려 살아가야 하는데 영혼은 바로 뼈가 그 역할을 한다. 그래서 "심령에 근심이 생기면 뼈가 마른다."라는 말씀이 나오는 것이다. 우리가 감동을 먹고 어떤 이치를 깨달을 때 엔도르핀의 수천 배가 되는 다이돌핀이 나와 건강이 회복되는 이치처럼 뼈를 살려 영, 혼, 육을 함께 갈아엎게 되면 자연스레 창조주 하나님이 원하는 형상으로 바뀌게 될 것이다. 이것이 생명의 비밀이고 신비이다.

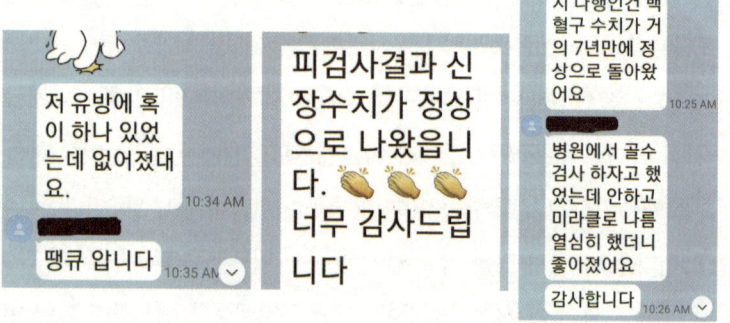

뼈를 다스려 신장 수치와 백혈구 수치가 정상으로 돌아오고 유방혹이 사라진 분이 보내온 카톡 내용.

6. 골수와 진액이 마르면 만병이 찾아온다

#1. 도심 생활에 찌들어 살아오던 50대 초반의 남성이 귀농(歸農)을 해서 매일 들과 산을 깎으며 보금자리를 마련하기에 여념이 없었다. 하지만 너무 과로를 하면서 일을 하다가 어느 날 뇌경색이 찾아왔다. 한마디로 진을 빼면서 일을 하다 보니 혈기가 마른 것이다.

#2. 두 딸을 이북에 두고 월남을 한 80대 여성에게 치매가 찾아왔다. 어언 30여 년간을 북에 두고 온 딸을 생각하며 그 아픔을 잊고 살았던 터라 앞가슴이 늘 한(恨)이 서려 불룩 솟고 답답한 상황이었다. 결국 걱정과 근심이 뼈의 문(門)을 막아 두개골에 산화철이 잔뜩 끼어 치매로 고생을 하다가 생을 마감하게 된 것이다.

우리말에 '진 빠진다'는 표현이 있다. 한마디로 골수가 마르는 것이다. 힘든 일이 지속되고 엄청난 충격을 받으면 곧바로 뼈가 상하게 된다.
또 '뼈 빠지게 일한다'는 표현도 마찬가지이다. 평생 자녀를 잘 키우기 위해 희생을 했던 부모님의 세대들을 보면 뼈가 엉망이다. 관절염은 기본으로 갖고 있고 어디가 아파도 하소연할 때가 없고 참고 살아온 것이 사실이다. 게다가 전쟁과 피난 등으로 잠시도 숨 쉴 수 없었던 세대이다. 그렇다 보니 뼈가 온전하지 못하다. 특히 이민을 온 부모 세대는 경제적인 어려움과 언어, 풍습 등 모든 것이 다른 세상에서 성공을 이루다 보니 현지인과는 확연하게 뼈 상태가 다르다.

이처럼 인간은 나이가 들며 골수가 마른다. 젊을 때는 혈기가 왕성해서 무엇을 먹어도 잘 소화시키고 높은 곳도 거뜬히 올라가지만 나이가 40대 중반이 넘어서면서 서서히 노화되면서 눈도 침침해지고 노안이 찾아온다. 한마디로 혈기가 줄어들어서 그렇다.

왜 이런 현상이 찾아올까.

첫 번째로는 온갖 세파에 시달리면서 **뼈 문(門)이 막혀 뼈가 위로 솟게 되고 둘러싸고 있는 근육과 신경선이 막히게 된다.** 그래서 점점 근육은 딱딱해지고 혈액순환도 막혀 온몸의 삭신이 쑤시고 염증과 통증이 점점 늘어나게 된다.

두 번째로 **대소변 배출능력이 떨어져 뼈를 상하게 만들기 때문에 찾아온다.** 매일 배변을 하면 100퍼센트 변이 빠져나가야 정상인데 누구나 나이가 들면 혈기가 줄어들면서 잔변이 남게 된다. 문제는 잔변이 밖에서 들어온 산소와 만나 썩으면서 맹독을 만들어 대소변을 주관하는 괄약근의 힘을 떨어뜨린다. 바로 이때부터 변독이 항문과 질(여성 경우), 그리고 배 속(직장, 대장)까지 들어가 혹(용종)을 만들고 더 나아가 간장, 신장, 췌장, 위장까지 침범해 온갖 병을 만들어 내게 된다.

결국 몸이 건강해지려면 막혀 있는 뼈 문(門)을 열어 줘야 한다. 매일 미라클터치로 누르고 문지르면 자연 에너지(生氣)가 뼛속으로 주입이 되어 뼈가 재생된다. 그러면 솟았던 뼈가 제자리로 잡히고 둘러싸고 있던 근육과 신경선도 찾아와 여러 가지 병들이 동시다발로 사라지는 기적을 맛보게 된다. 뼈가 생명이다.

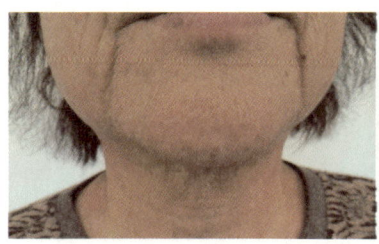 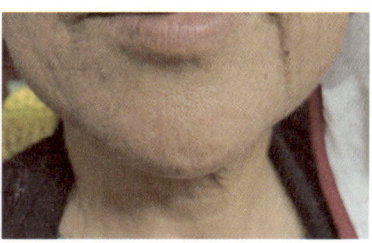

뼈 문을 열어 주면 깊게 파였던 입가 주름(왼쪽)도 엷어지게 된다(오른쪽).

7. 혈액과 수액의 신비

#1. 머리카락이나 손발톱은 매일 자라는데 이것은 무엇을 먹고 자라는지 물어보면 딱히 답을 하지 못한다. 또한 어린 시절 넘어져 피부가 살짝 벗겨지고 피는 나오지 않은 상태에서 노란 물이 나온 후 딱지가 생긴 경우도 있을 것이다. 바로 이것이 수액이다. 그동안 우리는 혈액만을 알아왔기 때문에 갑자기 무슨 뚱딴지같은 소리인가 할 것이다. 중요한 것은 우리의 몸은 90%가 수액이고 단 10%만이 혈액이라는 사실이다. 이것을 알아야 고혈압과 당뇨, 각종 통증을 고칠 수가 있는 것이다.

우리 몸은 심장이 뛰어 움직이는 육의 세계가 있고 심장이 안 뛰고도 움직이는 수액의 세계가 있다. 혈청을 시험관에 담아 놓으면 나중에 백혈구가 뭉쳤다가 가라앉고 위에 노랗게 뜨는 것이 수액이다. 사실 고혈압은 혈액의 문제가 아니고 수액의 문제로 고수압으로 불러 줘야 맞다. 즉 인체의 90%를 차지하는 수액에 불순물이 많고 찌꺼기가 많아서 압력이 생기는 것이다. 당뇨(糖尿) 또한 오줌에 당이 나오는 것은 혈액과 관련된 것이 아니라 수액과 관련된 것이다. 즉 몸 안의 모든 세포에 영양분을 보내는 것은 혈액이 아니고 수액이다. 혈액은 인체 내 순환 기능만을 담당하고 몸을 컨트롤하는 것은 수액이다. 수액이 썩는 것을 막으면 혈액은 알아서 좋아진다.

심장에는 대동맥의 모세혈관과 대정맥의 모세혈관이 붙어 있지 않은데 어떻게 혈액이 동맥에서 나와 정맥으로 흘러 들어갈까. 이것은 전기도금 원리와 같이 대동맥은 플러스 전극, 대정맥은 마이너스 전극이고 여기에 소금을 넣어 순환시키는 것과 같다. 혈액이 모세혈관에서 빠져나와 60조 세포의 각 셀에 산소 영양분을 공급할 때 모세혈관 안이 아닌 밖에서 한 다는 점이 중요하다.

그러면 혈액은 혈관 안에 있는데 어떻게 뼈에서 만들어 수송을 할까. 생산은 골반 뼈에서 하고 수송은 갈비뼈가 담당한다. 그래서 여자가 초 경을 할 때가 되면 골반의 크기가 또래 남자와 비교할 때 현격하게 커지 는 것도 바로 이런 이유이다.

흔히들 몸이 무겁고 근육이 딱딱한 것을 풀기 위해 사혈을 한다. 나중 에는 어질어질할 정도로 말이다. 수액 속에 독을 빼내면 혈액은 감쪽같 이 좋아진다. 이 이론을 알게 되면 앞으로 피는 한 방울도 뽑지 말아야 함 을 깨닫게 될 것이다.

그러면 수액을 썩지 않게 하려면 어떻게 해야 하나.

첫째, 인간은 나무가 자라는 원리와 똑같다. 나무가 성장하기 위해서는 전 기와 자기, 열기가 필요하다. 전기는 우주에서 온다. 매년 12월 알래스카 에 가면 오로라 현상이 일어나 지구가 전기를 보충하게 되는데 이 전기가 자력을 보충시켜 준다. 그래서 지구가 자기를 띠고 있는 것이다. 여러분 은 병을 고치기 위해서 어떤 종류의 자석을 사용할 필요가 없다. 시중에 파는 자석이 '지구'라는 자석보다 셀 수가 없기 때문이다.

둘째, **열기는 태양에서 온다.** 이것을 통해 나무가 수액을 만들어 내고 뿌리가 영양분을 빨아들인다.

상기의 원리가 인간의 뼈에도 똑같이 적용된다. 뼈가 혈액을 생산하고 분배, 수송하려면 이 3가지가 필요하다. 인간도 하늘의 우주 에너지인 전기와 자기가 있어야 하고 태양의 열기를 받아야 한다. 세포가 분열될 때 전기가 없으면 절대로 안 된다. 뼈에서 수액이 나올 때는 연료 분출기처럼 뿜어져 나온다. 골반에서 생성된 혈액과 수액이 수송 역할을 담당하는 갈비뼈 쪽으로 받아서 장기로 들어가게 된다. 화초에 물을 줄 때 분무기로 뿜어서 주듯이 뼈에서 수액이 뿜어져 나온다.

추가로 **좋은 혈액과 수액을 만들려면 반드시 물이 필요하다.** 하루에 쏟아내는 소변량에 비해 물을 10분의 1도 안 마시는 분도 있다. 이러한 분은 골수가 썩게 되어 있다. 최소한 하루에 생수 8잔은 마셔야 한다. 결사적으로 마시지 않으면 뼈의 골수가 마르게 된다. 뼈가 마르면 고지혈증이 생겨 피가 도토리묵처럼 되기 때문이다.

8. 뼈의 핵심은 전기와 철분

#1. 인류는 동서고금을 막론하고 질병을 정복하기 위하여 많은 노력을 해 왔다. 사람의 육안으로 안 보이는 각종 세균들을 현미경으로 볼 수가 있었고 사람의 몸 안을 볼 수가 없었던 것을 X-ray 촬영으로 인체 내부를 볼 수가 있게 되었다. 하지만 정작 밝혀내고자 하는 질병은 알아낼 수가 없게 되었다. 모든 질병은 3차원 육체, 4차원 정신, 5차원 영혼을 넘나들면서 인체를 공격하기 때문에 3차원에서만 통용되는 현미경과 X-ray 촬영기구로는 무형체인 4, 5차원에서 존재하는 질병을 밝혀낼 수가 없이 속수무책으로 당하고 있는 실정이다.

뼈의 핵심을 이루는 것은 전기와 철분이다. 뼈를 형성하는 주 물질은 칼슘이지만 뼈의 기능을 좌우하는 주 물질은 철분이며 뼈의 성능을 조정하는 것이 전기이다. 뼈세포가 재생되려면 칼슘을 섭취하는 것이 우선이 아니고 전기와 철분임을 알아야 한다. 체내에서 전기와 철분이 확보되어야 인체 스스로가 칼슘을 만들어 내기 때문이다.

아직까지 인간이 규명하지 못한 비밀이 있다면 바로 생명의 신비와 질병의 비밀이다. 모든 질병을 살펴본 바 그 정체는 바로 전기이며 모든 것은 인체의 뼈에서 발전한다는 사실이다. 즉 뼈에서 정상적인 발전으로 생기는 전기가 바로 생명의 신비 에너지이며 질병의 비밀 에너지이다. 따라서 질병의 정체는 이상발전 전기에너지이기 때문에 현대의 최첨단 의료기기로도 포착할 수가 없는 것이다. 이상발전한 전기에너지로 인하여 세포조직이 파괴되어 세균이 번식하였을 때 발생하는 염증의 증상을 가리켜 질병이라고 속단하고 있다.

간질병, 갓난아이의 경기, 신경통 환자의 통증, 중풍, 당뇨병, 고혈압의 경우 뼈에서 전기가 발전되고 그 이상현상을 잡음으로 질병을 치유할 수가 있게 된다.

하늘이 맑은데도 신경통 환자가 내일쯤 비가 올 것이라고 하면 영락없이 다음 날 비가 오는 예견의 비밀은 무엇일까. 비가 내릴 지역에 저기압이 형성되면서 공기 중에 있는 전기 입자가 조밀해지면서 전기 망이 형성되어 수분의 미립자들이 마치 벌레가 조밀한 거미줄에 걸리듯이 수분 결집이 형성된다. 이때 신경통 환자는 신경회로가 상처를 입어서 몸 안의 전기가 누전상태에 있기 때문에 공기 중에 조밀하게 형성된 전기 망과 방전현상이 일어나서 신경이 감전되어 온몸의 뼈가 쑤시고 아픈 것이다.

중풍 환자의 경우 중풍을 맞은 쪽의 뼈 조직과 성한 쪽의 뼈 조직이 천양지차다. 중풍을 맞은 쪽의 뼈는 다시마를 튀기면 울퉁불퉁하게 되듯이 뼈 표면이 자갈밭처럼 되어 있다. 뇌 실핏줄이 터지는 이유는 바로 이러한 뼈 상태에서 신진대사가 제대로 안 되어 노폐물이 온몸에 축적되고 마지막에 혈관 안에도 쌓이게 된다. 혈관 밖은 깨끗하고 혈관 안에만 노폐물이 있는 것이 아니다. 공장폐수를 정화할 때도 전기 분해 방법을 사용하듯이 인체도 전기가 없이는 노폐물을 정화할 수가 없다. 마찬가지로 중풍 환자의 튀어나온 뼈 돌기를 없애면 비포장도로가 포장도로로 바뀌어 중풍을 맞은 쪽이 재생되면서 정상인으로 돌아갈 수가 있다. 고혈압의 원인도 혈관 속에 있는 것이 아니고 혈액을 만드는 뼛속에 있다. 콜레스테롤은 혈관 속에 있는 양보다 뼛속에 수십 배 더 많이 축적되었을 때 비로소 혈관 속으로 침투하게 된다. 고혈압을 고치려면 뼛속에 꽉 차 있는 저밀도 콜레스테롤을 분해해야 한다.

9. 뼈를 자극하면 생기는 기적의 물질 산화질소

#1. 인간은 세상을 살아가면서 노화될수록 이런저런 병으로 고생하게 된다. 참으로 병의 종류도 다양하다. 그런데 좀 더 알고 보면 각종 병은 마음의 병이 뼛속에 잠기어 생기거나 대변독 등 각종 독소가 배출되지 못해 생기게 된다. 즉 인체 내 각종 독소를 제거할 만큼 전기가 모자라 뼈를 잘못 관리함으로써 발생한다는 점이다. 뼈를 자극하면 나타나는 기적의 물질인 산화질소가 인체 내 어떠한 영향을 끼치는지 알아보자.

우선 다음과 같이 병들을 막아 주는 기적의 물질이 있다고 가정해 보자.
1) 심장, 뇌, 그리고 신장에 해를 끼치는 고혈압을 예방해 준다.
2) 동맥을 탄력 있고 생기 있게 유지해 준다.
3) 동맥을 막는 찌꺼기(프라그)의 형성을 예방하고 늦추고 없애 준다.
4) 콜레스테롤을 낮춘다.
5) 미국인의 사망 1위인 심장마비와 3위인 심장발작의 위험을 제거해 준다.
6) 종기와 관절염의 고통을 완화시키며 진통제의 효력을 높여 준다.
7) 발기부전(ED)을 없애 준다.
8) 천식의 염증을 진정시킨다.
9) 골다공증으로부터 뼈를 보호한다.

10) 항우울증 치료효과를 높여 준다.
11) 박테리아를 퇴치하는 면역기능을 돕는다.

과연 이러한 물질이 있을 수 있을까?
결론부터 이야기하면 대답은 '있다'. 바로 이 **기적의 물질이 바로 '산화질소(Nitric Oxide)'**이다. 1998년 Louis J. Ignarro 박사 등 3명의 연구자가 산화질소의 효과를 규명한 공로로 노벨의학상을 받은 바 있다.

여러분이 지금 읽고 있는 이 글은 눈을 거쳐 뇌의 깊은 곳까지 전달된다. 이 과정은 눈을 깜빡이는 시간보다 더 적은 1억분의 1초 내로 빠르게 전달된다.

산화질소는 바로 이 신호를 보내는 분자이다. 산화질소는 하나의 산소(O)분자와 하나의 질소(N)분자로 된 가장 간단한 물질로 이것이 생성되면 빠르게 근처의 세포와 막을 통과하면서 모든 세포, 조직, 장기 등 모든 인체 시스템에 신호를 보낸다. 동맥이 이완되고 확장되게 하고 면역세포로 하여금 박테리아와 암세포를 죽이도록 하고 뇌세포가 서로 의사소통하게 신호를 보내는 것이 바로 산화질소이다.

산화질소는 비슷한 이름을 가진 다른 분자와 혼동하기 쉽다. 산화질소는 웃음가스라고 알려진 전신마취제인 '일산화이질소(N_2O)'가 아니다. 또한 산소와 산화질소가 결합하여 생성된 대기오염물질인 '이산화질소(NO_2)'와는 전혀 다른 물질이다.

산화질소는 인체 내 부족한 전기를 충전시켜야만 늘어난다. 이 인체전기는 냉장고와 세탁기를 돌리는 직류전기가 아닌 하늘로부터 내려오는 코즈믹 에너지이다. 이것은 머리로부터 들어와 등과 꼬리뼈를 거쳐 발끝까지 전달된다. 그래서 땅에서 들어오는 지기(地氣)와 맞닥뜨려 인체전기를 만들어 낸다. 매일 뼈를 누르고 문질러 주면 기적의 물질인 산화질소가 생기며 몸이 재생된다.

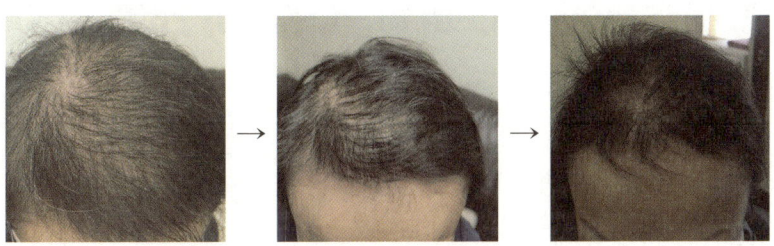

두개골 뼈를 자극해 머리카락이 새로 나온 여성의 모습.
불과 6개월도 되지 않아 머리카락이 수북해져 있다.

10. 병은 문어를 잡듯이 일망타진해야 한다

#1. 예전에 10여 명이 바닷가를 가서 문어잡이를 한 적이 있다. 서너 시간 후 만나 보니 대부분 빈손인 반면 유독 한 사람은 30여 마리를 잡았다. 그 한 사람이 문어를 많이 잡은 데는 남다른 비결이 있었다. 바위에 달라붙어 있는 문어는 아무리 잡아당겨도 떨어지지 않고 오히려 바짝 엎드려 더 달라붙어 도저히 떼어 낼 수가 없지만 바위를 마구 흔들게 되면 어느새 문어가 붙어 있기를 포기하고 저절로 바위에서 떨어지게 된다. 이때를 포착해 순간적으로 낚아채면 되는 것이다.

#2. 화산의 폭발로 인해 생긴 분화구에 물결이 요동칠 때 심한 냄새가 올라온다. 물이 요동치기 전에 주위 절벽이 무너지기 시작한다. 그래서 흔들림이 있을 때 잔잔했던 물속 깊숙한 곳에서 요동치면서 물속 가스들이 분출해서 올라오게 된다. 그래서 이것을 지켜보고 있던 사람들은 역한 냄새를 맡을 수 있게 된다. 이처럼 인체에도 배 속 깊숙이 자리 잡고 있는 병은 흔들어 줄 때 잘 터져 나온다. 강력한 에너지가 들어가 흔들어 줄 때야 장의 흐름이 열리고 몸이 다시 살아나게 되는 것이다.

왜 굳이 상기의 것처럼 문어를 예로 들었을까. 인체의 병마의 뿌리가 이와 똑같기 때문이다. 특히 아랫배에 자리 잡고 있는 흑충의 모습이 같은 모습을 띠고 있다.

흑충이라 함은 아랫배에서 뛰어노는 병의 본산지이다. 심한 변비를 갖고 있는 분은 1초당 서너 번을 뛰는 분도 있고 어떤 분은 천천히 뛰는 분도 있다. 크기는 아주 작은 것부터 큰 사이즈까지 다양하다. 아랫배에서 뛰는 것도 있고 위쪽 명치 쪽에서도 뛰는 것이 있다. 곳곳에 포진하기 때문에 마치 한 개가 이쪽저쪽으로 옮겨 가는 것처럼 느껴진다. 이것이 뛰기 시작하면 아주 기분이 나쁠 정도로 몸이 힘들어진다. 음식을 많이 먹어도 계속 배가 고픈 듯한 마음이 들게 하고, 영양분의 대부분을 흑충이 먼저 먹어 삼킨다. 따라서 음식을 먹어도 얼마 지나면 바로 배가 고픈 마음이 들어 더 먹을 것을 찾게 되어 아랫배는 불러만 와 몸이 비대해지게 된다.

더 큰 문제는 흑충이 오래 잠복하게 되면 이것이 거미줄처럼 그 영역을 넓혀 등줄기를 따라 겨드랑이와 목뒤까지 뻗어 가게 된다. 그래서 등쪽 갈비뼈를 따라 곳곳에 혹의 모습을 띠며 작은 집을 짓게 되어 뼈가 불룩 솟게 만든다. 이렇게 되면 점점 근육 또한 딱딱해지고 더 나아가 신경을 자극하여 통증을 느끼는 단계까지 이르게 된다. 이것이 십수 년 동안 진행되기 때문에 흑충의 뿌리를 뽑아내기가 문어를 바위에서 떼어 내는 것만큼 쉽지가 않다.

흑충의 폐해는 뼈를 솟게 함과 동시에 냉하게 만들어 수족냉증이라는 무서운 병을 또 부른다. 여기에 등뼈 양옆의 기운을 막고 앞쪽 오장육부로의 소통을 막아 위장병과 변비, 불면증, 각종 통증, 유방암 등을 가져오기 때문에 반드시 잡아야 한다.

흑충의 뿌리를 뽑아내려면 먼저 골반 내 항문 독을 없애 주고 문어를 떼어 내듯이 배 속을 지속적으로 흔들어 주며 잡아야 한다. 한 번에 떨어지지 않기 때문에 인내심이 필요하다. 어떤 분은 일 년이 넘게 걸린 분도 있다. 이 흑충은 소변이나 대변으로 빠지기도 하고 평소 위산과다나 가래, 기침으로 고생한 분들은 목을 통해 신물이 한없이 올라오기도 한다.

흑충이 잡히면 배불뚝이처럼 나온 배가 쑥 꺼져 허리 사이즈가 확 줄어들고 곳곳에 포진된 작은 뼈혹을 손쉽게 제거할 수가 있게 된다. 아울러 고관절과 대퇴부, 종아리, 무릎 통증으로 고생하는 분들도 골반이 좋아짐으로써 부수적으로 좋아지게 된다.

실제로 매일 배 속에서 뭔가 구렁이처럼 굴러다니는 느낌이 들고 소화가 잘되지 않던 60대 여성이 매일 침봉형과 깔판형을 병행해 아랫배의 독소를 없애 주자 어느 날 소변에 왕거품이 터져 나오고 검은 흑변이 쏟아져 나왔다. 7개월이 지나자 한결 배 속이 편해지고 배 속에서 벌떡대며 뛰던 것이 잦아들었다. 1년 정도가 되어 이제는 지긋지긋했던 배 속의 흑충이 자신을 괴롭히던 것이 사라지게 된 것이다.

11. 뼈의 기능과 뼈 청소를 해야 하는 이유

#1. 인간의 몸에는 이루 열거할 수 없을 정도로 많은 병이 생기고 병의 원인을 알 수도 없는 새로운 질병이 나타난다. 그렇다 보니 아무리 훌륭한 명의라도 그 답을 찾지 못하게 쩔쩔매게 된다. 이러한 병들의 뿌리가 바로 뼈라는 사실을 모르기 때문이다.

첫째, 뼈는 인체 생명의 결정적인 요소인 전기를 만들어 낸다. 이 전기는 가정에서 사용하는 교류전기도 아니고 건전지가 생산하는 직류전기가 아니다. 쉽게 말해 혈기라고 생각하면 된다. 순수 자연적인 인체전기는 두개골로 하늘의 에너지를 받아들여 등줄기를 타고 골반을 거쳐 발목에 이르면 발뼈는 땅의 에너지를 받아들여 앞가슴을 타고 머리로 올라간다. 밤에 깊은 잠을 잘 때 무의식의 상태에서 기문(氣門)이 열려 공기 속에 있는 전기 입자를 흡수하여 뼛속으로 들여와 전기를 만든다.

둘째, 뼈는 인체의 자연생약을 만든다. 인간은 살아가며 이런저런 좋다는 것을 구해 먹어 보지만 사실은 가장 완전하고 최고의 명약을 만들어 내는 것은 바로 자신의 몸이다. 예를 들어 백혈병을 고치는 골수는 제약회사에서 만든 것이 아니라 인체가 만든 것이다. 질병과 싸우는 백혈구도 인체가 만들어 낸다.

셋째, **영양을 관리한다.** 건강한 뼈를 가지고 있는 사람은 영양관리를 잘 해 비만하지 않다. 운동을 하지 않아도 상관이 없다. 건강한 뼈란 깨끗이 관리된 뼈를 말하며 운동은 신체기능 향상에 다소 도움을 주지만 운동한 다고 뼈가 깨끗해지지 않는다. 비만인 사람은 뼈가 상대적으로 부실하다.

넷째, **수액을 관리한다.** 인체의 약 70%는 물이다. 다시 말해 인체는 하나의 물통이라 비유할 수 있다. 눈에서는 눈물이, 코에서는 콧물이, 입에서는 침이, 피부의 땀구멍에서는 땀이, 방광에서는 소변이 매일 배출되고 감기 몸살이 걸리면 콧물이 맹물처럼 줄줄 흐르는 경험을 하게 된다. 그러면 물 관리를 어디서 할까. 바로 혈액을 생산하는 뼈에서 관리한다.

다섯째, **기력을 관리한다.** 남성이나 여성이나 뼈가 튼튼한 사람이 힘도 센 것은 상식적으로 알 수 있다. 남성이 뼈가 튼튼하면 기운과 정력이 넘치고 여성의 경우 골반이 잘 발달되어 있으면 아기를 쉽게 잉태하고 쉽게 분만하는 것을 주위에서 흔히 볼 수가 있다. 마른 체질은 뼈의 밀도가 충실하여 기력이 뚱뚱한 사람보다 강하다.

여섯째, **혈액을 만들어 낸다.** 혈액을 만들어 내는 것은 뼈의 가장 중요한 역할이지만 제일 먼저 설명하지 않고 여섯 번째로 드는 것은 혈액이 생명에 있어 가장 중요하지만 기능 면에서는 앞서 설명한 다섯 가지가 제대로 이루어 졌을 때 비로소 혈액을 만드는 기능이 정상적으로 이루어지기 때문이다. 뼈에서 산소, 물, 영양분을 결합하여 혈액을 만드는데 이러한 원자재들이 뼈에 공급되는 과정에서 체내 노폐물과 배설물에 의해 오염된다는 사실을 이해하여야 한다. 골반은 남녀의 생식기가 자리 잡고 있는 뼈로서, 혈액을 만든다. 골반이 제대로 발육되지 않으면 여성의 경우 냉증, 월경불순, 조기폐경, 수태불능, 조산, 난산 등이 따르고 남성은 발기부전, 조루, 성욕감퇴 및 상실, 전립선염의 발병률이 높고 특히 중풍에 걸릴 위험이 커진다.

일곱째, **뼈는 저항력을 만들어 낸다.** 인체는 질병(정신적 충격 포함)으로부터 스스로를 보호하기 위해 방역과 면역 능력을 가지고 있다. 우리 몸은 위험을 느끼면 전신의 뼈에 밤하늘의 은하수처럼 뼈 표면을 덮은 후에 피부에 닭살이 돋게 한다. 또 놀라면 머리카락이 쭈뼛하게 서는데 뼈에서 초강력 비상전력을 발전하여 뼈를 보호하기 위해 방역기능이 작용하기 때문이다. 아울러 세균이 인체 밖에서 몸 안으로 침투하거나 몸 안에서 자연 발생한 경우에 인체는 백혈구를 생산하여 세균을 박멸하여 건강을 회복시킨다.

12. 천기(天氣), 지기(地氣), 그리고 골반의 상관관계

#1. 오렌지카운티에 거주하는 60대 지 모 씨는 골반 내 꼬리뼈가 드러난 나무뿌리처럼 솟아 있었고 허리 5번이 위치한 골반이 전반적으로 솟아 있는 편이었다. 무릎 또한 운동을 심하게 한 후에는 계단을 오르내리기가 힘들다고 말했다. 발 부분을 보니 양쪽 엄지발가락이 두 번째 발가락 쪽으로 심하게 휘어 있어 반 기역 자의 모습을 띄고 있었다. 등판 부분을 보니 양옆 갈비뼈가 솟아 등판이 거북등처럼 딱딱해져 있었다. 왜 뼈는 이렇게 위로 솟거나 옆으로 돌출되어 통증을 느끼게 하고 각종 고질병을 불러올까.

먼저 **천기(天氣)**부터 알아보자. 천기는 말 그대로 하늘로부터 내려오는 기운이다. 우리 눈에 보이지 않지만 두개골 전체로 이 기운이 들어와 이것이 꼬리뼈가 위치한 골반에까지 직접적으로 맞닿아 공급이 된다. 두개골로 들어온 기운은 마치 활주로를 타고 질주하는 비행기처럼 기운이 등판을 거쳐 꼬리뼈까지 전달된다. 대개 두개골이 막혀 있는 불면증, 우울증, 고혈압 환자의 경우 다른 사람보다 목뼈와 등뼈가 솟아 있어 울퉁불퉁한 것을 알 수 있다. 경추 7번부터 1번을 눌러 준 후 두개골 전체를 눌러 주어 하늘의 기운을 잘 받아 공급할 수 있도록 해야 한다. 그러면 불면증과 편두통, 어지럼증으로 고생하는 분들이 웃음을 되찾게 된다.

둘째, **지기(地氣)** 즉 땅의 기운을 잘 받아들여야 한다. 이 지기를 받으려면 발가락이 꼬여 있거나 무좀이 있어서는 안 된다. 꼬여 있는 만큼 발바닥이 작아지고 땅의 기운을 충분히 받지 못하게 된다. 대표적인 병이 당뇨병이다. 초기 당뇨병 환자의 경우 발바닥만 잘 다스려 주어도 잡을 수가 있게 된다. 중증 당뇨 환자의 경우는 발뿐만 아니라 반드시 아랫배에서 벌떡대는 흑충을 잡아야 한다. 발이 막히면 족저근막염이 오거나 발뒤꿈치가 갈라져 소위 피떡 형태로 나타나 뒤꿈치가 갈라지게 된다.

마지막으로 **골반(骨盤)**은 천기와 지기로부터 받은 기운을 밑천 삼아 밤사이 좋은 혈액을 만들어 자신에게 기운을 주었던 두개골과 발에게 반대로 공급하게 된다. 즉 골반은 인체의 마더보드 역할을 하며 자식 역할을 하는 두개골과 발에 에너지 공급을 하며 상호 3곳이 유기적으로 맞물려 돌아가게 된다. 이곳이 막히면 대소변의 변독소가 제대로 배출되지 않으면서 가장 먼저 꼬리뼈를 쳐 골반바닥근육의 탄력을 떨어뜨린다. 그래서 어떤 분에게는 변비를 불러 요실금, 변실금까지 생긴다. 더 나아가 꼬리뼈 위쪽까지 그 지경을 넓혀 허리 4, 5번의 디스크를 녹여 소위 말하는 허리디스크와 협착증을 불러온다.

게다가 골반의 구멍이 커지는 골다공증을 불러 뼈가 점점 약화되면서 걸음걸이가 점점 느려지고 발가락까지 기운이 제대로 전달이 되지 않아 자주 넘어지는 불상사까지 부르게 된다. 어떤 분은 사다리에 올라갔다가 실족을 해 유명을 달리하는 분들이 있는데 이 또한 마음은 청춘인데 뼈는 이미 많이 말라 있어 마음과 따로 놀기 때문이다.

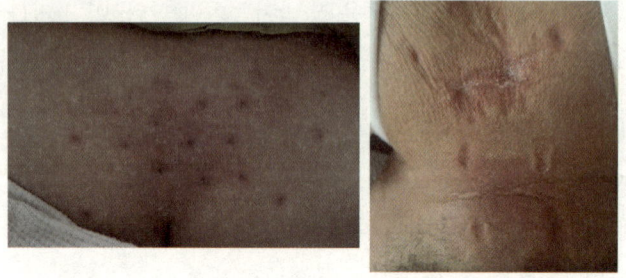

엉덩이 부위에 검게 변독소가 터진 모습(왼쪽)과 등판에 석회화된 산화철이 흰색으로 터진 모습(오른쪽).

13. 병체의 사흑세계를 잡아야 근본 치유된다: (1) 흑뇌, (2) 흑각, (3) 흑충, (4) 흑연

#1. 하루에 기저귀를 10번 갈아야 할 정도로 항문과 골반의 괄약근이 상한 80대 후반의 여성이 불과 한 달도 되지 않아 대소변이 조절되고 일 년여간 뼈 청소를 통해 이명과 난청이 사라지는 기적을 일궈 낸 것은 바로 흑연과 흑뇌를 다스려 줬기 때문이다.

#2. 심한 위산역류로 목구멍이 타들어 가는 느낌이 자주 들고 아울러 등판의 날갯죽지가 아파 고생하던 70대 초반의 여성 또한 지긋한 위장병에서 탈출하여 정상적인 생활을 하게 된 것은 병의 또 다른 본거지인 흑각과 흑충의 변독을 집중적으로 없애 줬기 때문이다.

나이가 들며 인간은 질병한테 철저히 유린당하고 산다. 질병은 사냥꾼이고 인간은 사냥감이다. 절대 자비가 없다. 하지만 "지피지기면 백전불태(知彼知己 百戰不殆)"라는 말처럼 병체를 제대로 알면 병의 오랜 굴레에서 벗어날 수 있다.

먼저 병체를 알려면 인체를 알아야 한다. 인체(人體)의 글자 중 체(體) 글자를 파자해 보면 뼈골(骨) 자가 풍부(豊)하다는 뜻을 담고 있다. 그만큼 뼈가 건강해야 병체에서 벗어날 수가 있는 것이다.

그런데 뼈에 대해 너무 모른다. 혈액을 만드는 뼈가 어떤 기능을 하고 뼈에 이상이 생기면 어떤 병이 생기는지 모른다. 질병의 본체를 놓아둔 채 증상만 다스려서는 고질병, 난치병, 희귀병을 고칠 수 없다.

미국에서 MRI 기계가 나오면서 학계에서는 모든 병의 뿌리를 알아낼 수 있을 것으로 기대했지만 원인 모를 병만 늘어났을 뿐이다. 지금도 입원 환자 중 일 년에 5만 명 이상이 까닭도 없이 죽어 나간다.

먼저 병은 사람의 몸을 복제한다. 사람에게 중요한 것이 두뇌인 것처럼 병뇌가 존재한다. 왜냐하면 어떤 분은 자기 몸속에 마귀가 들어가 속삭이는 것을 안다. 두뇌를 공격하는 병뇌가 있다. 이 병뇌가 바로 **흑뇌(黑腦)**이다. 흑뇌는 사람 두뇌보다 지능이 훨씬 앞선다. 흑뇌가 자리 잡으면 불면증, 어지럼증, 편두통, 이명, 비문증 등 두개골에 각종 병이 나타나게 된다. 그래서 뒤통수의 뼈가 불룩 솟아 올라와 있거나 주름이 심하게 파이게 된다.

둘째, 병은 돌아다니다가 숨는다. 못된 것은 꼭 소굴이 있다. 버뮤다 트랩에서 비행기가 갑자기 사라지듯이 병이 숨는 **흑각(黑角)**이 있다. 그래서 담이 등에 돌아다니다가 어느 날 흑각에 똬리를 틀고 병의 본산지로 바뀌게 된다. 그래서 심한 등판 결림 현상과 오십견이 생기고 더 나아가 등뼈에서 앞쪽 오장육부로 흘러 들어가는 기운이 막혀 장기에 혹과 암을 유발하게 되고 숨쉬기가 불편해져 천식과 심장병 등을 불러오게 된다.

셋째, 병에도 식당이 있다. 바로 배 속의 **흑충(黑蟲)**이다. 병이 먹고 사는 곳으로 몸에 좋은 음식과 병이 좋아하는 음식이 다르다. 병체가 좋아하는 대표적인 음식이 바로 생굴, 조개, 버섯이다. 이것은 음기를 띤다. 병의 속성이 바로 음기이다. 평소 배 속이 불편한 분들이 이런 음기를 띤 음식을 먹으면 편안해 한다. 왜냐하면 병체인 흑충이 자기들이 좋아하는 것이 들어오니까 먹는 동안에 사람은 편한 것처럼 착각을 일으킨다. 그래서 배 속은 점점 더 나빠진다. 위장이 불편해 숯가루를 먹는 분들도 마찬가지이다. 나중에는 등이 굽게 되는 무서운 결과를 가져오게 된다. 위장과 대장, 신장, 간장, 췌장 등 오장육부가 좋아지려면 등쪽 흑각뿐만 아니라 배 속의 흑충을 반드시 잡아 줘야 하는 이유가 여기에 있다.

마지막으로 병을 만드는 공장이 있다. 바로 항문인 **흑연(黑淵)**이다. 재래식 변소에 변을 봤던 분들은 여름에 구더기가 바글바글했던 것을 안다. 인체도 항문 내 변독이 가득 차게 되면 꼬리뼈가 상하게 되고 이후 골반과 고관절이 망가지면서 전립선, 만성변비, 골다공증이 찾아오고 관절염, 루프스, 백혈병 등 면역질환과 발로 가는 기운이 막혀 중풍, 당뇨 등이 찾아오게 된다. 항문은 인체의 블랙홀이다. 열리면 죽게 된다.

병체의 본체인 4곳을 찾아 청소해 주면 인체는 저절로 살아난다.

14. 죽음의 재, 뼛속 산화철을 없애야 몸이 살아난다

#1. 인체는 흔히 난로와 비교가 된다. 난로를 피우다 보면 재가 가득 차고 그을음이 난로 통을 타고 찌들게 되어 아무리 불을 붙여도 꺼지게 된다. 재를 그대로 놓아두고 장작을 올려놓아 봐야 불이 붙지 않듯이 인체도 뼛속을 가득 채우고 있는 산화철을 놓아둔 채 온갖 좋다는 것을 채워 넣어 봐야 백약이 무효인 상태가 된다. 흔히 자전거 체인에 녹이 슬어 있으면 바퀴가 구르지 않듯이 뼛속에 녹슨 철인 산화철을 제거해 주어야 몸 안에 병이 들어와도 발병이 되지 않고 몸이 새털처럼 가벼워져 나이보다 훨씬 젊은 뼈 나이를 갖고 살아갈 수 있게 된다.

과거 조선시대를 보면 충신들이 사약을 먹고 죽는 장면을 드라마를 통해 보았을 것이다. 사약에는 철분을 엉기는 힘을 갖고 있다. 이것은 연탄가스 질식사와 같은 원리로 철분이 응고되기 때문이다. 또한 녹슨 못에 찔리면 파상풍에 걸려 죽는 것도 마찬가지다.

흔히 철분이 모자라면 철분약을 먹어야 된다고 하는데 이것은 잘못된 생각이다. 산화철이 뼛속 가득히 쌓여 있는데 이것을 긁어 내지 않고 그 위에 덧입혀 놓으니 좋아질 수가 없다.

그러면 **산화철이 왜 생기고 어떻게 없앨 수 있는지** 알아보자.

몸 안의 철분은 산소, 수소, 탄소, 염분을 만나면 산화철로 바뀐다. 그리고 소변의 독과 대변의 독, 질소 등이 뼛속 철분을 썩게 만든다. 우리의 몸은 폐광된 곳과 같아 부황을 뜨면 고지혈증이 되어 묵처럼 젤리가 되어 나온다.

산화철의 산화를 없애는 것은 전기 분해를 통해서 이루어진다. 간질병 환자나 어린 아이가 경기하는 것도 전기가 부족하기 때문이다. 이때의 전기는 직류전기가 아닌 하늘의 전기임을 깨달아야 한다. 알래스카 지방을 가면 오로라를 통해 지구에 전기가 충전되듯이 우리 몸도 코즈믹 전기를 받아야 회복된다.

나이가 60~70대에 접어들면 자주 정전 사태가 일어난다고 보면 된다. 가장 대표적인 것이 쥐가 자주 나게 된다. 또한 하지정맥이 생기고 발이 붓게 된다. 우리 몸은 골반과 발이 부자간의 관계로 상생을 한다. 골반에서 모든 혈액과 호르몬 등을 생산해 사지 끝까지 전달하게 되는데 골반이 상하게 되면 발끝까지 전달이 되지 않아 서서히 발뼈가 꼬이고 발뒤꿈치가 피떡이 되어 달라붙게 된다. 이 정도가 되면 걸어 다녀도 발 전기가 위로 올라가지 못해 하지정맥이 생기기도 하고 초기 당뇨와 무좀 등이 나타난다. 옛날 결혼식 후 신랑 친구들이 모여 신랑의 발바닥을 때려주던 것을 기억하는가. 뒤꿈치를 통해 발 전기를 일으켜 골반을 강하게 해 주게 되는 지혜가 담겨 있는 것이다. 또 아이들이 화가 나거나 긴장할 때 발을 동동 구르는 행위도 모자라는 인체전기를 충전시키는 행위이다.

그러면 어디 뼈를 집중적으로 다스려야 할까.

먼저 병의 본산지가 있는 항문 속 산화철을 제거해야 한다. 골반은 영혼이 드나드는 곳이기 때문에 인체 내 가장 중요한 장소다. 항문은 우주의 블랙홀과 정확히 일치된다.

　기력이 쇠하면 항문 내 압력방의 압력이 떨어지면서 변의 굵기가 가늘어진다. 변이 얇게 나오면서 벽에 달라붙게 된다. 바로 이 남아 있는 변이 맹독으로 변하여 인체의 뼈를 망가뜨린다. 허리와 무릎을 못 쓰는 것도 바로 여기서 시작된다.

　항문은 삽입형을 통해 매일 청소해 주어야 한다. 항문에 넣으면 저절로 독소가 빠져나오고 서서히 괄약근이 조여지는 기적을 맛보게 된다. 특히 대상포진 환자는 더욱 항문 청소가 필요하다. 미골과 근처 삼각형 뼈가 괄약근을 조절하는데 이 뼈 세 군데가 다 썩어 있으니 항문이 저절로 풀리고 만병을 불러오는 것이다. 암(癌)이라는 글자를 보면 변독으로 꼬리뼈 주위 세 곳의 뼈가 썩어서 생긴다. 암이 발병한 분들도 주위로 전이되지 않게 하려면 반드시 항문을 먼저 다스려 줘야 한다. 항문이 풀리기 시작하면 골반이 솟고 앞쪽 요실금이나 전립선에도 영향을 주게 된다. 산화철을 제거하면 물맛도 좋아지고 저절로 물을 먹고 싶은 생각이 난다. 인체의 자연 섭리 기능이 재생되었기 때문이다.

15. 인체의 뼈와 육은 9 대 1

#1. 우리가 몸의 온도를 이야기할 때 신온(身溫)이라 하지 않고 왜 체온(體溫)이라고 할까. 바로 뼈의 온도와 관련이 있기 때문이다. 구체적으로 체(體)라는 글자를 보면 뼈골(骨) 자에 풍성할풍(豊) 자로 이루어져 있다. 즉 온도는 뼈와 관련이 있고 뼈가 냉하면 인체의 온도도 내려간다는 뜻이다. 뼈가 냉해지기 시작하면 근육과 소통이 되지 않고 육에서 기운이 뼈로 침투되지 않는다. 이렇다 보니 겉으로는 열병이 터지는데 속으로는 추워서 벌벌 떨게 된다. 소변을 자주 보러 가는 분들도 바로 냉해진 뼈로 인해 생기는 것이다.

우리의 몸을 살아 있게 하는 것은 생명 에너지이다. 그 생명 에너지는 바로 하늘로부터 온다. 그 에너지는 잠을 잘 때에 들어온다. 사람이 의식이 깨어 있을 때는 근육이 주로 움직이지만 잠을 잘 때는 뼈가 우선이 된다. 즉 잠을 잘 때 무의식 상태에 우주 에너지를 받아 뼈에서 혈액을 생산한다.

잠을 잘 자는 것과 함께 중요한 것이 물을 마시는 것이다. 골반이 혈액을 만들 때 물이 모자라면 한마디로 뼈가 마른다. 또 물은 마시지 않는데 소변을 많이 보게 되면 피부는 점점 건조해진다. 우리는 땀, 소변, 눈물, 콧물 등이 전부 근육과 관련 있는 것으로 알고 있지만 사실은 뼈에서 나온다. 눈물이 안 나오는 사람은 눈을 덮고 있는 뼈가 산화철로 덮여 있기 때문이다.

　비염과 알레르기로 고생하는 분들도 비강 뒤 뼈에 있는 음기, 냉기를 빼 주면 저절로 콧물이 쏟아져 나온다. 백내장, 녹내장, 이명도 눈과 귀의 뼈에 모자라는 전기를 불어넣어 주면 회복이 가능하다. 또한 어린아이가 머리에 열이 펄펄 날 경우 먼저 골반과 발 뼈를 눌러 뼈와 육이 소통이 되게 한 후 허리와 등뼈, 머리의 순서대로 뼈를 다스려 주면 거짓말같이 열이 사라진다.

　골반은 남녀의 생식기가 들어 있는 생명의 엔진이요 본체이다. 골반을 매끈하게 다스려 놓으려면 충분한 전기가 필요한데 나이가 들어 감에 따라 인체의 전기가 모자라 골반에 이상이 생기게 된다. 골반 내 항문에 산화철이 쌓이면 인체의 저항능력을 담당하는 백혈구를 만들어 내지 못해 면역력이 깨지기 때문이다. 나무에 과일이 걸려 있듯이 모든 장기와 근육은 바로 뼈에 걸려 있다. 근육이 인체에 담당하는 역할은 10%도 되지 않는다. 먼저 뼈를 다스려 주면 근육과 신경은 저절로 따라온다. 그러면 나이는 점점 70, 80대로 달려가지만 거꾸로 뼈의 나이는 30, 40대로 바뀌게 된다. 골반을 정권 단련하듯이 깨끗하게 해 주면 초능력이 이곳에서 나온다. 여성이 아기를 낳을 때처럼 말이다. 조련사들이 말(馬)을 훈련시킬 때 구두칼처럼 딱딱한 것으로 뼈를 문질러 주는 것도 단련을 통해 질주하는 힘이 확 달라지는 것을 알기 때문이다.

　흔히 우리들은 감기에 걸리면 으레 약을 처방받아 먹어야 하는 것으로 알고 있다. 하지만 고열을 동반하는 경우를 제외하고는 자연적으로 치유가 되도록 놓아두어야 한다. 약이라도 털어 넣어 줘야 부모가 할 일을 다 한 듯 만족하고 있으니 자연 회생력과 면역력을 키워 주지 못하는 것이다. 설사의 경우도 콜레라로 인한 것을 제외하고는 지사제를 쓰지 말고 자연 회복이 되도록 놓아두어야 한다.

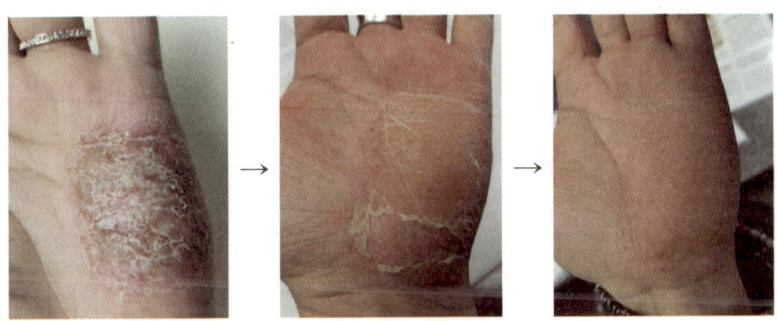

첫 방문 시 손바닥에 심한 염증(왼쪽)이 있던 분이
독소 제거로 호전된 후(중간)에 말짱해진 모습(오른쪽).

16. 90%는 모르고 10%만 알아서는
　　 병을 못 고친다

#1. 인간은 눈에 보이는 것으로 잣대를 삼기가 쉽다. 그래서 과학적인 수치를 찾게 되고 연구결과를 중요시한다. 하지만 공기나 향기가 눈에 보이지 않듯이 하늘로부터 오는 기운의 경우 그 누구도 수치화하기가 어렵다. 질병에서 자연적으로 회복되려면 바로 창조주가 만든 인체의 비밀을 깨달아야 한다.

우리는 사물의 중요성을 백분율(%)로 비중을 표시한다. 그래서 90%이면 절대적 중요성을 인정하며 10%이면 상대적 보편성으로 분류한다. 이제까지 인류는 이 90%가 눈에 바로 보이지 않기 때문에 절대적인 존재를 모르며 살고 있다.

첫째, **인체 능력의 90%는 무의식 속에 있다.** 인간의 의식력은 10%에 불과하다. 쉽게 말해 사람은 10% 의식력 위주로 사는 사람과 90% 무의식력 위주로 사는 사람으로 나눌 수 있다. 그날그날 일상생활에 쫓겨 깊은 생각을 할 수도 없고 하고 싶지도 않는 사람들은 인간적인 매력이 없다. 그러면 90%의 무의식력을 사용하는 사람은 어떤 사람인가. 생각이 깊고 연구를 많이 하고 상상력을 펼쳐 인류발전에 기여하는 분들이다. 인간의 위대한 능력은 바로 무의식력을 개발했을 때 표출된다. 무의식력은 근육에서 나오는 것이 아니라 바로 뼈에서 나온다.

　인체는 잠잘 때가 바로 무의식의 상태이다. 이때 꿈을 꾸고 영감을 얻기도 하고 잠을 통해 인체의 독소가 빠져나가는 시간이다. 바로 잠을 제대로 자지 못하면 병이 생기는 것도 바로 이런 이유이다. 아이비리그에 재학 중인 학생들이 밤샘 공부를 하다가 우울증에 빠져들고 정신병을 얻는 것도 잠이 모자라 뼈가 상하기 때문이다.

　둘째, **인체 내 물의 90%는 수액이다.** 혈압, 당뇨병의 근본적인 원인은 바로 90%의 수액에 있다. 동맥의 혈액이 동맥 모세혈관 밖으로 나올 때 수액으로 바뀌었다가 정맥 모세혈관으로 들어갈 때 다시 혈액으로 바뀐다. 이것이 바로 생명의 신비이며 이러한 관리는 뼈에서 전기로 조절한다. 이때 이상전기가 있으면 온갖 질병이 발생하고 정상전기이면 계속 건강을 누리게 되는 것이다. 인체 100조 세포에 낱낱이 산소, 물, 영양분을 보내기 위한 순환 회로를 조종하기 위하여 대동맥은 양(+)전기, 대정맥은 음(-)전기를 사용하고 있는 것이다. 인간의 짧은 지식으로 혈관 내에 콜레스테롤을 없애야 한다고 혈액 용해제를 넣어 혈액 순도 이상을 일으켜 심장병 환자가 늘고 있는 추세다. 당뇨병의 혈당을 분해한다고 당분해제를 만들어 혈액구조 변이를 일으켜 도리어 각종 부작용을 초래하고 있는 실정이다.

　셋째, **뼈의 무게는 90%이며 근육의 무게는 10%이다.** 체중의 70%는 물이고 물 무게를 뺀 30% 가운데 90%가 뼈 무게이며 10%가 근육의 무게이다. 그렇기에 우리는 건강을 위하여 뼈에 많은 신경을 써야 한다. 머리부터 손가락, 정강이, 발목, 발뒤꿈치, 발가락뼈까지 미라클터치 침봉으로 눌러 보면 우리 몸의 뼈가 얼마나 병을 가지고 있는지 스스로 깨닫게 된다. 아무리 근육을 다스려 봤자 뼈가 상해 있으면 백약이 무효인 것이다.

넷째, 뿌리세포는 90%이며 줄기세포는 10%이다. 인체의 100조 개 넘는 체세포는 뿌리세포와 줄기세포로 나누어진다. 뿌리나 줄기는 식물체에 쓰는 용어이지만 인체에도 그대로 적용된다. 인체의 뼈는 근육과 비교할 때 나무라고 볼 수 있다. 뼈는 나무의 생존방법과 그 원리가 같아 수액(樹液), 즉 나무의 물이라는 표현을 쓸 수가 있다. 인체의 뼈 세포기능은 뿌리세포가 조정한다. 인체 생명회로구조의 90%는 뿌리세포로 형성되어 있다. 질병은 이상전기 질병들을 세포증식을 통해 뿌리세포를 시신을 염할 때처럼 에워싸고 있다. 수술로 줄기세포를 이식하더라도 다시 갉아먹어 버린다. 질병의 뿌리세포를 긁어 버리면 대자연의 법칙 때문에 스스로 줄기세포가 재생이 된다.

17. '꼬리뼈=꼬리표'
그 상태를 보고 죽음의 사자가 온다

#1. 꼬리뼈를 포함한 천골이 심하게 솟은 60대 초반 여성의 경우 위산 역류와 체기로 제대로 식사를 할 수 없는 지경이었다. 그렇다 보니 살은 점점 빠져 엉덩이를 포함한 등뼈가 울퉁불퉁 솟아 뼈가 제 기능을 할 수 없는 지경에 이르렀다. 다행히 골반과 등뼈에 끼인 독소를 없애 주자 솟았던 뼈가 제자리로 잡히면서 20여 년간 고생하던 위장병에서 해방되어 웃음을 찾게 되었다.

#2. 자궁에 큰 혹이 생겨 고생을 하던 70대 초반 여성의 경우 미골(꼬리뼈)과 치골(앞쪽 불두덩뼈) 속 변독을 없애 주는 작업을 6개월가량 해주었더니 혹이 저절로 없어지는 기적을 맛보았다. 먼저 꼬리뼈를 다스려 줘 에너지가 뒤쪽에서 앞으로 흐르게 도와주고 동시에 치골을 다스려 자궁 내 냉기와 음기, 독기를 없애 혹이 생기지 않게 환경을 바꿔 이 같은 결과를 얻어 낼 수 있게 된 것이다.

많은 분들이 자궁에 혹이 생기면 적출 수술을 받으면 된다는 안이한 생각을 한다. 병이 만들어진 환경은 그대로 놓아둔 채 나타난 증상만 다스리지 몸이 다시 나빠지는 것은 당연한 결과이다.

치질도 마찬가지이다. 항문 주위 드러난 증상만 없앨 뿐 항문 내 압력방의 독소는 그대로 남아 있어 추후 괄약근 주위에 문제가 재발되어 재수술을 받게 되고 항문 내 독소가 썩어 이것이 직장, 대장으로 흘러 들어가 용종(폴립)을 매년 만들어 내게 된다.

예로부터 꼬리뼈는 인체의 건강을 좌우하는 중심 뼈이다. 사람이 죽을 때 영혼이 이곳으로 빠져나간다. 그래서 꼬리뼈를 다치면 허리를 곧추세울 수 없어 몸이 구부러지고 제대로 일어설 수가 없고 또 꼬리뼈가 변독으로 가득 차게 되면 백혈병이라는 무서운 병이 생긴다. 피를 제대로 만들어 낼 수 없으니 영, 혼, 육이 동시에 망가지게 되고 꼬리뼈와 연결된 요추, 흉추, 경추가 서서히 망가져 오만가지의 병이 동시다발로 생기게 된다.

그래서 생과 사를 가를 때 저승사자가 사람의 꼬리뼈 상태를 보고 이 사람을 데려갈까 말까 결정한다는 말이 있다. 그만큼 꼬리뼈가 중요하다는 표시이다.

그러면 꼬리뼈는 왜 상할까.

먼저 엉덩방아처럼 심한 타격을 입었을 때 망가진다. 뼈는 부서지지 않기 위해 자동반사적으로 뼛속 코티솔이라는 스트레스 호르몬이 생긴다. 문제는 이것을 제때 뽑아 주지 않으면 비가 오거나 날이 궂으면 통증이 찾아오게 된다. 어떤 분은 꼬리뼈가 안으로 말려 들어가 평생 고통과 살아간다. 이런 분은 항문 속으로 손가락을 넣어 말려 들어간 꼬리뼈를 다시 밖으로 빼내 주어야 한다.

두 번째, 꼬리뼈는 대개 나이가 들면서 미처 빠져나가지 못한 변독이 항문에서 꼬리뼈로 스며들어 상하게 된다. 왜냐하면 뼈는 무수한 구멍으로 이루어져 있는데 변독이 기체 형태로 뼛속으로 침투해 뼈 구멍이 점점 넓어져 골다공증을 불러오고 아울러 다른 뼛속으로 전이되어 각종 통증과 염증을 가져온다.

평소 대소변 배출이 시원찮은 분들도 마찬가지이다. 이뇨제를 먹는 것은 일시적인 처방일 뿐이다. 탄력을 잃어버린 괄약근을 회복시켜 줘야 근치가 되는 것인데 근육을 움직이는 힘은 실상 뼈가 담당을 한다. 그래서 미골과 치골을 다스려 골반바닥근육(pelvic floor muscles)을 살려 주면 된다. 그러면 어느 날부터 대소변 배출이 좋아져 전립선과 요실금뿐만 아니라 치질, 치루, 변비도 동시다발로 좋아지게 된다.

아울러 고관절 통증, 좌골신경통, 무릎, 발목, 발바닥 통증과 허리, 등판 통증도 눈 녹듯이 사라지게 된다. 왜냐하면 통증을 부르는 뿌리인 꼬리뼈와 항문을 다스려 줬기 때문이다. 생명의 에너지는 하늘로부터 온다.

18. 깊은 물을 길어 올리는 두레박, 미라클터치

#1. 옛날 시골에서 우물물을 길어 본 사람들은 잘 알 것이다. 긴 두레박을 통해 심연의 물을 길어 올린다. 수십 년 동안 물을 써도 마르지 않고 늘 시원한 생수가 인간의 마음을 열어 준다. 그래서 나그네가 지나갈 때면 늘 냉수 한 잔이라도 대접하는 것이 기본 도리였다. 문제는 우물물을 길어 올리지 않으면 낙엽이 쌓이고 물이 썩어 버리든지 오히려 물이 말라 버린다. 이처럼 인간의 육신도 마찬가지이다. 특히 뼈와 관련된 부분은 더욱 그렇다. 뼈는 단순히 육신만 아니라 영혼이 함께 관련되어 있다. 즉 마음의 병을 방치해 놓으면 뼈에 사무쳐 이것이 나중에는 깊은 육신의 병이 된다는 뜻이다.

인간의 마음의 세계는 참으로 신묘막측하다. 지성과 감성, 그리고 의가 삼박자를 이루면 살아간다. 그중 지혜를 받아들일 때 감정이 이입이 되면 그 지혜의 폭과 파워가 수십 배, 수백 배로 늘어나게 된다. 그래서 인간 스스로가 해내지 못할 만큼의 엄청난 폭발력이 심연에서 솟아나게 되는 것이다. 이와는 반대로 의심이 많거나 의지력이 약한 사람들의 경우 감정이 많이 메말라 있다. 아무리 좋은 지식을 주어도 그것은 남의 일이고 나한테는 해당되지 않는다고 속단하는 분들이다. 병이 깊은 분들의 특징이다.

기독교인들이 예수님을 마음에 모시는 순간 지혜의 성령님이 안으로 들어와 역사를 하는 것과 같은 이치이다. 성령이 임하게 되면 밥을 먹지 않아도 배가 부르고 기쁨이 몸 안에서 샘솟는 것이다. 매일 지혜의 우물이 차고도 넘치려면 그 말씀을 암송하고 묵상해야 하듯이 인체도 매일 쌓이는 독소를 제때 다스려 주지 않으면 그랜드캐니언 퇴적층처럼 겹겹이 쌓여 나중에는 관절마다 꽉 막혀 인체의 전기회로가 막히게 된다.

우물물을 많이 길어 낼수록 수맥이 점점 열리고 커져서 물이 더욱 풍성해지듯이 인체도 관절과 뼛속에 깊숙이 쌓인 독소를 빼 주면 점점 신경선이 열려 몸의 에너지 회전 속도가 빨라지고 모든 것이 편안히 흘러 통증을 느끼지 않게 되고 잠을 잘 잘 수 있게 되는 것이다.

대개 불면증을 갖고 오는 분들이 이 병을 두개골의 이상으로만 파악하니 평생 달고 살게 된다. 몸 전체의 뼈대로 보면 단순히 두개골의 문제가 아니라 몸의 뿌리 기능을 하는 골반이 상하면서 이후 에너지가 허리와 등뼈, 목뼈로 이어지는 고속도로가 막혀 생기는 것이다. 즉 서울에서 부산까지 내려갈 때 중간에 위치한 천안, 대전, 대구, 추풍령 등지에서 병목현상이 일어나면 곧장 부산까지 달려가지 못하게 되는 것과 같은 이치이다.

미라클터치는 침봉을 통해서 저 깊숙이 자리 잡고 있는 독소를 뽑아 주는 역할을 한다. 매일 하루에 1~3시간씩 병목현상을 일으키는 곳을 눌러 주고 동시에 병의 뿌리 역할을 하는 골반을 집중적으로 눌러 주면 몇십 년 통증으로 고생하던 곳이 자신도 모르는 사이에 통증이 사라지는 놀라운 경험을 하게 된다.

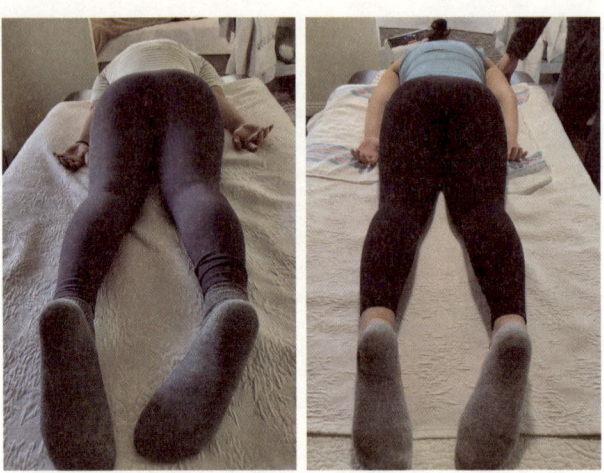

미라클터치는 우물물을 길어 올리듯이 깊게 자리 잡은 독소를 뽑아 준다.
처음 방문했을 때의 모습(왼쪽)과 독소 제거 후 달라진 등판과 골반, 다리 길이의 모습(오른쪽).

19. 씨 뿌리는 자의 비유와 치유 효과

#1. 나이가 들며 어느 날 대소변이 조절이 되지 않아 팬티에 지리는 경험을 한 80대 남성이 본 연구소를 찾아왔다. 신문 지상에 나온 칼럼을 보고 자신의 상황과 비슷한 분들이 미라클터치를 통해 회복되었다는 소식을 보고 자신도 되겠느냐고 물었다. 그래서 "마음먹은 대로 됩니다."라고 답을 하자 이미 자신도 그 주인공이 될 수 있을 거라는 신념을 갖고 왔다고 응답을 했다. 참 신기한 것이 이런 마음을 먹고 시작하자 불과 1주 만에 새벽에 소변으로 인해 잠을 깨던 것이 2~3번에서 1번으로 줄어들고 2주쯤 되자 대소변이 팬티에 지리던 것이 어느 정도 잡히게 되었다. 대략 5개월쯤 되자 이제는 변이 더 이상 새어 나오지 않는다고 말했다. 그래서 1년 후에는 한국도 다녀오고 이제는 전립선 약을 끊고도 정상적인 생활을 할 수 있게 되었다.

성경에 보면 씨 뿌리는 자의 비유가 나온다.

첫 번째로 **길가에 씨**를 뿌리는데 새들이 와서 먹어 버렸다는 표현이 나온다. 즉 말씀을 듣기는 하였어도 깨닫지 못하여 사탄이 즉시 와서 뿌려진 말씀을 빼앗아 가게 된다는 이야기이다.

많은 분들이 그동안 학교에서 배운 이론에 박혀 있어 하늘 에너지가 우리 몸으로 들어와 독소를 없애 뼈를 살려 준다는 이야기를 전해 드리면 무슨 이야기냐며 고개를 젓는다. 한마디로 무지몽매한 자이다.

두 번째, **돌밭에 씨**를 뿌리는데 흙이 깊지 않아 싹이 나왔으나 해가 돋은 후에 타서 뿌리가 없어 말라 버린 케이스이다. 한마디로 말씀이 뿌리를 내리지 못할 정도로 삶에서도 완고한 고집으로 똘똘 뭉쳐 마음의 문이 닫힌 사람들의 경우이다. 자기 의로 살아가는 사람으로 남의 말에 귀를 기울이지 않는다. 자기만의 성역을 쌓고 살아가면서 자기 이론으로 무장되어 있다. 주위 분들이 좋아진 사례를 직접 목격하여도 그건 그 사람의 특별한 케이스이지 나에게는 통하지 않는 이야기라며 애써 부인하게 된다. 대개 중풍으로 고생하는 분들이 이런 케이스이다. 고집도 세고 화도 버럭 내는 스타일이다 보니 에너지가 몸으로 제대로 전달이 되지 않는다. 파킨슨병이 찾아온 분도 마찬가지이다. 잘 깨닫지 못하고 골반과 발끝이 막혀 있다. 손과 머리를 떠는 것이 바로 인체 에너지인 전기가 모자라 생기는 것인데 단순히 머리의 문제로만 생각해 답을 찾으려 하니 답답할 지경이다. 그래서 중풍병자나 파킨슨병 환자는 회복되기가 쉽지가 않다. 이런 환자의 특징은 뼈가 워낙 말라 있고 골수가 비어 있다. 중풍으로 고생하는 분들의 발톱을 보면 대개가 노랗게 죽어 있다.

세 번째는 **가시떨기 위에 씨**를 뿌리는 비유가 등장한다. 씨가 가시떨기에 떨어져 가시가 자라 기운을 막으므로 결실하지 못하는 사례로 이들은 말씀을 듣기는 하되 세상의 염려와 재물의 유혹과 기타 욕심이 들어와 결실하지 못하게 되는 자이다. 가끔 재력을 가진 분들도 찾아오지만 자신의 몸에 투자를 하지 못한다. 거꾸로 돈이 거의 없는데도 자신의 쓸 것을 줄이면서 구입해 사용하는 분도 있다. 그동안 돈 버느라 축이 난 몸에 대해서는 보상해 주지 않는다. 입으로는 건강이 최고라는 말을 하지만 선뜻 돈 생각에 마음의 문을 열지 못하는 사례이다. 죽게 되면 돈뿐만 아니라 어떤 것도 같이 무덤에 갖고 갈 수 없는데 마음 문을 꽁꽁 걸어 잠그고 사니 안타깝기가 그지없다.

　마지막으로 **좋은 땅에 씨**를 뿌려 30배나 60배나 100배의 결실을 맺는 자로 이들은 말씀을 듣고 깨달은 자이다. 가장 중요한 것은 깨닫는 자이다. 그래야 말씀도 능력을 갖고 역사를 하듯이 신기하게도 하늘 에너지가 뼛속으로 잘 스며들게 된다. 마음을 어떻게 먹고 시작하느냐에 따라 똑같이 출발하였어도 병에서 탈출하는 시점은 전혀 다르다. 상기의 80대 남성처럼 사모하는 영혼에게 하늘 에너지는 잘 들어간다.

　마음에서 생명이 나는 것을 깨닫기를 바란다.

20. 애완견도 에너지를 아는데 하물며 사람일까 보냐

#1. 7년 전부터 백혈구 수치가 낮아져 고민 중이던 40대 후반의 여성이 2년여 만에 정상수치로 찾아온 것은 무엇 때문일까. 바로 병의 뿌리인 뼈를 다스려 주었기 때문이다. 매일 골반과 온몸의 뼛속 독소인 산화철을 제거해 주자 뼈의 기능이 정상적으로 찾아오는 기쁨을 맛보게 된 것이다.

#2. 혈소판 수치가 낮고 늘 냉증으로 한여름에도 속내의를 입고 살아야만 했던 70대 여성이 무려 9가지 이상의 병에서 해방된 것 또한 병의 뿌리인 항문과 질 내부의 대소변독소를 없애 주고 동시에 골반과 흉추, 경추를 샅샅이 터치해 주었기 때문이다.

상기의 두 여성처럼 혈액과 관련된 두 병에서 자유로워진 것은 단순히 어떤 약을 복용해서가 아니라 피를 만들어 내는 인체의 근본인 뼈를 다스려 그 기능을 복원시켜 주었기 때문이다.

뼈는 하루아침에 나빠지지 않는다. 특별히 꼬리뼈를 포함한 천골은 대략 나이가 50, 60살이 넘어설 때 삐걱대며 염증을 동반한다. 마치 치아에 치석이 끼면 흔들리고 잇몸이 내려앉듯이 뼈와 뼈가 만나는 관절도 골석이 끼게 된다. 문제는 몸속 깊이 들어가 있는 골석을 제거할 방법이 없어 속수무책으로 당하는 것이다. 그렇다고 살을 째서 관절마다 해부할 수도 없는 노릇이다.

그래서 이 골석을 어떻게 제거할 수 있는 방법이 없을까 고민을 하다 미라클터치가 이 세상에 나오게 된 것이다. 하늘 에너지, 즉 태양빛의 열기와 번개의 전기를 피뢰침 원리로 받아들여 뼛속에 갖다 대면 뼈독소가 피부와 대소변으로 섞여서 배출된다.

많은 분들이 어떻게 그것이 가능하냐며 도대체 믿지를 않는다. 하지만 에너지 흐름을 잘 느끼는 분들은 1분만 갖다 대도 온몸에 에너지가 흘러 들어가는 것을 금방 느낀다. 그만큼의 파워가 있어야 독소가 터져 나온다. 배터리로 작동하는 기계는 '새 발의 피'에 불과하다.

1번 사례에 나온 여성은 무려 7년 만에 백혈구 수치가 정상으로 찾아오자 이번에는 자신의 애완견에게도 사용해 봐야겠다는 생각이 문득 들었다고 한다. 어언 10살이 된 말티즈종의 애완견이 시름시름 앓고 힘이 없어지고 나이가 든 강아지에게 흔히 나타나는 기관지협착증으로 고생을 하고 있어 자신이 쓰던 발찌형을 목에 걸어 주고 목 주위에 펜타곤형을 갖다 대자 생기가 도는 모습을 몸소 목격하게 되었다. 그래서 이번에는 깔판형을 등 뒤에 대 주고 골강판형을 항문 주위에 받쳐 주고 대형 침봉형(일명 항공모함)을 배 주위에 갖다 대자 어느새 애완견이 새근새근 잠을 자게 된 것이다. 그때 이 여성은 '동물이 사람보다 더 에너지를 잘 느끼는 구나.'라는 생각을 했다고 한다.

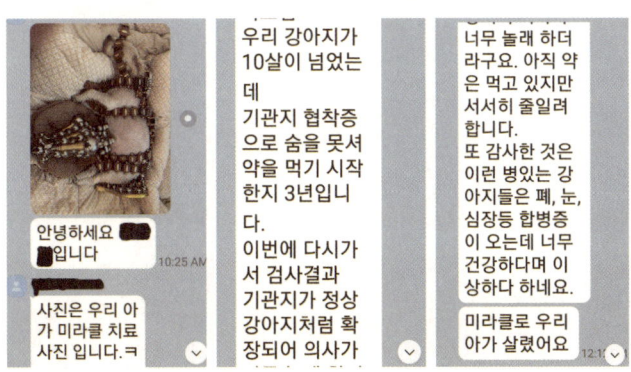

기관지협착증으로 고생하던 애완견이 미라클터치를 사용 후 좋아졌다는 내용을 보내 준 카톡 내용.

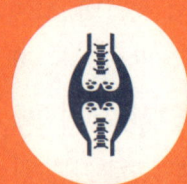  

II. 각론

1. 욕쟁이 할머니는 갑상선이 생기지 않는다

#1. 시애틀에 거주하는 50대 이모 골프 티칭프로는 갑상선 저하로 8년 넘게 약을 먹고 있었고 백혈구 저하, 콜레스테롤로 고생하고 있었다. 우연히 미라클터치를 접한 이 씨는 "갑상선은 병도 아니다."라는 말에 깜짝 놀랐고 "약을 먹지 않고 치료할 수 있다."라는 말에 확신을 얻어 약을 끊었다며 "평소 같으면 배추 절여 놓은 사람처럼 피곤하고 힘이 없었는데 전혀 그런 현상을 느끼지 못했다." 하고 고백했다. 3개월 후 병원 체크를 받으러 갔더니 갑상선이 정상으로 돌아오고 콜레스테롤도 언제 없어졌는지 모를 정도로 사라졌다며 눈물을 흘리며 간증했다.

갑상선(甲狀腺)의 갑상(甲狀)은 방패 모양이란 뜻이고 선(腺)은 샘을 뜻한다. 그래서 방패샘이라고도 부르기도 한다. 갑상샘의 증상은 크게 두 가지로 나눌 수 있다.

우선 혈액 속에 갑상샘 호르몬이 부족하여서 생기는 갑상샘 기능 저하증으로 몸이 나른하고 기력이 없는 증상이 나타난다. 이와는 반대로 갑상샘 항진증은 혈액 속에 갑상샘 호르몬이 과도하게 생기는 병으로 갑상샘이 커지며 눈이 튀어나오고, 심장이 빨리 뛰며 손끝이 떨리고 땀을 많이 흘리며 음식을 많이 먹는 데도 체중이 줄어드는 현상을 보이기도 한다. 갑상선 암은 갑상선에 있는 혹이 종양이 된 것으로 안전한 물혹인 낭종에서부터 증식성 결절까지 모두 갑상선에 생길 수 있는 혹이다.

갑상선 이상은 주로 마음이 착해 주위 사람들에게 싫은 소리를 하지 못하고 마음속으로 끙끙대시는 분들에게 많이 발병한다. 이런 분들의 경우 대개 목뼈 바로 밑에 있는 쇄골이 C자 형태로 활처럼 솟아 있는 공통점을 보인다. 즉 마음의 병이 뼛속으로 잠기어 뼈를 솟게 만드는 것이다. 최근에는 스트레스가 많이 쌓이는 분에게 발생하는데 등판의 뼈를 짓누르는 세상의 질고를 참고 살다 보니 그것이 뼛속에 잠기어 발병하는 것이다. 욕쟁이 할머니의 경우 말 못 할 사연들을 속에 담아 두지 않고 밖으로 뱉어 내기 때문에 뼈에 사무칠 것이 없어 갑상선 병에 잘 걸리지가 않는 것이다.

쇄골의 끝부분, 즉 튀어 오른 부분이 갑상선 병의 뿌리이다. 옆으로 이동하며 쇄골 전체를 눌러 주고 아울러 명치부터 쇄골까지의 뼈를 골고루 터치하면 갑상선뿐만 아니라 잔기침, 편도가 부어 고생하는 분들도 웃음을 찾게 된다.

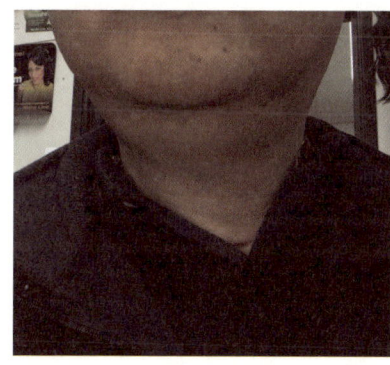 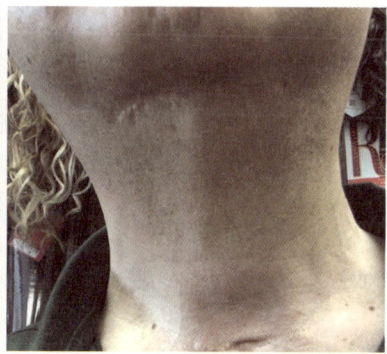

불룩했던 갑상선 부위(왼쪽)가 쇄골과 목 부위를 집중적으로 터치해 정상적으로 찾아온 모습(오른쪽).

2. 관절염은 뼈에 독기, 냉기가 가득 차 있다는 표시

#1. 70대 주 모 씨는 당뇨, 콜레스테롤, 무릎 관절 등으로 고생하다가 미라클터치를 접한 지 3달여 만에 무릎 통증으로부터 해방되는 기쁨을 누리게 되었다. 매일 쓰면 쓸수록 산화철이라는 노폐물과 냄새가 빠져나가고 몸이 가벼워지는 것도 함께 느꼈다. 배 속 변의 기운까지 없애주자 당 수치도 서서히 내려가고 콜레스테롤 수치도 정상으로 돌아오게 되었다.

관절염은 흔히 퇴행성 관절염으로 잘 알려진 골 관절염, 만성 염증성 관절염인 류머티즘 관절염과 극심한 급성 통증을 일으키는 통풍 등으로 나뉜다.

류머티즘 관절염은 손가락, 손목, 무릎, 발가락 등의 말초 관절을 잘 침범하는데 자가항원을 바이러스나 세균으로 착각하고 공격을 하게 돼 동족상잔의 비극을 일으킨다. 관절통 이외에 피로감, 식욕부진, 발열, 우울증 등의 전신증상도 나타난다.

퇴행성 관절염은 뼈와 뼈를 연결해 주는 관절의 연골의 수명이 다 되어 닳아 없어지면서 염증과 통증이 발생되는 질환이다.

뼈의 관점에서 보면 관절염이 어느 부위에 나타나든 원인은 똑같다. 인체에 산화철이 퇴적하여 독기, 음기, 냉기가 가득 차고 노화에 따른 인체

전기 부족으로 독소를 제대로 분해하지 못하기 때문이다.

관절염으로 고생하는 분들 대부분이 약으로 근근이 유지하다가 약물로 인한 후유증이 심해 각종 장기를 다치는 악순환을 반복하고 있다. 때로는 임시방편으로 마사지를 받아 보지만 하루 이틀만 시원할 뿐 재발이 된다. 어떤 분들은 죽은피를 매일 빼 주어야 좋다며 부황을 뜨는데 사실 부황은 일 년에 한두 번이면 족하다. 왜냐하면 죽은피가 생기는 원인을 제거하지 못하면 피를 뺀 자리에 다시 죽은피가 생기기 때문이다. 일부는 근육주사를 맞는 경우가 있는데 이것 또한 한동안 통증을 마비시키는 일시적인 처방에 불과하다.

근본적으로 회복이 되려면 맨 먼저 골반 내 독소를 없애 줘야 한다. 이후 손이 저리거나 손가락이 굵어진 분들은 어깨와 엘보를 먼저 다스려 준 후 손가락 마디마디를 터치해 주어야 한다.

무릎 관절과 발목 관절이 있는 분은 반드시 고관절을 다스려 준 후에 무릎과 발을 동시에 터치해 줘야 한다. 많은 분들이 무릎이 아프면 이곳만 다스리다 보니 근치가 되지 않고 해답을 찾지 못하는데 바로 병의 뿌리가 고관절에 있기 때문이다. 고관절 속에 스며 있는 변독을 제거하다 보면 서서히 무릎도 좋아지는 것을 느끼게 된다. 아울러 발목 관절이나 발바닥 염증이 있고 발가락이 자꾸 꼬이는 분은 고관절~무릎~발목의 순서로 곳곳 뼈를 다스려 주어야 한다.

마지막으로 독자에게 부탁하는 것은 평소에 필요 이상의 음식을 먹는 것을 자제해야 한다. 항상 과한 것은 우리 몸에 독이 되기 때문이다. 또한 맛있는 것만을 찾아다니는 것도 관절을 망가뜨리는 원인임을 깨닫는 것도 중요하다.

3. 척추뼈가 약해지면 등줄기가 강해진다

　#1. 가끔 언론을 통해서 들리는 뉴스 중 새벽 골프 라운드 중에 모 씨가 사망했다는 소식을 접한다. 갑작스런 죽음에 다들 놀라면서 이구동성으로 "어라, 그분은 덩치도 좋으시고 평소 운동을 많이 해서 건강하신 줄 알았다." 하며 "도대체 왜 그런 일이 일어났을까?"라고 의아해한다. 또 등산을 즐기시는 분들 중 장시간 등반을 하다 갑작스런 심장마비로 쓰러져 운명을 달리하는 분들의 소식도 듣는다. 주위 지인들 또한 "일주일에 서너 번 등산을 하시는 분이라 강건한 줄 알았는데 이런 일이 일어날 줄 누가 알았겠어요?"라며 반문을 한다.

　상기의 케이스는 뼈의 관점에서 보면 똑같은 이유로 발병한 것이다. 척추에 독기, 음기, 냉기가 가득 차 있어 등줄기가 두껍게 자리 잡은 경우이다.
　우리 몸은 두뇌를 통해 하늘의 천기(天氣)를 받아 목뼈를 타고 어깨뼈를 거쳐 척추를 타고 내려오게 된다. 척추에는 갈비뼈가 붙어 있어 천기를 받아들이는데 이처럼 등줄기가 솟게 되면 갈비뼈가 제 역할을 하지 못하고 혹들이 붙어 툭 솟아나게 되는 것이다.
　흔히 나무뿌리에 혹 박테리아가 생기듯이 병 혹이 등줄기에 생겨 뼈를 삭게 만들며 병 혹이 많을수록 중병이 들게 된다.

갈비뼈는 인체의 모든 장기를 움직이는 곳으로 병이 강할수록 솟은 등줄기가 기타 줄처럼 얇고 질기게 되어 근육의 경직을 불러와 등판 전체가 딱딱해지게 만든다.

　이후 딱딱해진 등판은 등뼈(흉추 1~12번) 양옆의 기운을 막아 앞쪽 오장육부로의 소통을 막게 된다. 이로 인해 각종 장기에 이상이 생겨 동시다발적으로 병을 얻게 되는 것이다.

　암환자처럼 병이 심한 사람의 경우에는 등쪽에 혹처럼 솟은 부분이 최대 8개까지 있는 분도 있다. 이런 분들은 등판이 솟은 만큼 앞쪽 부분의 뼈도 동시에 솟아 겉으로 보기에는 덩치가 커 보이지만 속은 온갖 병들로 골골대는 모습을 보여 준다. 잠을 잘 때도 좌우가 비대칭이 되어 똑바로 눕지 못하고 소위 말하는 '칼잠'을 잘 수밖에 없다.

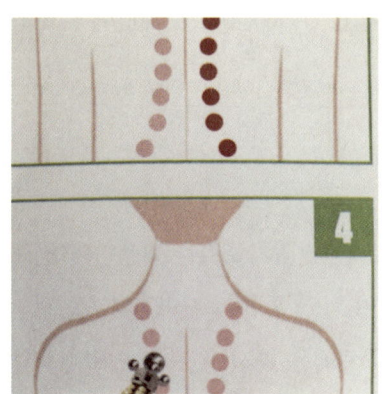 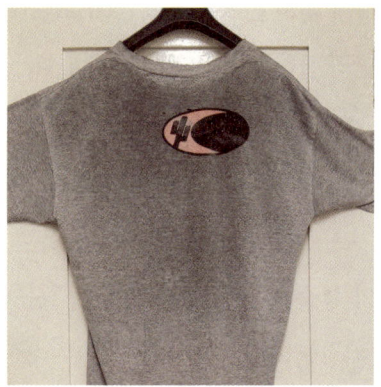

등뼈는 척추를 중심으로 갈비뼈 끝 부분에 포인트를 잡고 왼편부터 침봉으로 누른다.
위쪽으로 1cm 간격으로 올라가며 어깨부분까지 촘촘하게 눌러 준다(왼쪽).
그러면 티셔츠 색깔이 변할 정도의 독소가 터져 나온다(오른쪽).

4. 사지말단 부종은 근육벽 막혀 생기는 저체온병

오늘은 저체온으로 인한 근육의 뭉침 현상과 통증의 상관관계를 알아보겠다.

근육 세포는 끊임없는 수축과 이완작용을 통해 근육 자체가 생산하는 찌꺼기를 제거한다. 하지만 뼈가 차가운 상태에서는 근육 안쪽에 체액들이 제대로 흐르지 않기 때문에 근육은 독소와 찌꺼기를 제거할 수가 없다. 이로 인해 모든 근육은 오일이 없는 엔진과 마찬가지로 수축작용을 하지 못하고 석회화된 돌처럼 단단해지고 전기적 진동이 제로에 도달하면 극심한 통증을 유발하게 된다.

— 부종은 근육 벽 막혀 생기는 병

극소전류기(Microcurrent)라고 부르는 전기치료기를 이용하여 근육의 통증 유발점을 부드럽게 마사지하면 일단 통증이 사라진다. 즉 전기적 진동을 증가시켜 근육 속의 굳어진 체액을 다시 흐르게 하여 수축과 이완 운동을 정상으로 해 주면 근육 속 독소를 배출해 내지만 이것은 일시적인 효과를 가져올 뿐 저체온 현상이 근본적으로 치료가 안 돼 다시 근육이 딱딱해지고 통증이 재발한다.

인체는 치밀하게 연결되어 상호의존적으로 작동하는 전기회로라고 말할 수 있다. 근육의 전기회로가 망가져 근육이 고체화되고 석회화되면 다른 인체기관의 전기회로도 마찬가지로 망가지게 된다.

이렇게 되면 인체 내의 수 마일이나 되는 혈관 안에서 탁해지고 끈적해진 피는 동맥과 정맥을 통과하기가 점점 어려워진다. 동맥이 점점 딱딱해지는 동맥경화와 혈관이 막히는 현상도 저체온일 때 모든 세포에서 일어나는 문제와 동일하다.

사지말단에 생기는 부종은 혈관을 둘러싼 근육 벽이 막혀서 더 이상 기능을 발휘하지 못하여 혈관의 구멍으로 체액이 새어 나와 생기는 것이다.

그다지 나이가 들지 않았어도 저체온인 사람들은 사지말단에서부터 증세가 나타난다. 발을 만져 보면 얼음장처럼 차갑게 경직되어 있고 마치 죽은 시체와 같다. 검푸른 혈관 안에는 생기가 없고 부식된 피가 고여 있는 것을 볼 수 있다. 발과 다리로부터 돌아오는 차가운 혈액은 특히 두뇌와 골수의 대사작용을 지연시키는 동시에 중요한 내장 기관의 온도를 낮추는 원인이 된다.

체온이 낮아지면 모든 기관과 분비샘, 세포들의 온도가 낮아져 그 기능이 저하된다. 이러한 기능 저하는 호르몬과 육체와 두뇌를 정상적으로 활동하게 하는 화학물질의 분비를 줄게 해 우울증으로 비화된다.

세포는 산소가 결핍된 만큼의 똑같은 비율로 퇴행되고 죽어 간다. 저체온으로 인해 차가워진 피는 산소를 운반하기에 너무 탁하고 폐활량이 줄어들어 점점 얕은 숨을 쉬게 된다. 이것은 폐에서 산소와 이산화탄소의 교환비율이 최소화된다는 것을 의미한다. 저체온과 산소결핍으로 병원균이 빠르게 번식하고 몸은 산성으로 바뀌어 질병이 생길 최적의 환경이 되어 버린다.

5. 고혈압, 당뇨 그리고 콜레스테롤

#1. 흔히 "어디가 아프세요?"라고 질문을 하면 많은 사람들이 "특별히 아픈 데는 없어요. 단지 약을 몇 개 먹고 있을 뿐이에요."라고 대답을 한다. 그래서 다시 "무슨 약을 드세요?"라고 물어보면 스스럼없이 "혈압약, 당뇨약, 콜레스테롤약을 먹고 있어요."라고 응답을 한다. 이 3가지의 약을 복용하면서 내 몸이 건강하다고 생각하는 데 그 심각성이 있다.

상기의 3가지 병을 인체 조직으로 나눠 보면 다음과 같다.
우선 고혈압은 인체의 상부에 해당하는 두개골이 막혀 있는 것이고 당뇨는 인체의 하부인 발과 발바닥이 꼬여 걸어 다녀도 전자가 제대로 충전되지를 않아 당을 분해할 에너지가 모자라게 되는 것이다. 마지막으로 콜레스테롤은 인체의 중심부인 골반이 독소로 꽉 차 있어 밤새 좋은 혈액을 만들어 내지 못해 생기는 병이다.
자, 그러면 이 3개의 병이 어떤 병을 추가로 가져오는지 알아보자.

— 이명, 비문증, 어지럼증 생겨

우선 고혈압의 경우는 두개골에 압력이 생겨 나타나는 병으로 그 두압을 방치하게 되면 안압이 생겨 비문증으로, 비압이 생겨 알레르기로, 이압이 생겨 이명으로 나타나고 어지럼증과 만성 두통, 편두통을 겪게 되는 것이다.

― 발가락이 꼬여 무좀 발병

당뇨병의 경우 대부분의 환자가 발바닥 전체의 뼈가 꼬여 있는 것을 알 수가 있다. 장기간 당뇨로 고생하는 분들의 발을 자세히 살펴보면 발톱 무좀이 심하게 되어 발톱이 노랗게 되고 두툼하게 발전하게 된다. 이것은 엄마의 역할을 하는 골반으로부터 에너지가 발끝까지 제대로 전달되지 않는 증거를 보여 주고 있는 것이다. 게다가 발가락이 휘어지고 혹처럼 솟아올라 발의 뼈가 꼬임으로써 발바닥과 발뒤꿈치의 뼈까지 뒤틀려 오래 걸어 다녀도 전기가 충전이 되지를 않고 방전이 되는 악순환을 겪게 된다. 추후 신장투석까지 발전하게 되어 매일 기계를 통해 조절하다가 그 신장의 기능이 아주 멈추게 되어 온몸이 붓고 돌이킬 수 없는 몸의 상태가 되고 만다.

― 관절염, 부종, 항문 풀림 유발

콜레스테롤은 인체의 근간인 골반이 독으로 절어 있다고 보면 된다. 이 병은 우선 물을 충분히 마셔 주어야 한다. 인체가 필요로 하는 물은 하루 2리터 정도이다. 물이 부족하게 되면 밤새 혈액을 만드는 동안 피가 떡이 되어 묵처럼 생성된다. 이 피떡이 몸을 움직이려고 하다 보면 혈관이 막히고 압이 생겨 관절염, 부종 등 여러 가지 병을 동반하게 된다. 대변독은 오래 방치하게 되면 괄약근의 힘이 다 떨어지고 여성의 경우는 요실금, 남성은 전립선 이상을 불러오게 되어 반드시 없애야 한다. 항문이 풀리기 시작하면 항문 내 압력방에서 썩은 냄새가 배 속과 골반 전체에 스며들어 이때부터 만병이 시작된다. 또한 이 독이 허리와 등뼈를 타고 전이되어 온몸의 뼈를 솟게 만들고 근육을 딱딱하게 만들어 통증을 불러오게 된다. 특히 발로 가는 기운을 막아 발뼈가 꼬이게 되면서 향후 새끼발가락으로 체중이 몰리면서 소위 8자 걸음을 걷게 되고 무릎 연골이 닳아지고 고관절과 허리에도 통증을 불러오고 상체가 앞으로 굽어지며 앞가슴 뼈가 내려앉아 천식이나 갑상선에 이상을 가져온다.

6. 발가락이 휘어지면 만병의 근원이 된다

#1. 당뇨와 초기 스트로크로 본 연구소를 방문한 70대 박 모 씨의 경우 발가락을 살펴보니 좌우로 기울어져 두 번째 발가락이 위로 솟아 있는 상태였다. 좀 더 발바닥과 뒤꿈치를 보니 심하게 갈라져 있어 발 전기가 충전이 되지 않아 제대로 역할을 하지 못하고 있었다. 한마디로 발 전체의 뼈가 꼬여 있는 상태였다.

#2. 늘 만성피곤증과 무릎과 허리통증에 시달리는 60대 김 모 씨의 경우 엄지발가락이 잘 구부러지지 않고 굽혔을 때 힘이 전혀 없었다. 그래서 걸을 때마다 새끼발가락 쪽으로 걷다 보니 점점 X자 모양으로 걷게 되면서 연골이 닳게 되고 고관절에도 이상이 찾아왔다.

상기의 경우처럼 발과 발바닥, 발가락은 골반만큼 중요한 인체의 중요한 부위이다. 이곳은 걸어 다닐 때 인체의 전기가 충전이 되는 곳이기 때문이다. 문제는 이곳의 뼈가 꼬이기 시작하면서 당뇨병 등 각종 병이 생긴다는 것이다.

발가락이 휘어지기 시작하면 발 전체의 뼈 상태가 뒤틀리어 꼬이게 되고 이것이 발바닥의 통증과 발뒤꿈치의 갈라짐 현상을 초래한다.

문제는 여기서 그치지 않고 보행 시 발을 통해 전기가 충전이 되어야 하는데 오래 걸어 다니면 오히려 방전이 되어 전기의 부족현상이 발생해 당의 분해가 제대로 안 돼 당뇨를 불러오고 등산이나 심한 운동을 하게 되면 심장박동이 멎게 되는 심장마비를 불러오는 것이다.

　게다가 다발성경화증, 섬유근육통을 가져온다. 이것은 MRI로 촬영해도 근본 원인을 찾을 수 없는데 그것은 발과 무릎으로 이어지는 신경에 이상신호를 현대의 최첨단 기구로도 찾아낼 수 없기 때문이다. 즉 발가락이 제대로 작동되지 않으면서 인체는 자동반사적으로 얼음판 위를 걷는 것으로 착각을 일으켜 상체의 뼈가 아래로 내려앉게 되고 둘러싸고 있는 근육과 신경선이 막혀 온몸에 통증이 생기는 무서운 병으로 발전하게 되는 것이다. 또 앞가슴과 목뒤 근처까지 영향을 주어 천식이나 갑상선에 이상을 불러오고 경추에 통증을 불러 나중에는 두개골에 불면증, 어지럼증, 편두통, 비문증, 이명 등 고질병이 생기게 된다.

　그러면 왜 이렇게 발가락이 휘어지거나 혹이 곳곳에 나타날까?
　근본 원인은 골반에 있다는 것을 정확히 깨달아야 한다.
　골반이 대변독으로 가득 차게 되면 우선적으로 골반이 틀어지고 그것이 고관절을 치게 됨으로써 무릎과 발목 그리고 발끝까지 영향을 주어 독이 아래쪽으로 쫙 깔리게 된다고 보면 된다.
　점차 나이가 들면서 인체 내 전압 또한 낮아지면서 더욱 악화된다. 가령 등산하다가 상처가 나도 청년 시절에는 금방 딱지가 생기고 아무는 데 반해 노인 분들의 경우 쉽게 상처가 아물지 않는 것도 같은 이치다. 혈류가 아주 느려지고 전압이 낮아진 당뇨환자들의 경우 상처 부위가 아물지 못하고 감염되어 그 부위를 절단할 수밖에 없는 상황까지 이르게 된다.

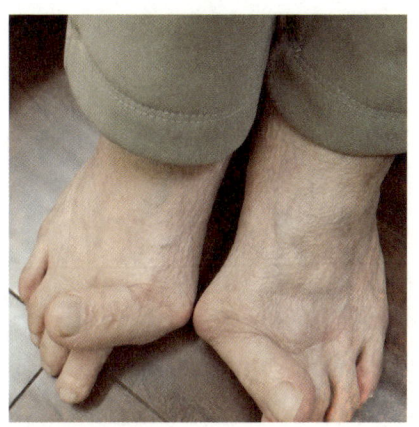

발가락은 엄지가 휘어 무지외반증이 생기고 3, 4, 5번 발가락이 함께 엄지 쪽으로 밀려 두 번째 발가락이 위로 솟게 된다. 이렇게 발가락이 꼬이게 되면 온몸의 통증을 부르게 된다.

7. 골반이 솟거나 무너지면서 만병이 생긴다

#1. 토렌스에 거주하는 50대 초반 김 모 씨의 경우 골반이 흔히 말하는 솥뚜껑의 모습처럼 솟아 있었다. 자세히 병력을 물어봤더니 이미 40대 초반에 이미 자궁을 들어냈다고 했다. 출산 후 변비까지 겹쳐 골반이 뒤틀린 느낌이 들더니 점점 꼬리뼈를 중심으로 골반이 솟아올랐다고 고백을 했다. 지금은 엉치뼈가 늘 쑤시고 대퇴부에서 종아리까지 당겨 잠을 제대로 청하지 못하는 상태였다.

왜 이렇게 인간은 나이가 들며 골반이 솟고 뼈 부위별로 통증이 생길까. 70대 이후 분들의 경우 90% 이상이 항문의 괄약근이 약해져 잘 조여지지 않는다. 배변의 기능이 떨어지면 산소와 만난 대변이 맹독으로 바뀌어 온몸의 뼈에 가득 채우게 되면 대상포진이 어느 곳에서 발생할지 예측되지 않는다. 어떤 분은 허리 부위, 어떤 분은 입술이나 눈 부위에도 나타난다. 약을 먹으면 한동안 별 탈 없이 지내다가 몸이 조금만 피곤해도 재발되는 기분 나쁜 병이다.

원래 인간은 뒤에서 앞으로 기운이 들어가게 되어 있다. 공이 순간적으로 공중에서 날아오면 몸을 돌려 등판을 갖다 대듯이 강한 쪽이 방어를 하게 되어 있다. 이처럼 양(陽)에 해당하는 골반이 먼저 이상이 생기면 음(陰)에 해당하는 앞쪽으로 기운이 흘러 들어가지 않아 자궁이나 전립선 등에 문제가 생기는 것이다.

상기의 여성처럼 자궁적출 수술을 받은 여성들의 경우 이미 꼬리뼈를 비롯한 천골이 C자 형태로 솟아 엉덩이와 높이가 같게 된다. 뼈가 솟은 만큼 근육도 고체화되어 기운의 흐름을 막아 결국 앞쪽에도 이상이 생기는 것이다. 자궁에 이상이 있는 여성은 반드시 골반을 고쳐야 하는 이유가 바로 여기에 있다.

골반 병은 항문 내 대변독이 방출이 안 되어 생긴다. 여기에 변비와 온갖 힘든 일이 겹치면 성질도 나빠져 온몸이 산성화되는 사람에게 좀 더 빨리 찾아온다. 그만큼 독소가 뼛속을 강타해 골반을 솟게 하고 좌우상하로 뒤틀림을 가져온다.

이때부터는 골반을 가득 채운 대변독이 꼬리뼈를 타고 올라가 허리를 아프게 하고 등판을 타고 더 올라가 경추와 어깨지점에 포인트를 잡아 일종의 작은 집을 짓게 된다. 이것이 머리로 올라가는 기운을 막아 두개골의 압력을 가져와 소위 고혈압, 이명, 비문증, 어지럼증, 두통 등이 동반된다. 이러한 병은 나타난 부위만 다를 뿐 골반과 목뒤와 두개골 막힌 뼈를 뚫어 놓으면 5~6개의 병이 한꺼번에 날아간다.

더 무서운 것은 대변독이 직장, 대장을 타고 거꾸로 들어가 용종을 만들고 아랫배에 똬리를 틀고 등판의 뼈를 조절한다는 점이다. 이 용종은 한번 잘라 내도 항문의 대변독을 지속적으로 빼내지 않으면 다시 생겨 보통 3~5년 내에 재수술을 받는 분들이 많다.

흔히 심장병과 당뇨, 고혈압을 치유할 때 해당 부분만 다스리는 우를 범하는데 반드시 아랫배를 먼저 잡아야 근치가 가능하다는 점을 알아야 한다. 똥배가 꺼지면 자연스레 등판이 부드러워져 부정맥으로 고생하는 분들이 웃음을 되찾고 혈압도 수치가 확 내려간다. 아울러 발로 가는 기운이 살아나 당뇨 치유에도 좋은 결과를 기대할 수 있게 된다.

또한 대변독은 골반 아래 고관절을 가득 채워 이것이 무릎의 통증을 불러오고 더 내려가 발의 꼬임을 가져와 발가락 마디마디가 굵어지고 마디 혹이 생기게 한다. 더 오래되면 발전체가 꼬이고 작아져 쉽게 넘어지게 된다. 넘어지는 것을 반복하다 보면 골반이 부서지게 되어 걷지 못하고 침대 신세를 지다 1~2년 내에 자연사하게 된다.

골반을 살리면 일단 허리, 무릎, 발 통증이 없어지고 요실금, 치질, 치루, 전립선으로 고생하는 분들도 덤으로 좋아진다. 어깨나 등 통증, 이명, 비문증 등 모든 병은 병이 생긴 근간인 골반을 먼저 다스려 주고 그다음에 해당 부위의 뼈를 좋게 해 주어야 완치가 된다.

8. 무심코 쓰는 화학제품과 컴퓨터가 뼈를 마르게 한다

#1. 요즘은 어디를 가나 1회용 제품, 즉 플라스틱이나 스티로폼 등 화학제품의 용기를 사용해 식사를 하게 된다. 교회의 경우도 설거지를 피하기 위해 밥그릇을 1회용 용기에 담고 숟가락은 플라스틱을 사용하며 젓가락은 나무로 되어 있지만 색을 내기 위해 화학제품으로 도포된 것을 쓰고 있다. 실제로 젓가락에 쓰이는 화학제품을 바퀴벌레에 주입시켰더니 바로 그 자리서 즉사했다는 실험 결과도 있을 정도다.

#2. 근래의 아이들을 보면 생활환경의 변화로 인해 생리가 빨라지고 성조숙증이 10대 초반에도 나타나고 있다. 냉장식품을 수시로 먹고 또한 휴대폰과 컴퓨터를 자주 접함에 따라 뼈가 마르면서 성호르몬에 이상이 생겨 원인을 못 찾는 병들이 늘어나고 있다. 그래서 불임으로 고민을 하는 여성이 늘고 남성은 정자 수 부족현상과 여성스러운 남성이 부쩍 눈에 띄게 되었다.

상기의 현상은 그냥 웃어넘기기에는 매우 심각한 질병들을 초래한다. 화학제품 프탈레이트(Phthalates)와 컴퓨터가 불러온 환경이 아직 1세대가 지나지 않은 상황에서 각종 고질병들이 나타나고 있는 것이다. 이것은 뼛속에 그대로 잠기어 2~3세대까지 유전이 될 경우 어떠한 약으로도 근치가 되지 못하는 최악의 상황까지 다다를 수 있다는데 그 심각성이 있다.

프탈레이트는 남성을 여성화시키는 또 하나의 화학물질로 발암물질이다. 프탈레이트는 실제로 비닐장판, 세제, 자동차 내부의 플라스틱, 비누 및 샴푸, 방취제, 향수, 헤어스프레이, 플라스틱 봉지, 음식물 포장지 등 이루 열거할 수 없을 만큼 일상생활에서 많이 사용되고 있다.

문제는 플라스틱에 첨가되는 이러한 화학물질이 남성호르몬과 생식기능에 재앙을 가져다준다는 점이다. 즉 이러한 대사교란 화학물질(Endocrine-disrupting Chemicals)이 남자아이의 선천적 기형을 가져오고 남성을 여성화시키고 아이들의 성조숙증을 부른다.

다시 말해 프탈레이트는 고환에서 만들어지는 남성호르몬인 테스토스테론의 합성을 방해해 높은 수준의 DEHP나 DBP(프탈레이트의 2가지 타입)를 가지고 있는 임신부의 경우 여성의 특징이 많은 남자아이를 출산하게 된다는 것이 이미 학계에서 밝혀져 있다.

여기에 컴퓨터를 하루 7시간 이상 사용함으로써 뼈를 마르게 한다. 이것은 물을 많이 마시지 않는 분에게 더 많이 나타난다. 누적될 경우 뼈가 숨을 쉬지 못하게 되어 독기가 가득 차고 이것이 다시 음기가 되고 결국엔 냉기가 되어 온몸의 뼈가 냉해지게 만든다. 무릎 아래가 얼음 속에 담가 놓은 것처럼 차가움을 느끼게 되고 손발이 저리게 된다. 아울러 임신이 잘 되지 않고 유산이 될 확률이 높아지게 된다.

참고로 인체의 뼈에서 만들어지는 호르몬인 오스테오칼신(Osteocalcin)은 남성의 테스토스테론의 적절한 분비를 도와주고 생식세포가 건강한 자궁 안에서 성공적으로 성장하도록 보호해 준다. 이 조골세포는 뼈를 잘 다스려 줌으로써 불임과 각종 호르몬 결핍증을 치료하는 데 도움이 된다.

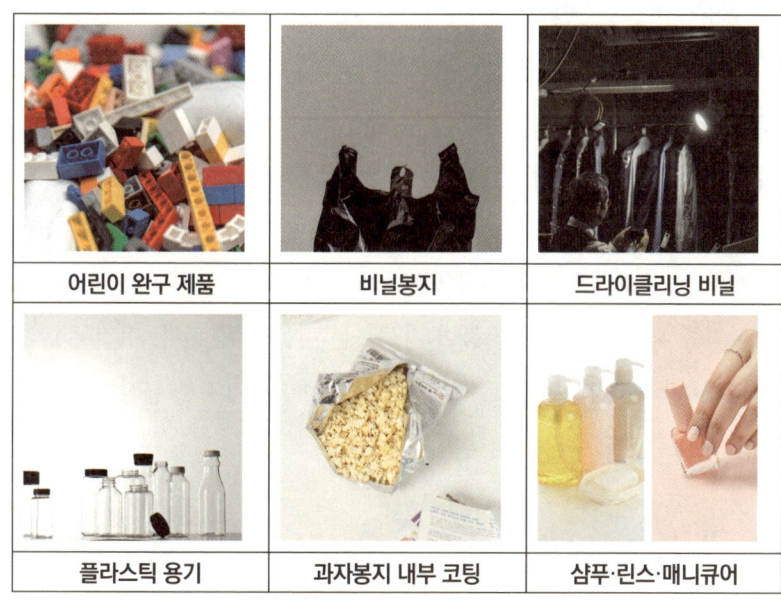

발암물질인 프탈레이트가 검출된 제품들. 부지불식간에 인체의 호르몬 이상을 불러와 각종 병의 원인이 된다.

9. 항문 내 산화작용이 용종과 암 부른다

#1. 최근 80대가 되신 한 남성분이 찾아오셨다. 꼬리뼈 주위를 만져 보니 주위에 새끼손가락 크기의 혹이 만져졌다. 이번에는 어깨와 등쪽을 살펴보니 또 한 개의 혹이 등쪽에 자리 잡고 있는 것을 보았다. 이처럼 인체에는 각종 혹이 온몸에 달라붙어 기생하는 것을 보게 된다. 이것은 향후 10~15년간 자라면서 암으로 발전하게 된다. 마찬가지로 결장이나 직장 등 인체 내부에도 수많은 용종이 생겨난다.

#2. 2~3년마다 직장과 대장 속의 용종을 제거한다는 60대 남성은 평소 변비를 갖고 있는 분이다. 매일 제대로 배출되지 않은 변독이 직장과 대장으로 역류해 그 속에 진을 치고 살다 보니 아무리 용종을 제거해도 또 다른 용종이 자라나 구멍을 만들고 있는 상황이었다. 항문 내 잔변이 어떻게 산화되어 직장과 대장에 용종을 만들고 그것을 방치할 경우 향후 암으로 발전하는지 알아보자.

결론적으로 말하면 겉으로 드러난 혹과 장내의 용종은 대변의 독성 때문에 생겨난다. 다시 말해 대변의 독성이 골반을 강타한 이후 꼬리뼈와 고관절을 타고 온몸의 위아래로 이동하며 상하게 만든다. 이후 뼈가 상하게 되면 근육과 신경을 건드리게 되어 곳곳에 혹의 집을 지으며 포진하게 된다.

특히 용종은 대장 점막에 돌출된 모든 종류의 혹을 말하는 것으로 오랜 세월 대변 속 독성물질에 대장의 점막이 노출되다 보면 점막 세포가 변화를 일으켜 용종이 되는 것이다. 대변이 오래 정체돼 있는 S자 결장이나 직장에 특히 용종이 많은 것도 이 때문이다. 대장의 정상 점막이 용종을 거쳐 암으로 발전하는 데는 보통 10~15년 걸린다. 어느 날 부지불식간에 피가 나오면서 이것이 지속되는데 보통 "괜찮겠지, 얼마 후면 낫겠지."라는 안일한 생각으로 무시하게 되는데 이것이 향후 더 큰 병을 가져온다는 사실을 알아야 한다.

동서고금의 많은 의학자들은 숙변이 곧 만병의 원인이라고 지적하고 있다. 숙변은 노쇠의 가장 주된 원인이 될 뿐 아니라 고혈압, 뇌일혈을 일으키는 주범이기도 하다. 이 외에도 숙변은 치질, 눈병, 구내염, 치은염 등을 불러온다. 또한 입내, 부스럼, 여드름, 얼굴의 기미, 검고 창백한 피부 등도 숙변이 그 원인이 된다.

문제는 **숙변보다 더 위험한 것이 바로 항문 안에서의 산화작용**이다. 항문으로 대변을 배설할 때 대변이 공기 중의 산소와 결합하면서 맹독이 형성되는 것이다. 이 맹독은 항문의 주름 속과 압력방(직장) 벽에 스며들어 잠복해 있다가 온몸으로 퍼져 온갖 질병의 원인이 되고 있다. 직접적으로는 미골과 골반을 손상시켜 항문과 요도 기능의 저하를 가져오고 변실금, 요실금 및 전립선 질환을 일으킨다. 또한 이 맹독이 위로 올라가면 척추와 각종 장기를 손상시키고 아래로 내려가면 관절염과 좌골신경통의 원인이 되는 것이다.

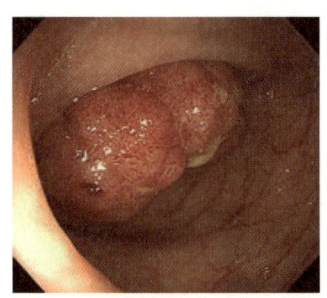

항문은 생명이다. 괄약근 안쪽의 독소가 사라져야 저절로 조여지고 항문병이 사라지게 된다. 사진은 대장 내 용종의 모습.

10. 화병에 우울증이 겹치고 걷기도 힘들어요

#1. 최근 오렌지카운티에 거주하는 60대 여성분이 내원을 하셨다. 화병과 우울증이 겹쳐 얼굴색이 시커멓고 허리가 불편하고 발끝까지 통증이 있어 잘 걷기도 힘든 상태였다. 뒤뚱뒤뚱 걸어 다니는 모습이 안쓰러웠지만 무엇보다 마음이 무너져 있는 것이 안타까웠다. 이처럼 가슴 안에 화가 가득 들어차 있게 되면 무엇보다 뼈에 가장 충격을 주어 이것이 온몸의 뼈에 연쇄반응을 불러일으키게 된다.

#2. 앞가슴이 소위 새가슴처럼 불룩 솟아오른 50대 여성이 찾아왔다. 마음속에 담고 있는 것을 뿜어내지 못해 솟은 것처럼 가슴뼈가 올라와 우울증과 갑상선 항진증으로 고생을 하고 있었다. 그동안 약으로 달래 보았지만 별 차도를 보이지 않고 점점 깊은 수렁 속으로 빠져 들어가는 것 같았다고 고백을 했다. 화병 또는 울화병의 질환과 뼈의 상관관계를 알아보고 치유방안을 모색해 보자.

— 마음 여린 사람에 많이 발병

흔히 화병(火病)이라 함은 화를 참는 일이 반복이 되어 스트레스성 장애를 일으키는 정신질환을 일컫는다. 즉, 누른 감정을 발산하지 않고 억제한 상태에서 일어나는 신경성적 불(鬱火, 울화)로 인하여 나타난 증상이다. 이 명칭은 중국 명나라의 사장 개빈(張介賓)이 처음 사용했으며 울화병(鬱火病)이라고도 불린다. 울(鬱)이라는 한자는 우울(憂鬱), 울적(鬱寂)에서 보듯 내성적이거나 마음이 여린 사람과 속 시원하게 풀지 못하는 사람에게 많이 나타난다. 가슴 답답함이 6개월 이상 지속되거나 전신의 열감, 목이나 명치에 덩어리가 뭉쳐지고 순간적으로 치밀어 오르는 억울하고 분한 감정을 자주 느끼게 된다.

이것은 추후 우울증, 거식증, 의욕상실, 불안감, 가슴답답증, 불면증, 오한 등을 불러와 또 다른 병의 원인이 되기도 한다.

문제는 이러한 화병이 뼈에 직격탄을 날려 상하게 만든다는 것이다. 심령의 근심이 뼈를 마르게 한다는 성경 말씀처럼 누적된 화병은 흉곽 안에 포진하여 뼈를 솟게 만들고 쇄골을 활처럼 휘게 만들어 갑상선 이상을 부르기도 한다. 또한 골반에 쌓여 있는 대변독과 합성작용을 통해 등판의 뼈를 솟게 만들고 근육의 고체화를 불러 기운이 뒤에서 앞으로 흐르지 못하게 되어 오장육부와의 소통을 막게 된다. 이후 골반 내 대변독이 허리를 치게 되고 대퇴골 부분에 통증을 불러와 걸음걸이마저 불편하게 된다.

결국 발의 에너지가 위로 솟구쳐 올라가지 못하게 되면 상기의 분들처럼 상체의 뼈가 아래로 주저앉아 장기를 누르게 되고 앞가슴 뼈가 솟게 되고 경추가 아파 오는 분들이 많다. 이렇게 하체가 막히고 상체가 막히게 되니 에너지 순환이 이루어지지 않아 육신은 더 고통을 받게 된다.

우울증 환자는 뼈가 정상인들보다 많이 망가져 있어 이후 마음이 무너지고 육신마저 무너지는 악순환을 거치게 된다. 다시 말해 영, 혼, 육이 서로 교통하지 못하고 서로 상대를 공격하는 원수 관계로 돌변하게 되니 매일매일의 삶이 천근만근 지쳐 있게 된다.

한의학적 관점에서는 같은 울화병이면서도 스트레스의 종류가 근심에서 온 것인지, 슬픔에서 온 것인지, 아니면 노여움에서 온 것인지 등, 칠정(七情)의 종류에 따라서 다르고, 환자의 체질이 화 체질인지, 냉 체질인지, 습 체질인지에 따라서 병의 발생 방향이 달라지지만 뼈의 관점에서는 동일하다. 뼈가 모든 것의 근본이고 뼈를 다스려 주면 근육과 신경은 저절로 따라오게 되어 있기 때문에 누구나 손쉽게 화병으로부터 탈출할 수가 있다.

11. 엉덩이 등 피부색을 보면 뼈 건강이 보인다

#1. 엉덩이 색깔이 거무스름하게 된 여성이 혹시 중병이 든 것 아니냐며 본원을 찾았다. 최근 몇 년간 심한 스트레스로 제대로 먹지도 못하고 체중이 무려 30파운드 이상 빠졌다고 고백을 했다. 골반의 뼈 상태를 보니 울퉁불퉁하게 꼬리뼈와 천골이 솟아 있었다. 뼈가 상하다 보니 피부까지 변해 가고 있는 형국이었다. 옆쪽 환도뼈 근처의 피부 또한 서서히 검게 변해 가고 있었다.

#2. 최근 한인마켓에 들러 햇밤을 산 적이 있다. 겉으로 보기에 크고 색깔도 좋아 한 봉지를 사서 삶아 먹으려고 하다 깜짝 놀랐다. 입으로 밤을 쩍 갈라 보니 안은 썩어 있었고 벌레가 생겨 꿈틀대고 있었다. 밤의 상태를 보니 윗부분 껍데기는 번쩍번쩍 빛이 나는 반면 바닥 쪽은 매끈하지 않고 검은색이 줄 형태로 이어져 있었다. 밤을 고를 때는 밑바닥 색깔을 유심히 살펴봐야 하는 이유가 바로 여기에 있다.

상기의 두 사례처럼 인체의 피부도 밤 색깔과 일맥상통하다. 속이 썩다 보면 부지불식간 점점 겉도 변해 가게 마련이다. 문제는 속이 썩어 가는데 그것을 인지하지 못하는 것이다. 겉으로 드러난 후에 속이 썩은 것을 알고 바꾸려니까 그만큼 힘들어지는 것이다. 밤의 경우는 아예 복원이 되지 않는다. 그나마 인체는 뼈에 생명력이 있어 뼛속 독소를 없애 주면 서서히 회복이 되니 그나마 다행이다.

뼈독소 제거 체험 후 대부분은 몸이 가볍고 잠을 푹 잔다. 몸이 호전되고 있다는 증거이다. 또 몸에서 냄새가 많이 난다. 뼈와 근육, 장기에 쌓인 독소들이 배출되기 때문에 부위별로 각종 냄새가 난다. 연세가 지긋한 분들의 골반을 터치하면 변 냄새가 터져 나온다. 앞쪽 치골 뼈를 누르면 소변 냄새가 진동을 한다. 옛날 요강을 사용할 시절 며칠 묵은 오줌 냄새처럼 지린내가 코를 찌른다. 많이 몸이 좋지 않은 분은 침봉을 아픈 곳에 대기만 해도 자지러질 정도로 통증을 호소한다. 뼛속 깊이 독소와 산화철이 쌓여 부어 있는 상태이다. 혹자는 아예 느낌이 없는 분도 있다. 온갖 독소가 몸에 절어 있으면 감각이 마비 상태에 이를 정도로 매우 나쁜 상태이다.

아직도 많은 분들이 통증이 오고 염증이 생기면 그 뿌리가 어딘지 모르고 헤맨다. 손끝이 저려 오고 관절염이 생기면 일단 약으로 연명해 보지만 딱히 답을 찾지 못하고 약의 노예가 되어 또 다른 병을 불러 악순환의 연속을 몸소 경험하게 된다.

피부를 깨끗이 하고 건강한 몸을 유지하려면 먼저 뼈를 다스려 몸의 근간을 살리는 작업을 시작해 보자. 이쪽저쪽 헤매지 말고 뼈를 살려 웃음을 찾기를 바란다.

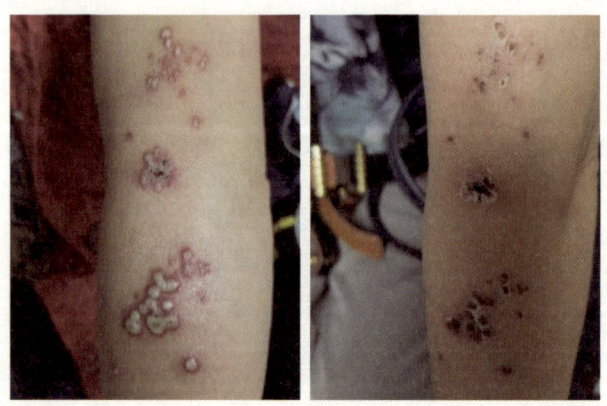

인체의 피부로 염증이 터져 나온 분(왼쪽)이 뼈독소 제거로 피부가 좋아진 모습(오른쪽).

12. 갈비뼈를 청소해 주면 인체 장기가 살아난다

#1. 인체의 생기와 전기는 우주에서 들어온다. 이것은 머리, 골반 그리고 발바닥을 통해 충전되어 갈비뼈를 타고 올라가 심장에서 소모되고 척추와 경추를 타고 상하로 공급된다. 갈비뼈는 인체의 오장육부를 감싸고 있어 교통사고 등 갑작스런 충격이 올 때 보호 역할을 해 주고 또한 골반에서 생성된 혈액을 수송하여 곳곳의 장기에 공급해 주는 아주 중요한 역할을 담당하고 있다. 이러한 갈비뼈를 평생 관리하지 않고 방치한 채로 놓아두다 보니 불룩하게 솟아 제 역할을 담당하지 못해 각종 통증과 장기에 염증이 생기는 등 고질병과 난치병에 시달리게 된다.

— 뒤쪽 갈비뼈가 더욱 중요

흔히 우리는 갈비뼈를 생각하면 앞쪽의 부분만 생각하는데 사실은 뒤쪽 갈비뼈가 더 중요하다. 갈비뼈의 모습은 몸의 뒤부터 감싸 앞으로 돌아가고 있으며 뒤쪽이 비정상적으로 솟으면 똑같이 앞쪽이 솟기 때문에 먼저 뒤쪽을 잘 다스려 주어야 한다.

뒤쪽의 갈비뼈는 골반에서 시작된 꼬리뼈가 허리뼈를 거쳐 흉추로 이어지는 고속도로 양옆의 날개 역할을 담당하고 있다. 앞서 설명했듯이 갈비뼈는 혈액을 꼬리뼈로부터 받아 각종 장기로 수송해 주는 역할도 담당하지만 대변독이 꼬리뼈를 타고 올라오게 되면 속수무책으로 받아들여 뼈가 약해져 솟는 약점도 갖고 있다.

이렇게 되면 양쪽 방광 경락을 따라 두툼하게 세로로 어깨까지 솟게 되고 좌우 밸런스가 무너져 흉추 양옆 12곳의 경락을 막아 기운이 앞의 오장육부로 전달되지 못하게 만든다. 이렇게 되면 똑바로 누워서 잘 수 없게 되고 소위 칼잠을 자게 되어 점점 몸이 한쪽으로 치우치게 된다. 이것이 오래 지속되다 보면 길을 가거나 집 안을 걸어 다니다 어디에 걸리지도 않았는데 몸의 균형이 무너져 쉽게 넘어지고 골반이 부서지는 사태까지 도달하게 된다.

좀 더 갈비뼈의 상태와 병의 상관관계를 알아보자.

중증의 당뇨환자(수치 400 이상)의 경우 배가 딱딱하고 동시에 갈비뼈가 남들보다 튀어나와 솟아 있는 공통점이 있다. 간염, 간경화, 간암 환자의 경우 앞쪽 오른쪽 갈비뼈가 상대적으로 솟아 있어 미라클터치로 눌러 보면 좌우 갈비뼈의 통증이 크게 차이가 난다. 위산과다 등 위장 관련 환자는 여자들 브래지어 라인 바로 밑(격유 혈자리) 좌우가 딱딱해져 있어 앞쪽 명치로 기운이 전달되지 못하는 공통점을 갖고 있다. 유방암 환자의 경우도 가슴과 맞닿는 등쪽의 뼈 양옆이 딱딱해져 있어 전혀 기운이 앞쪽 가슴 쪽으로 들어가지 못하고 있다. 이런 환자들은 반드시 먼저 뒤쪽 막힌 부분을 뚫어 줘야 앞쪽 장기의 문제가 해결된다.

갈비뼈가 솟은 것을 방치해 두면 장기를 다치게 할 뿐 아니라 향후 목 뒤와 날갯죽지 부근의 뼈와 근육이 솟게 되어 고혈압을 부르고 양 손마디가 저려 오고 혹이 생기고 경추에 이상을 불러 이명, 비문증, 편두통 등이 생긴다.

13. 활성산소가 부르는 질병

#1. 인간의 뼈에는 철분이 있어 혈액이 위아래로 움직일 수가 있다. 지구가 오로라 현상을 통해 자체 충전이 가능하듯이 인체도 자력을 통해 혈액 내 철분 성분이 혈액을 움직인다. 문제는 철분의 Fe^{2+}가 Fe^{3+}로 바뀌는 과정에서 또한 Fe^{3+}가 Fe^{2+}로 바뀌는 과정에서 부산물로 생기는 활성산소(Free Radicals)가 병을 부른다는 점이다. 적은 양의 활성산소는 몸의 면역시스템의 일부이고 질병의 발생을 억제해 주는 면역체계의 일부로 병든 세포를 제거하여 새로운 세포가 자라날 수 있도록 해 주지만 엄청난 양의 유리기가 발생하면 건강한 세포를 죽이고 나아가 DNA의 손상을 초래한다. 손상을 입은 DNA는 돌연변이를 일으켜 암과 같은 치명적인 병을 유발하며 조로와 노화를 촉진하는 악영향을 끼친다.

활성산소란 말 그대로 원자로부터 떨어져 나와 자유롭게(Free) 움직이며 다른 물체와 급작스럽게(Radical) 반응하여 상대방을 산화시키는 성질을 갖고 있다. 화학적으로 활성산소는 원자가 불균형한 전자(Electron)를 갖고 있는 상태를 말한다. 전자는 항상 짝을 이루는 균형을 추구하기 때문에 짝을 잃게 되면 미친 듯이 돌아다니며 짝을 채우려고 한다. 전자가 다른 물체(원자)에서 짝을 찾게 되면 이번에는 전자를 잃어버린 원자가(다시 말해 산화된 원자가) 짝을 찾아 돌아다니는 연쇄반응이 일어나게 된다. 철분은 바로 이러한 연쇄반응을 일으키는 가장 강력한 촉매제이다.

활성산소로 인해 초래되는 질병에 대해 좀 더 구체적으로 알아보면 다음과 같다.

1) **노화:** 활성산소는 세포를 손상시켜서 신체노화를 촉진시키고 자외선에 노출되면 멜라닌 색소가 형성된다. 신진대사가 제대로 이루어지지 않아 기미와 주근깨가 생기고 피부를 구성하고 있는 콜라겐을 산화시켜 결국 피부가 탄력을 잃고 주름이 생기게 된다.
2) **혈류장애(뇌졸중, 동맥경화, 심근경색 등):** 활성산소가 지방질과 결합하면서 생긴 뭉쳐진 과산화지질이 혈관에 끼게 되면서 혈류장애를 발생시킨다.
3) **관절염:** 모든 염증은 활성산소가 과도하게 발생하여 자신을 둘러싼 주변 세포조직을 파괴하면서 생긴다. 골 관절염은 부상 등으로 인해 손상되고 인체가 받는 스트레스가 활성산소를 유발시켜 부상부위의 골 조직을 공격하여 발병된다.
4) **간염, 신장염:** 인간의 간장과 신장은 매우 부지런한 기관으로 그만큼 스트레스도 많이 받는다.
5) **궤양:** 피부나 위, 장에 생기는 궤양은 자외선이나 스트레스, 지방 위주의 식사, 수면부족 등으로 인해 활성산소와 과산화지질이 증가하면서 발병한다.
6) **아토피, 천식:** 피부나 체내에 활성산소로 인해 만들어진 과산화지질이 피부 각 층의 피부보습기능을 방해해 피부가 건조해진다. 또 활성산소중의 일부는 폐 조직을 해쳐 천식을 유발한다.

7) **백내장:** 백내장은 수정체를 보호하는 항산화 물질의 기능저하에서 비롯된다. 실제로 백내장을 앓고 있는 수정체는 과산화지질의 독성 부산물인 말론알데히드가 많다.

8) **치매:** 뇌세포는 다른 세포와 달리 한번 파괴되면 재생이 어렵다. 인체의 220여 종의 세포 중에서 산화 스트레스에 가장 약한 세포가 바로 뇌세포이다. 뇌가 스트레스에 약한 이유는 뇌 무게는 체중의 2%에 불과하지만 호흡하는 산소 중 30%가 뇌세포에 공급될 정도로 산소 소모량이 많아 그만큼 활성산소의 발생도가 높기 때문이다. 혈관 내막의 세포가 스트레스로 파괴되면서 뇌혈관까지 문제가 생겨 치매로 발전하게 된다.

14. 엉치엉덩관절이 아프더니 다리 끝까지 저려 와요

#1. 밸리에 거주하는 50대 김 모 씨는 본 연구소에 들러 "제발 이 다리 좀 어떻게 해 주세요."라고 읍소하며 본인의 통증을 호소했다. 지난 1년여 동안 다리 저림으로 고생해 온 김 씨는 "어느 날 엉치뼈가 아프더니 한 달여쯤 지나 환도뼈(대전자) 쪽이 시큰대더라고요. 이후 제대로 치료를 하지 않았더니 이내 고관절 쪽으로 그 통증이 옮겨 가고 이제는 대퇴부와 발가락 끝까지 찌릿찌릿하게 아파요."라고 호소했다.

— 허리 아래 2개의 뼈가 돌출

상기의 경우처럼 인체 내의 뼈가 골골대는 대부분이 엉치엉덩관절로부터 시작된다. 흔히 엉치뼈로 알려진 이곳은 양쪽 엉덩뼈와 접해 있으면서 우리 몸의 상하 밸런스를 잡아 주는 곳으로 이곳이 다치면 허리와 고관절이 함께 무너지게 된다. 허리벨트 아래 두 손을 갖다 대 보면 불룩 튀어나온 2개의 뼈가 만져지는데 바로 이것이 엉치엉덩관절이다. 대개 둘 중 하나가 고장이 나서 다른 쪽 대전자, 즉 환도뼈로 전이되고 엉덩이 전체로 번져 넓적다리가 걸려 있는 고관절까지 아프게 된다. 이어 어느 날부터는 고관절의 통증이 사라지는가 싶더니 대퇴부와 무릎으로 진행이 되고 결국에는 다리 끝까지 통증이 오게 된다. 이러한 통증은 MRI 촬영으로도 나타나지 않는 경우가 많아 그 원인을 찾기가 쉽지가 않다.

어느 정도 나이가 들면 무엇을 집으려고 허리를 굽히다가 삐끗한 경험을 해 보았을 것이다. 심하게 무거운 것을 들지도 않았는데 이러한 현상이 일어난 것은 골반 내 대변독이 배출이 안 되고 뼛속에 잠겨 뼈가 약해졌기 때문이다. 독으로 들어찬 골반은 살기 위한 자구책으로 솟게 되고 이것이 근육을 딱딱하게 만들어 급기야 통증으로 느끼게 되는 것이다. 문제는 통증으로만 끝나는 것이 아니라 틀어진 골반이 허리에 영향을 주어 통증을 불러오고 등뼈를 휘게 만들고 아래로는 양쪽 다리의 길이를 다르게 만들어 몸이 한쪽으로 기울게 만든다. 이것을 방치하면 발가락을 휘게 만들고 특히 엄지발가락 부분의 뼈가 혹처럼 튀어나와 발을 작게 만들어 발가락 전체의 뼈가 꼬이게 만든다. 많은 여성분들이 뒷굽이 높은 구두를 신어 이러한 현상이 발생하는 것으로 잘못 알고 발뼈를 방치해 놓게 되어 향후 더 큰 병을 불러오게 된다. 발이 꼬이면 향후 길을 걷다가 쉽게 넘어지고 급기야 골반이 부서지는 최악의 상황까지 오게 된다. 흔히들 삐뚤어진 엉치엉덩관절을 교정해 제자리를 잡아 보려고 노력하지만 오랜 기간 진행되어 온 것이기 때문에 2~3일 후에 다시 삐뚤어져 원래 상태로 되돌아가 쉽게 치유되지 않는다.

모든 병은 반드시 뿌리가 있게 마련이다. 그 뿌리가 바로 골반 내 항문의 대변이다.

많은 분들이 다리 끝까지 아파 오게 되면 엉치 쪽 통증은 사라졌기 때문에 다리만 열심히 치유하는 오류를 범한다. 반드시 엉치엉덩관절을 먼저 치료해야만 근치가 되고 아픈 통증이 서서히 발끝에서부터 골반 쪽으로 단계별로 서서히 사라지며 회복이 된다.

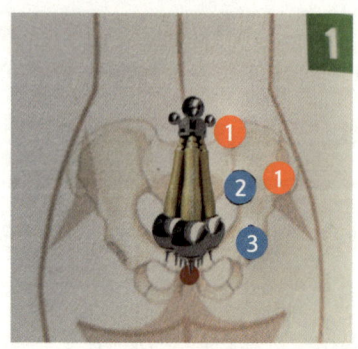

엉치엉덩관절(1번 왼쪽)에서 시작된 통증이 중둔근(1번 오른쪽)과 이상근(2번), 고관절(3번)을 타고 이동해 무릎과 다리 끝까지 전이된다.

15. '등트레스'와 고질병의 상관관계

#1. 과도한 스트레스가 순간 생기면 목뒤와 어깨가 심각하게 굳는 것을 느끼는 50대 여성의 경우 어느 날부터 골격이 커지더니 살이 점점 불어나 비만으로 고생해야만 했다. 스트레스를 이기기 위해 먹을 것을 찾기 시작하고, 그것이 조절되지 않아 등뿐만 아니라 뱃살이 점점 나오기 시작한 것이다. 등판의 뼈가 막히면서 장기와 소통하는 길이 막혀 버린 것이다. 이렇게 되자 온몸이 아파와 잠을 이루지 못하는 상태가 되어 우울증과 공황장애로 고생을 해야만 했다.

자연치료 의학 전문가 서재걸 박사가 펴낸 책 『등면역』에서는 몸이 살아나려면 등을 펴야 한다고 강조하고 있다. 즉, 등이 몸의 중심축이고 등이 막히면 면역력이 떨어져 각종 병을 불러온다고 말했다. 그는 등에 정신과 마음이 있어 등짝으로 등한시하지 말고 등을 쫙쫙 펴 주고 아껴 주고 소중히 다뤄 줄 것을 요구하고 있다. 장과 더불어 면역의 중심인 등을 소홀히 하면 신경 조절이 제대로 되지 않아 결국 장기가 다치게 된다는 것이다. 다시 말해 등에는 자율신경의 눈인 척수신경이 있어 사람들의 마음을 좌우하고 등의 척수신경이 뇌와 장을 연결하는 매개체 역할을 한다고 덧붙였다. 등이 뇌와 연결되어 자율신경이 장기에게 보낼 신호를 판단하기 때문에 또 하나의 뇌인 '간뇌'라고 표현하고 있다.

아울러 등에는 끈이 있어 등의 척수신경이 몸 안의 장기를 '등끈'으로 연결해 움직이게 되어 신경을 많이 쓰는 일이 생겨 스트레스를 받게 되면 등이 먼저 영향을 받고 이후 장기에도 여파가 전해져 소화불량과 비위가 상하는 증상이 생기게 된다. 이렇게 등에 스트레스가 누적되어 고장이 나면 먼저 등허리 근육이 딱딱해지고 이어 등허리 신경을 모아 에너지를 분배하는 멀티탭이 제 역할을 하지 못해 어떤 장기로 신경신호를 보내야 하는지, 혈액을 보내야 하는지 혼란을 초래해 나중에는 장기에 이상이 와서 각종 고질병이 생긴다. 즉 평소 등뼈를 잘 다스려 등 근육을 유연하고 탄력 있게 유지하여 멀티탭까지 신경신호가 전달되도록 해주어야 한다는 것이다.

평소 우울증이나 공황장애, 열등감으로 살아가는 사람들의 등뼈를 보면 하나같이 막혀 있는 것을 금방 알 수 있다. 어떤 분은 심한 간지럼을 탄다. 그만큼 등뼈가 꽉 막혀 있어 뼈 문이 막혀 있고 등뼈를 둘러싼 근육이 부드럽지 못해 척수신경이 제대로 뇌와 장기를 연결시키지 못하고 있는 것이다. 그래서 작은 상처에도 등이 굳어 버리고 점점 열등감이 생기고 심한 가슴앓이를 하게 된다. 어떤 분은 점점 등이 앞으로 굽어지고 근육 또한 심하게 뭉치게 된다. 이것을 방치하면 앞 가슴뼈도 점점 위로 튀어 올라와 소위 말하는 '새가슴'이 된다. 이것은 향후 갑상선 호르몬에 이상을 불러오게 된다.

또 한 가지는 골반과 배 속에 들어간 대소변의 독소가 등뼈를 약하게 만드는 원흉 역할을 하고 있다. 대소변의 독소는 미처 배출되지 못한 냄새, 즉 기체가 썩어 골반과 등뼈를 따라 인체 내에 스며들고 또 배 속으로 역류해 들어가 부패하면서 배 속의 장기를 침범하게 된다. 문제는 여기서 그치지 않고 배 속에서 등을 앞으로 오그라들게 잡아당겨 점점 등이 활처럼 앞으로 굽어지게 된다. 그래서 등은 점점 딱딱해지고 신경과 혈관의 흐름을 막아 어떤 사람은 살이 심하게 찌고 면역기능이 확연히 줄어들게 된다. 반대로 배 속의 대소변 독소가 모든 영양분을 먹어 치워 뼈만 남을 정도로 몸이 마르게 된다.

 예로부터 심하게 체하거나 속이 더부룩할 때 등 뒤를 손바닥으로 쳐 주었던 것을 기억할 것이다. 왜 그랬을까. 바로 등 뒤에서 에너지가 앞으로 흘러 들어가게 해 주어 위장의 기능을 회복시켜 주려는 선조들의 지혜가 담긴 행동이었던 것이다. 평소 만성피로나 이유 없이 온몸의 통증으로 고생하는 분들은 먼저 등뼈를 다스릴 필요가 있다. 만성통증은 손상된 신경들이 잘못 연결되어 유발되는 만큼 등의 뼈를 원상태로 돌려 주어 근육과 신경선이 제대로 돌아가게 해 주면 된다.

16. 나이 들며 왜 등뼈가 휘어 꼬부랑 할머니가 될까

#1. 농장을 운영하는 80대 이 씨는 허리가 잔뜩 구부러진 채 본 연구소를 찾았다. 깔판형을 등판에 깔고 아랫배에 침봉형을 올려놓고 1시간여 체험을 했다. 단 2번 만에 허리와 등판이 꼿꼿이 펴지고 걸음걸이가 달라지는 것을 보고 함께 온 남편의 눈이 휘둥그레졌다. 지난 10여 년간 허리가 꼬부라져 제대로 등판 한번 펴고 사는 것이 소원이었는데 어안이 벙벙해진 것이다. 뼈과학의 관점에서 그 비밀을 풀어 보자.

— 흐름이 멈추면 병이 생겨

상기의 분처럼 인체의 등은 왜 이리 솟을까. 또 솟은 등은 왜 딱딱해지고 통증을 불러올까.

인체의 등은 12개의 흉추뼈와 갈비뼈로 이루어져 있다. 이곳은 비행장의 활주로 역할을 해 두개골을 통해 들어온 우주 에너지를 골반의 꼬리뼈와 발끝까지 전달해 준다. 이곳이 막히면 수송로가 차단되어 받은 천기를 골반에 공급하지 못해 각종 병이 생기는 것이다. 인체는 흐름(流)이 생명이요, 멈춤(止)은 사망인 것이다.

등판이 솟은 분들의 특징은 특히 변비나 치질, 불면증이 있는 분들이 많다. 즉 변비나 치질이 있는 분들은 항문의 대변독이 배출이 안 되어 생기는 병으로 이 변독이 골반의 뼈에 스며들어 솟게 만들고 점차 요추 4~5번을 뒤틀리게 만들기 때문이다. 이 독을 방치하게 되면 점차 꼬리뼈(미골)를 타고 흉추 곳곳에 혹을 만들고 이 독이 갈비뼈를 싸고 돌며 갈비뼈 사이에 혹들이 붙어 있게 된다. 나무뿌리에 생긴 혹 박테리아처럼 병혹이 등줄기에 생기면 뼈를 삭게 만들고 병혹이 늘어나고 중할수록 중병이 들게 된다. 갈비뼈는 아코디언처럼 접혔다 폈다를 반복하며 인체의 필터 역할을 담당하고 있다. 이곳이 막히면 정체된 도로에 서 있는 차량처럼 오도 가도 못하는 신세가 된다.

대개 초기단계에서는 인지를 못 하다가 뼈가 솟고 근육이 고체화되어 신경을 건드린 후에야 발견되기 때문에 감지가 될 때에는 이미 등판 전체의 뼈가 독으로 가득 차 있는 상태가 된다. 이 독이 들어차면 뼈는 자동적으로 살기 위한 자구책으로 C자처럼 등줄기를 부풀리게 하고 좌우의 근육은 기타 줄처럼 팽팽하게 당겨지게 된다.

심장병으로 고생하는 사람들의 경우 등판, 즉 양 날갯죽지 부분이 불룩 솟아 있는 공통점을 갖고 있다. 이렇다 보니 앞쪽으로 가는 기운이 꽉 막혀 동맥이 막히게 되고 앞쪽 갈비뼈 또한 새가슴처럼 솟게 된다.

위장병으로 고생하는 분들은 반드시 흉추 6~7번 근처 뼈 양옆을 뚫어줘야 한다. 뼈가 불룩 솟아 기운이 앞으로 흘러가는 것을 막다 보니 앞쪽 명치가 수시로 더부룩하고 위산이 과다하게 배출되게 된다.

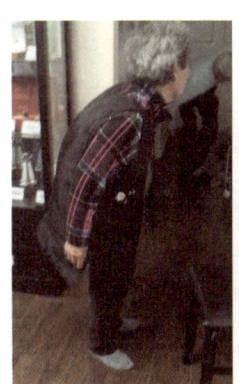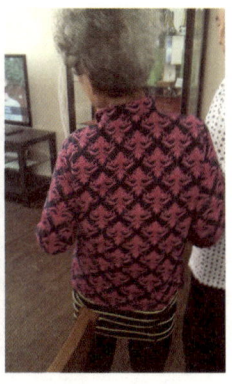

등뼈독소 제거 후 활처럼 휘어졌던 등뼈(왼쪽)가 똑바로 펴진 분의 모습(오른쪽).

17. 궂은 날 신경통이 더 심한 까닭은

#1. 옛날부터 비가 올 조짐이 보이면 먼저 삭신이 쑤시는 분들이 있었다. 바로 신경통이 있는 분들인데 귀신같이 일기예보를 알아맞혔다. 날씨가 꾸물거리면 몸의 통증이 심해지고 몸이 천근만근으로 변해 가고 새벽이 되면 잠을 이루지 못할 정도로 통증이 세져 밤을 지새우는 분들도 종종 볼 수가 있었다. 선조들의 지혜 중에 장마철에 방에 불을 때는 관습이 이것과 관련이 있다. 신경통과 인체 내 전기의 상관관계를 알게 되면 낮과 밤 그리고 날씨가 인체와 어떤 관계가 있는지 쉽게 이해가 가고 어떻게 해야 신경통으로부터 해방될 수 있는지도 알 수 있다.

— 통증은 누전, 마비는 단전

신경통은 크게 통증과 마비, 두 가지로 나누어진다.

요즘 신경통 환자들은 통증보다 마비 환자가 더 많다. 진통제를 장기 복용하고 수술을 통해 신경을 절단하고 뼈에 스테로이드 주사를 맞다 보니 점점 마비될 수밖에 없다. 사람이 죽는 것은 통증이 아니라 바로 마비로 죽는 것이다.

그러면 신경통은 왜 생기나 알아보자.

흔히 비가 올 때는 저기압이 형성되어 공기 속의 수분에 전기 입자가 많아져 궂은 날에 감전이 잘 된다. 신경통은 바로 뼛속 전기가 누전이 되어 생기는 것이다. 이것을 뼈가 감지해 통증이 생기고 온몸이 욱신욱신 쑤시게 된다. 날이 흐린 날은 그만큼 인체의 전기가 모자라게 되어 통증이 발생하는 것이다. 인체 내의 신경이란 바로 전기가 다니는 선으로 보면 된다. 바로 뼛속에 독기, 음기, 냉기가 가득 차게 되면 신경이 고장이 나게 되는 것이다.

새벽녘이 되면 통증 환자의 대부분이 심한 고통에 시달리다가 햇빛이 나오기 시작하면 언제 아팠냐는 듯이 통증에서 벗어나는 것도 바로 햇빛을 통한 양의 기운이 몸속에 전달되어 모자라는 인체전기를 보충해 주기 때문이다. 방광염증의 환자가 밤새 뒤척거리며 잠을 못 이루다가 동이 터오며 햇볕을 쬐어 주자 서서히 몸이 따뜻해지며 이제야 살 것 같은 느낌이 드는 것도 같은 이치다.

관절염, 방광염 등 염증 환자는 인체의 몸을 망가뜨리는 항문의 대변독이 가장 많이 찌들어 있는 골반을 먼저 다스려 줘야 한다. 골반이 솟기 시작하면 뒤에서 앞으로 가는 기운을 막아 앞쪽의 전립선과 자궁, 방광 등에서 이상 신호를 보내게 된다.

통증이 전기가 누전이 되어서 생기는 것이라면 마비는 전기가 단전이 되어서 생긴다. 이미 마비가 된 경우 단전된 신경을 고쳐 통증을 느끼게 한 후 통증을 없애는 단계를 거쳐 고치게 된다. 마비 단계로 접어들면 손발이 차갑게 되어 수족냉증으로 시달리게 된다. 그래서 뼈가 냉한 사람은 전기가 제대로 통하지 못해 마비가 된 상태로 보면 된다.

우리 몸의 관절은 뼈와 뼈마디를 연결하는 곳으로 전기를 변전, 변압하는 곳이다. 신경통 환자는 바로 이 관절이 쑤신다. 한마디로 전기가 정상적으로 흐르게 해 주면 통증이 사라진다.

인체의 끝단에 있는 손발가락 관절이 뒤틀려 마디마디에 혹이 생기고 통증이 생기는 것은 엄마 역할을 하는 골반에서부터 생긴 전기가 끝단까지 전달되지 않기 때문에 생기는 증상이다. 이것은 식물의 뿌리가 물이 부족해 땅 위로 드러나면 잎사귀 끝부터 말라 가는 증상과 똑같다.

뼈는 바로 생명의 근본이다. 지금까지 여러분이 뼈를 위해서 한 것이 무엇이냐고 물어보면 기껏해야 사골을 사서 일 년에 한두 번 푹 고아 먹은 것밖에 없을 것이다. 뼈는 최소 125세까지는 재생이 된다. 이빨의 치석을 제거하듯이 뼈를 반질반질하게 닦으면 골석에 낀 때가 사라지고 전부 재생이 된다. 신경통은 아무리 심해도 자연섭리의 기능에 의해 뼈가 재생되어 각종 통증에서 해방이 가능하게 된다.

18. 골반 독소와 간경화 그리고 신장투석 관계

#1. 어느 날 얼굴이 흑색으로 변해 검진을 해 본 70대 김 모 씨는 간경화라는 진단을 받았다. 평소 심한 변비로 고생하던 그는 배 속 변독이 간의 기능을 떨어뜨려 점점 딱딱하게 만든 것이었다. 그래서 매일 항문 청소와 더불어 골반의 독소를 없앰과 동시에 간을 둘러싸고 있는 갈비뼈의 독소를 없애는 데 총력을 기울였다. 어언 6개월 이상 변독소를 없애 주자 일단 초콜릿 빛깔의 얼굴이 한 꺼풀 벗겨지며 생기가 도는 것을 몸소 체험했다. 아울러 1년 후에는 간 기능도 정상 수치로 찾아와 기쁨을 감추지 못했다.

#2. 신장 기능이 점점 떨어져 투석 직전 단계까지 다다른 70대 초반의 여성이 찾아왔다. 자신처럼 장기가 나빠진 사람도 과연 뼈독소를 없애 회복이 가능하냐고 여쭤 왔다. 변독 제거를 시작한 지 2년이 지난 지금, 신장 투석을 하지 않고 자연 치유가 되어 또 한 번 뼈의 중요성을 깨닫게 되었다고 말했다.

최근 한 손님이 자신의 어머니가 침대 위에서 떨어지지도 않았는데 골반이 부서져 수술을 받고 양로병원에 있다고 하셨다. 특별한 충격도 주지 않았는데 뼈가 약해져 부서지는 것이 바로 골반이다.
가끔 들리는 남성 노인분들의 낙상사고를 들어 보면 집을 수리하기 위해 사다리를 올라갔다가 중심을 잡지 못하고 떨어져 생기는 경우이다. 마음은 청춘인데 몸이 말을 듣지 않아 기우뚱하며 사고를 당하는 것이다. 이 또한 골반 속 산화철이 가득 차 뼈의 구멍이 점점 넓어져 골다공증이 진행된 상태이고 울퉁불퉁해져 뼈가 삐뚤어져 좌우 균형이 무너진 상태이다.

이처럼 골반은 나이가 들며 약화된다. 단순히 노화로 치부해서는 안 된다. 주범은 바로 대소변독이다. 매일 항문에서 미처 빠져나가지 못한 변독이 썩으면 맨 먼저 꼬리뼈를 강타한다. 그래서 혈액을 제대로 만들어 내지 못하게 해 백혈병과 혈소판 수치 저하를 불러오는 것이다. 문제는 이 독소가 등뼈로 수직 상승해 허리디스크를 녹여 추간판 탈출증을 가져오고 심한 허리통증을 불러온다. 더 나아가 갈비뼈를 상하게 만들어 갈비뼈 속의 오장육부가 하나둘 고장이 나게 된다. 그래서 오장육부 중에 가장 상태가 좋지 않은 부분부터 이상신호가 나타나 어떤 분은 간경화, 똥색으로 변하는 황달이 찾아오고 어떤 분은 신장 투석을 하게 되는 지경까지 다다른다. 또 다른 분은 췌장 기능이 떨어져 당을 분해하는 능력이 저하되어 평생 당뇨의 노예가 되어 합병증에 온몸이 만신창이가 되고 위장기능이 망가진 분은 심한 위산역류로 고생을 한다. 아울러 장 속으로 들어간 변독은 직장, 대장에 용종을 불러오고 더 나아가 장이 썩어 가는 크론병에 걸리기도 한다.

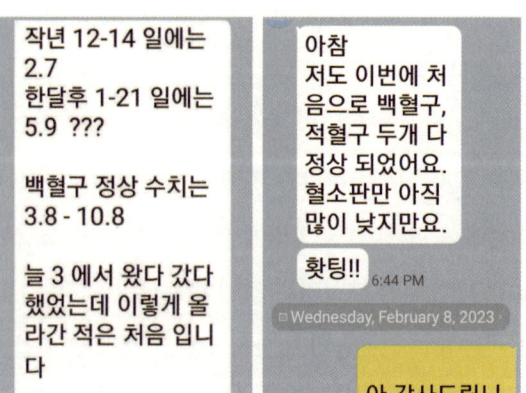

골반을 다스리면 적혈구, 백혈구 수치가 정상으로 찾아간다. 좋아진 분이 보내 주신 카톡 내용.

19. 치질과 치루는 전형적인 항문병

#1. 시애틀에 거주하는 50대 임 모 씨는 10여 년을 치루로 고생하다가 수술 없이 해방되는 기쁨을 맛보았다. 남성용 노고단을 삽입한 지 3주 만에 항문 내 농루가 사라지게 된 것이다. 처음엔 정력이 좋아진다는 소문을 듣고 사용했다가 좋아진 사례로 2년여를 계속 삽입한 지금은 새벽녘이면 20대 청춘처럼 텐트(?)를 치는 회춘까지 맛보게 되었다. 또한 항문의 괄약근이 제대로 조여지고 압력이 제대로 형성되면서 변이 가래떡처럼 굵게 나오고 황금색으로 변하게 되었다. 과거에는 10여 분간 실랑이를 하며 변을 보다가 이제는 5~10초 이내면 변을 해결하게 되었다.

치질, 치루가 있는 분들은 항상 배변을 할 때 미리 겁을 먹게 된다. 이렇게 되다 보니 평소 먹는 것도 걱정이 되고 변을 볼 때 항문 주위가 너무 고통스러워 일부러 매일 배변하는 것을 피하고 2~3일 만에 한 번씩 보게 된다. 거기에 변비라도 겹치게 되면 괄약근이 아래로 처져 빠지게 되고 피까지 겹쳐 찢어져 항문 주위가 앵두처럼 빨갛게 커지게 된다. 혹자는 스테로이드약을 발라 한동안 통증에서 탈출하려고 해 보지만 근본 원인이 해결되지 않았기 때문에 백약이 무효인 상태가 지속된다.

인체의 괄약근은 항문 내 압력이 떨어지면서 늘어지게 된다. 아무리 변을 잘 보는 사람도 변이 30%밖에 나가지 못하고 잔변은 산소와 만나 맹독으로 바뀌게 된다. 바로 이 맹독이 항문 내 가득 차게 되면 골반 전체를 상하게 만들게 된다. 여기까지 다다르면 뼈가 근육을 주관하게 되기 때문에 근육에 해당하는 괄약근이 저절로 늘어지고 항문 내 용종이 생기는 것이다.

  치질, 치루에서 해방되기 위해서는 항문 내 맹독을 먼저 없애 줘야 하는 이유가 바로 여기에 있는 것이다. 처음 삽입형을 항문에 끼우면 며칠 간은 항문의 탄력이 살아나기 위해 오히려 더 조여지며 통증이 오는 것처럼 느껴진다. 이후 3~4일 지나면 언제 아팠는지 모를 정도로 항문의 탄력이 다시 살아나게 된다. 대략 1달 정도 지나면 괄약근의 기능이 살아나면서 피곤하거나 찬 곳에 앉았다가 일어나도 치질, 치루로 고생을 하지 않게 된다.

  1년여 이상을 사용한 분들의 경우 배변 시 압력이 충분히 살아나 변의 굵기도 가래떡처럼 바뀌고 변기 위에 오래 앉을 필요가 없이 10초 이내면 배변이 끝나는 기쁨을 맛보게 된다.

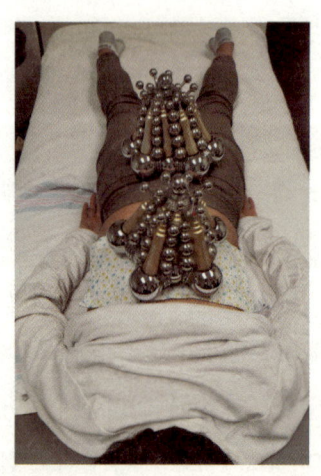

항문의 괄약근의 힘이 생기려면 압력방을 깨끗하게 해 주고 동시에 꼬리뼈(미골)를 포함한 골반의 독소를 없애 줘야 한다. 사진은 초대형 침봉으로 골반과 등판을 다스리는 모습.

20. 성관계 후 방광염이 재발해요

#1. 60대 초반의 남성이 찾아와 요즘 아내와 성관계를 하지 못하고 있다고 털어놓았다. 아내에게 갱년기가 찾아온 후 부부 관계를 갖는 날이면 방광염이 수시로 찾아와 점점 관계를 멀리하게 되고 몸만 갖다 대도 손사래를 칠 정도가 되어 이제는 아예 각방을 쓴다고 말했다. 아직 자신은 팔팔한데 그렇다고 외도를 할 수도 없고 어찌 좋은 방법이 없느냐고 말했다. 아내는 워낙 항생제를 먹는 것을 싫어한다고 덧붙였다.

급성 방광염은 소변이 보관되는 방광에 염증이 생기는 것으로 방광 내 세균이 비정상적으로 증식하여 발생한다. 80% 이상이 대장균이고 장구균, 포도상구균, 간균 등도 원인이 되기도 한다. 대부분 요도로부터 세균이 타고 올라가 발생하는데 남성보다 여성에게 더 흔하게 발생한다. 왜냐하면 여성이 남성보다 요도 길이가 짧고 장내세균이 득실거리는 항문과 세균이 잘 자라는 질의 입구가 요도와 가까워 이후 세균이 방광 쪽으로 옮겨 감염을 일으키기 때문이다.

보통 방광염에 걸리면 수시로 소변을 보고 싶은 증상을 느끼지만 찔끔찔끔 보게 되고 속 시원하게 배출하지 못한다. 소변을 볼 때 심한 통증이나 뜨거운 느낌도 찾아오고 아랫배에 통증이 동반되기도 한다. 어떤 사람은 소변에 피가 섞여 나오고 탁한 소변색을 띠고 냄새가 아주 지독하게 터져 나오기도 한다.

보통 방광염은 항생제를 일주일 정도 처방받아 먹으면 호전이 되지만 일부는 위로 퍼져 올라가 신장염을 일으키기도 하고 감염이 혈액으로 퍼져 패혈증을 불러오기도 한다.

하지만 자주 방광염에 걸리는 분들의 경우 항생제를 자주 먹을 경우 균들의 내성을 키워 주는 역효과가 생겨 오히려 치료가 어려워진다.

상기의 분처럼 방광염은 성생활과 밀접한 관계가 있다. 성행위로 인해 여성의 질 내에 서식하던 균이 요도 입구로 이동해 감염을 불러오기 때문이다.

결혼 후 첫날밤 관계를 가진 신혼의 여성에게 이런 증상이 나타나기도 한다. 평소 방광염이 자주 걸리는 분은 미라클터치 질 삽입용으로 질 내부를 깨끗하게 해 주면 예방이 가능하게 된다. 그리고 부부 관계 후에 반드시 소변을 보아 방광을 비워 내는 것도 도움이 된다.

가끔 어떤 분은 질 내부를 깨끗하게 하기 위해 자주 뒷물을 하는데 이것은 오히려 질 내부의 산성도를 떨어트려 정상 세균까지 잡아먹는 역효과를 내게 된다. 소변을 본 다음 휴지로 닦을 때에는 요도 앞에서 뒤쪽으로 해 주어야 한다. 그래야 항문의 균이 앞으로 들어가지 않게 된다.

방광염에 자주 걸리는 분들의 통계를 보면 평소 물을 충분히 섭취하지 않는다. 그래서 장이 더 마르게 되고 뼈에 충분한 에너지가 공급되지 못하게 된다. 물을 하루 2리터를 마셔 주어야 인체는 균형을 이루게 된다. 마시지 않으면 몸은 점점 냉기로 들어차 열이 터져 올라와 염증이 곳곳에 생길 수밖에 없다.

특별히 꼬리뼈와 치골을 다스려 대소변의 독소가 몸에 남아 있지 않도록 도와줘야 한다. 매일 항문과 질 삽입형으로 새로운 독소가 생기는 것을 막아 주고 이미 몸속에 남아 있는 것은 침봉형을 이용해 배출시키면 된다. 그러면 어느 날 시체 썩은 냄새가 질과 항문에서 터져 나오는 것을 몸소 겪게 된다.

아울러 배 속에서 자생하면서 몸을 괴롭히는 장내세균을 뽑아 줘야 한다. 이것이 배 속에서 매일 새로운 가스를 만들어 오장육부를 괴롭히기 때문이다. 배 속의 독소가 빠져나가면 위장의 기능도 좋아져 소화능력이 확연하게 좋아진다.

이렇게 몸속의 독소를 제거해 주고 충분한 물을 섭취해 주면 어느 날부터 물과 음식으로부터 생기는 영양분이 장에 흡수가 되고 갈비뼈와 골반으로 스며들어 몸의 기능이 제대로 돌아가게 된다.

21. 성질, 성격, 성품과 위장병과의 관계

#1. 심하게 깡마른 분들이 공통적으로 갖고 사는 것이 위장병이다. 음식을 먹으면 제대로 소화를 시키지 못하고 심한 분들은 위산역류로 더 고생한다. 게다가 산이 목구멍까지 치고 올라와 늘 목소리가 점점 변하고 어떤 분은 날갯죽지까지 스며들어 견갑골 주위 통증을 동반하면서 산다. 이렇게 소화가 되지 않다 보니 장의 흐름도 막혀 아무리 음식을 먹으려고 해도 영양분이 흡수되지 않아 결국 음식을 더 먹을 수 없는 악순환에 시달리게 된다.

— 뼈가 약해지면 화가 치밀어

흔히 불같이 화를 내는 사람을 가리켜 성질이 고약하다고 한다. 보통 사람보다 화가 머리끝까지 치밀다 보니 중풍 환자가 많은 것도 일맥상통한다. 또한 대머리가 많은 것도 매한가지다. 또 목뒤가 두툼한 분들이 많은 것도 두개골에 강한 압력을 불러와 몸을 상하게 한다.

뼈는 보통 3~4대를 거쳐 부모로부터 유전이 된다. 보통 병력을 따질 때도 반드시 부모의 상태를 묻는 것도 바로 이런 이유다. 씨도둑을 못 한다는 말처럼 뼈는 그만큼 바꾸기가 쉽지가 않다. 한번 냉한 기운이 잠기면 빼내는 데 오래 걸리기 때문에 각종 통증으로 시달리는 사람들이 지구력을 갖고 이겨 내기가 쉽지가 않다. 뼈가 약해져 성질은 자꾸 나는 까닭에 더더욱 참기 힘들어진다.

특히나 위장병이 심한 사람은 성질은 자꾸 나는데 어디다 하소연을 할 데가 없다 보니 이것이 등판의 뼈로 모이게 된다. 가장 큰 문제는 이것이 누적되고 빼내지 못할 때이다. 가장 가까이에 있는 가족이나 경제적 문제가 겹칠 경우 그 미움이 뼈로 스며들어 뼈를 마르게 한다. '심령의 근심이 뼈를 마르게 한다'는 성경 말씀처럼 인간의 뼈는 한순간에 나빠지지 않고 서서히 누적되어 나빠지게 된다. 이 정도가 되면 등판을 둘러싸고 있는 갈비뼈가 활처럼 솟아 등판의 뼈에서 앞으로 흘러 들어가는 기운을 막아 버린다. 특히 여자분들의 경우 브래지어 라인 부근의 등뼈가 막혀 앞쪽 위장으로 가는 기운이 막혀 위산과다 등 각종 위장질환에 시달리게 된다.

여기에 또 위장질환을 부르는 것은 항문 내 대변독이 제대로 빠져나가지 못해 직장과 대장을 거쳐 아랫배에 그 대변독이 깊숙이 자리 잡고 인체의 등뼈를 조절하기 때문이다. 이 대변독은 참으로 고약해 항문의 괄약근을 점점 약하게 만들어 70대에 접어들면 본인도 모르게 변을 보는 실례를 겪게 한다.

앞쪽에서 보면 명치가 있는 곳이 위장이 시작되는 곳인데 이곳에서 등뼈 쪽으로 맞닿는 뼈(흉추 7번)의 양옆을 눌러 보면 이곳이 딱딱하게 막혀 있는 것을 알게 된다. 이곳을 막히게 하는 뿌리는 물론 골반의 꼬리뼈이다. 꼬리뼈가 대변독으로 상해 뼈를 타고 올라온 것으로 위장질환을 잡으려면 반드시 먼저 골반의 대변독을 없애는 작업이 선행되어야 한다. 이후 직장과 대장을 따라 이동되어 아랫배에 자리를 잡고 있는 똥배의 기운을 빼 주어야 한다. 똥배를 잡는 데는 길게는 1년 이상 걸리기도 하고 짧게는 1~2달 걸리기도 한다. 최근 89세 노인이 한 달 반 만에 손가락 세 마디 정도로 허리가 줄어드는 기쁨을 맛본 것도 아랫배에 있는 똥배를 깔판형과 침봉형으로 매일 집에서 누르고 문질러 줬기 때문이다.

　아랫배를 다스린 이후에는 요추를 따라 올라오면서 흉추를 둘러싸고 있는 갈비뼈를 터치해 주어야 한다. 솟은 갈비뼈가 제자리를 찾아가면서 점점 등뼈의 기능이 살아나게 되어 있다. 마지막으로 명치와 맞닿고 있는 흉추 7번 주위 뼈를 집중적으로 문질러 주면 1~3달 후 위장질병에서 해방되는 기적을 맛보게 된다.

22. 똥배, 똥파리와 똥색의 상관관계

#1. 배가 남산만 하게 나온 강 모 씨가 두 달도 되지 않아 한 뼘 이상의 허리 사이즈가 줄어들었다. 평소 불면증과 고혈압으로 고생하던 강 씨가 2주도 안 되어 불면증에서 해방되고 두 달 만에 혈압약을 끊게 된 것도 바로 뱃살 내 똥의 기운이 빠지면서 등뼈가 살아나고 근육과 신경이 원상태로 돌아갔기 때문이다.

먼저 인간은 왜 나이가 들며 **똥배**가 나올까. 대개 밥을 많이 먹으니까 배가 나온다고 알고 있다. 어느 정도는 맞는 말이지만 좀 더 정확한 표현은 배 속의 똥 기운이 먹은 것을 다 먹어 치우는 것이다.

또 똥배는 흔히 배가 부른 사람만 해당되는 것으로 알고 있지만 배가 쪼그라져 빼빼 마른 배도 똥배에 해당한다. 아무리 밤 12시에 라면을 끓여 먹고 자도 배가 나오지 않는 분들이 이런 경우이다. 배 속 똥의 기운이 모든 영양분을 다 먹어 치우게 되기 때문이다. 문제는 배 속 똥의 기운이 가득 차게 되면 배 속에서 뛰어놀며 인체의 등뼈를 좌지우지한다는 점이다. 마치 낙하산이나 문어 빨판의 모습처럼 아래의 배 속에서 위쪽 등판을 잡아당겨 목뒤가 불룩 튀어나오게 하고 등판의 흐름을 막아 오장육부가 고장 나게 하는 원인을 제공한다. 그래서 암이 발병한 분의 경우 항문과 골반청소와 함께 반드시 똥배 속 기운을 없애는 작업이 필수이다.

둘째, **똥파리**는 왜 똥이 딱딱해질 때 날아들까. 인간의 똥은 직장에 있을 때는 노란색으로 독이 되지 않는다. 이것이 압력방을 거쳐 괄약근 사이로 들어오는 산소와 만날 때 비로소 변색이 되고 딱딱해진다. 바로 이때부터 맹독으로 바뀌어 인간의 장기와 뼈를 치게 된다. 옛날 길가에 버려진 사람의 변이 노란색일 때는 파리가 달려들지 않는다. 반나절쯤 지나 딱딱해지고 흑색으로 바뀔 때부터 독성이 생기고 바로 이때부터 파리들이 귀신처럼 달려들게 된다. 그래서 초록이 동색이란 말처럼 끼리끼리 알아보게 된다. 파리는 사람의 변이 노란색일 때는 절대 앉지 않는다. 노란색일 때는 독소가 없기 때문이다.

미라클터치로 골반 주위를 눌러 주고 문질러 주면 심하게 똥 냄새가 나는 것도 바로 골반 전체가 대변독으로 들어찼기 때문이다. 독을 빼 주지 않으면 뼈 구멍이 점점 넓어지고 커져 소위 골다공증이 생기게 된다. 골다공증을 더 악화시키지 않으려면 칼슘약을 먹는 것이 아니라 반드시 항문 청소가 선행되어야 한다.

셋째, 사람의 얼굴이 왜 **똥색**으로 바뀔까. 평소 변비로 고생하는 분들의 안색이 흑색인 분들이 많다. 대변이 제대로 배출되지 않으면서 대변독이 장으로 타고 들어가 간이 가장 먼저 타격을 입었기 때문이다. 간경화로 고생하는 분들의 경우 괄약근 내 항문 청소를 먼저 해 주어야 하는 이유가 바로 여기에 있다. 항문 청소와 더불어 뼛속 독소인 산화철을 뽑아 주면 똥배와 똥색이 사라지고 몸이 새털처럼 가벼워지는 것을 몸소 체험하게 된다.

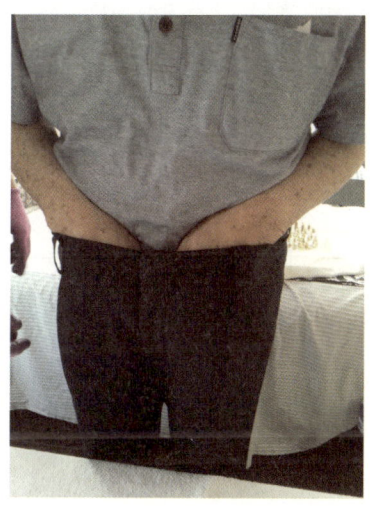

똥배가 나올수록 등판이 굽어지고 목뒤가 불룩하게 솟게 된다.
허리벨트형으로 한 달여 만에 똥배가 쏙 빠진 80대 남성의 모습.

23. 당뇨는 뼛속 전압 모자라고 산화철 쌓여 발병

#1. 당 수치가 300 이상이 되는 분이 발뼈를 다스려 주고 배 속의 변독을 없앰과 동시에 등뼈 6, 7번 주위의 산화철을 없애 에너지가 등 뒤에서 앞으로 흐르게 도와주자 당 수치가 30~50이 뚝 떨어지는 것을 몸소 경험했다. 바로 췌장의 기능이 회복된 것이다. 그동안 뼛속 독소로 인해 뼈 전기가 제대로 생성되지 못해 당을 분해할 수 있는 힘이 뚝 떨어진 것이다. 당뇨에 걸린 사람은 당수치가 200만 되어도 먹고 싶은 것을 제대로 못 먹고 매일 당 수치를 체크하며 눈치를 봐야 하는 형무소 생활과 다름이 없다.

— 발뒤꿈치가 망가져 있어

인간은 나이가 들며 인체 내 전압이 점점 낮아진다. 25세를 정점으로 점점 낮아져 40대 후반을 거쳐 50세쯤에 다다르면 최저점이 된다. 즉 40대 중반쯤 되면 눈이 침침해져 노안이 시작되고 당뇨, 오십견 등 병이 하나둘씩 생겨난다.

전압이 낮아지며 뼛속 산화된 철이 제때 빠져나가지 못하기 때문이다. 20~30대 혈기가 왕성할 때는 무엇을 먹어도 소화가 될 정도가 되지만 40대에 접어들며 산화철이 뼛속 깊이 녹슬어 근육과의 교감을 막아 이것이 병을 일으키는 주범이 되는 것이다. 특히 당뇨 환자는 발뒤축이 망가져 있어 전기가 모자라 피떡이 되어 있다. 그렇다 보니 전기가 골반으로 공급이 되지 않아 골반과 아랫배까지 대변의 기운이 가득 차 중증 환자가 되는 것이다.

경증 당뇨환자는 수치가 180 전후이고 중증은 300 전후, 종증은 400 이상이다. 경증의 경우 발목을 집중적으로 치료하면 대개 3개월 만에 해방이 된다. 발 치료에 들어가는 이유는 뒤꿈치에서 전기를 발전하기 때문이다. 당뇨병환자가 발가락부터 썩는 이유가 바로 여기에 있다.

발뒤꿈치를 만져 보면 비스듬하게 뼈가 만져진다. 이곳의 뼈를 집중적으로 다스려 주면 딱딱해져 있는 굳은살도 저절로 없어진다. 또한 엄지발가락과 새끼발가락 옆 튀어나온 뼈를 살살이 눌러 주고 발가락 사이사이 붙어 있는 뼈의 뿌리를 자극해 주어야 한다. 이렇게 하면 발톱 무좀도 어느새 사라지고 새로운 발톱이 나오게 된다.

흔히 발톱이 고장 나게 되면 대부분이 무좀이라고 생각해 바르는 약을 통해 어떻게 해결해 보려고 한다. 이는 무지의 소치이다. 무좀이라는 것은 연골이 말라 비틀어져 고사(枯死)되는 과정이다. 이런 무좀을 오래 방치하게 되면 중풍이 찾아온다. 중풍을 뇌에서 터지는 뇌경색과 뇌졸중으로만 생각을 하는데 그 뿌리는 바로 뼈가 말라 발병하는 것이다. 그래서 중풍이 발병한 환자의 발톱을 보면 노랗게 되어 있고 명치가 불룩 올라와 있는 공통점을 보이는 것이다.

당 수치가 300 이상이 되는 사람은 발목 관절에 무릎관절과 대퇴골, 고관절 치료법을 병행해 주고 배 속과 등뼈를 다스려 줘야 하는데 대개 1년 이상이 소요된다.

당 수치가 400 이상이 되는 종증 환자의 경우는 반드시 아랫배가 단단하거나 동맥이 뛰듯이 아랫배에서 뭔가 벌떡벌떡 뛰는 특징을 갖고 있다.

이것이 바로 몸 안에 들어와 있는 병마로 일명 흑충이라 불린다. 흑충은 여자들이 임신했을 때 태아가 배 안에서 발차는 것처럼 돌아다닌다. 이 흑충은 복부에 자리 잡고 병한테 필요한 에너지를 먹어 치우기 위해 분비물을 만들어 낸다. 문제는 이 분비물이 인체가 당을 분해하지 못하도록 한다. 최소 3년 이상을 다스려야 흑충이라는 것이 잡힌다. 아울러 등뼈 6, 7번 주위의 뼈를 집중적으로 다스려 주면 신기하게도 뼈 전기가 등 뒤에서 앞으로 흘러 췌장과 위장의 기능이 회복이 된다. 평소 위산역류 등 위장병으로 고생하는 분들은 이렇게 해 주면 대개 3개월 정도가 되면 오래 되었던 위장병에서 해방되고 당 수치도 확 내려가게 된다.

24. 허리통증과 무릎 통증은 왜 재발할까

#1. 간호사 문 모 씨는 매일 중환자들과 씨름하다 보니 한번 다친 허리가 잘 낫지 않고 늘 욱신거려 제때 잠을 잘 수가 없는 상태였다. 이런저런 치료를 해 봐도 그때뿐, 다시 통증이 반복되었다. 그랬던 문 씨가 미라클 터치 프리터치(일명 깔판형)로 골반을 다스려 주고 이어 허리 부분을 침봉형으로 눌러 뼛속에 들어가 있는 독기를 제거하자 어느 날부터 언제 아팠냐는 듯 모를 정도로 몸이 변하는 기적을 맛본 것이다.

#2. 허리수술을 3번이나 감행을 했던 70대 남성이 결국에는 워커를 밀고 다니는 신세가 되었다. 차라리 이럴 줄 알았으면 수술을 하지 않고 자연 치유되는 것을 택했을 것이라면서 뒤늦은 후회를 했다. 처음엔 수술만 하면 좋아질 것이라는 막연한 기대를 가졌지만 병의 뿌리인 골반을 그냥 놓아둔 채 허리만 건드려 찾아온 당연한 결과였던 것이다.

─ 대변독이 골반, 허리뼈 강타

사람의 등뼈와 허리뼈를 들여다보면 마디마디가 허리로 내려올수록 점점 굵어져 있는 것을 볼 수 있다. 즉 허리뼈 5번이 가장 커 온몸의 무게가 이곳에 집중이 되어 몸을 지탱해 나가고 있다. 문제는 허리 5번이 골반 내에 자리를 잡고 있는데 항문 내 대변독이 제때 배출이 되지 않아 이것이 꼬리뼈를 타고 천골(S1~S5)과 허리뼈(L4~L5)에 가득 차 골반과 허리뼈를 좌우상하로 삐뚤어지게 만들어 뼈를 솟게 만들고 디스크를 돌출시켜 신경을 누르게 만든다. 그래서 병의 뿌리인 골반과 천골을 똑바로 세워 놓지 않고 허리만 건드려서는 재발이 되는 것이다.

아래로는 고관절 즉 대퇴부와 골반이 만나는 지점을 대변독으로 가득 채워 무릎으로 가는 기운을 막고, 대신 대변독으로 가득 채우게 된다. 이렇게 되면 발끝으로 가는 기운도 막아 발바닥에 족저근막염을 부르고 발톱 무좀까지 가져온다. 이렇게 발이 다치게 되면 발뒤꿈치에서 전기 충전이 안 되게 만들어 당뇨병과 심장병, 고혈압 등의 원인이 된다.

발은 인체에서 골반 다음으로 중요한 곳이다. 발바닥이 갈라지고 발의 뼈가 꼬이기 시작하면 이때부터 이런저런 병이 서서히 생겨나기 때문이다. 발은 자식의 역할을 담당해 이곳에서 전기가 충전이 되어야 엄마 역할을 하는 골반에 에너지가 공급이 된다. 골반은 받은 에너지를 통해 좋은 혈액과 호르몬을 만들어 다시 자식인 발에 주어 서로 상생하게 되어 있는 것이다.

무릎 통증이 있는 분은 반드시 골반과 발이 고장이 나있다. 즉 골반과 발이 교감을 하지 못하면서 무릎이 욱신거림이 시작되는 것이다. 가령 서울과 부산을 오고 가는 차량이 정체로 인해 추풍령 고개에서 옴짝달싹하지 못하는 형국이다.

결국 허리와 무릎 통증으로부터 해방되려면 뼈의 엄마 역할을 하는 골반을 먼저 다스려 줘야 한다. 깔판형 침봉으로 엉덩이 깊은 속에 숨어 있는 변독을 매일 몰아내면 피부로 독소가 역한 냄새를 내며 터져 나온다.

동시에 골반 속 숨어 있는 항문의 압력방 내 압력을 회복시켜 주어야 한다. 그래야 변이 제대로 빠져나오고 이후 더 이상 대변독이 뼛속으로 들어가는 것을 차단시켜 주기 때문이다.

  마지막으로 발뼈의 독소를 없애 골반과 상생하도록 도와줘야 한다. 그러면 발 에너지가 골반을 거쳐 심장까지 치고 올라간다. 이렇게 세 가지 과정을 거친 후 아픈 부위인 허리와 무릎 주위의 독소를 빼 주면 어느 날부터 신기하게 통증이 사라지는 것을 몸소 느끼게 된다. 평소 허리가 너무 아픈 분들은 허리벨트형으로 도와주면 뱃살이 쏘옥 빠지면서 보다 빨리 허리통증에서 해방이 가능하게 된다.

25. 딱딱한 근육을 풀어도 또 굳어져 아픈 까닭은

#1. 등판이 거북등처럼 딱딱한 분들의 대다수가 지압이나 마사지를 받은 후 하루 이틀이 지나면 다시 원상태로 돌아온다고 답을 한다. 보통 1시간 이상 근육을 열심히 푼 보람도 없이 근육이 다시 굳어지는 이유는 무엇일까. 근육이 뭉쳐 오는 그 뿌리가 바로 뼛속 독소에 있다는 사실을 알지 못하기 때문에 근육만 다스리다 답을 찾지 못하는 것이다.

그동안 통증을 경험하고 있는 많은 분들이 약을 먹어도 그때뿐, 뼈 주사를 맞아도 몇 개월뿐, 재발되는 통증에 답을 찾지 못해 답답해한다. 문제는 병의 뿌리가 뼈에 있다는 사실을 깨닫지 못했기 때문이다.

가령 수도관의 경우 수압이 약하거나 온갖 오물이 넘쳐 날 경우 수도관 내에 때가 끼고 부식이 된다. 또 커브 모양의 경우에는 더 많은 때가 끼어 누수 현상까지 불러온다.

이처럼 인간의 몸도 마찬가지다. 온갖 것을 먹으면서 걷지 않고 나이가 들며 인체 에너지가 모자라니 당연히 몸 안에 각종 노폐물이 쌓이게 마련이다. 게다가 항문이 저절로 열리면서 배출이 되지 않다 보니 이로 인해 생기는 항문 내 대변독이 치질과 치루, 변비를 불러오고 대변독이 제대로 방출되지 않고 거꾸로 직장, 대장을 타고 올라가 배 속 냉기를 불러온다. 또 꼬리뼈와 고관절을 타고 위아래로 옮겨 다니며 뼈를 약화시키니 저절로 몸이 상할 수밖에 없다.

사람들은 오장육부가 고장이 나면 이곳만을 다스리는 우를 범한다. 인간은 창조될 때 에너지와 기운이 흐르는 3곳의 경로가 있다. 천기를 받으면 두개골로부터 기운이 등판을 거쳐 골반에 공급해 준다. 마치 비행기 활주로처럼 위로부터 날개를 펴며 내려오게 되는데 두개골이 막혀 있는 분은 우주 에너지를 제대로 받을 수가 없다.

또 땅의 기운인 지기를 발뒤꿈치를 통해 받게 되는데 발바닥이 갈라져 있거나 발톱 무좀이 있는 분은 땅의 기운이 충전되지 않고 오히려 방전이 된다. 이렇게 되면 발 에너지가 종아리를 거쳐 위로 올라가지 못해 하지정맥이 생기는 것이다.

마지막으로 골반을 통해 기운이 생겨 심장을 박동시킨다. 이곳은 천기와 지기가 만나는 지점으로서 밤새 주무실 때 혈액을 만드는 아주 중요한 지점이다. 식물로 치면 뿌리 역할을 하는 곳으로 이곳이 막히면 허리와 고관절 통증이 오고 백혈병이 생기기도 한다. 또 골반이 상하좌우로 삐뚤어져 향후 등판 통증을 불러오고 등판의 기운이 뒤에서 앞으로 흘러가는 것을 막아 오장육부에 이상을 가져오는 것이다.

근육을 컨트롤하는 것은 바로 뼈이다. 뼛속 독소가 빠지면 솟은 뼈는 저절로 원래 상태로 찾아간다. 이렇게 되면 둘러싸고 있는 근육은 저절로 부드러워진다. 보통 서너 달 뼈를 다스려 주면 오랜 등판 통증에서 해방이 된다. 뼈가 먼저 좋아지면 근육과 신경은 저절로 따라온다.

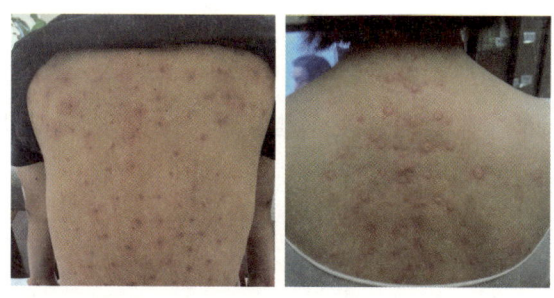

등뼈의 산화철을 터치하면 피부 밖으로 터져 나온다. 이렇게 뼈를 다스리면 솟았던 뼈가 제자리로 잡히면서 근육과 신경 또한 좋아진다. 등 뒤로 독이 터진 모습.

26. 인체의 심장은 4개다 上

#1. 늘 심장이 벌렁대던 50대 심 모 씨의 경우 골반 상태를 보니 대변독으로 잔뜩 찌들어져 엉치 부분이 울퉁불퉁해 있었고 치질로 배변하기가 힘든 상태였다. 이어 발 부위를 보니 발가락이 꼬여 있고 발톱이 노랗게 되어 두툼하게 솟아 있었다. 게다가 명치는 소 혓바닥처럼 앞으로 길게 뻗어져 있고 위로도 불쑥 솟아 있었다. 또한 등판을 보니 두툼하게 위로 솟아 혈류와 기운이 뒤에서 앞으로 흘러가는 것을 막아 혈전으로 동맥이 상당히 막혀 있는 상태였다. 이렇다 보니 늘 가슴이 답답하고 뭔가 꽉 막힌 듯 협심증까지 호소하고 있었다. 무엇이 심 씨를 이렇게 만들었을까.

상기의 경우처럼 심장이 인체의 전기와 큰 관련이 있음을 보여준다. 제목에서 보는 것처럼 갑자기 '인체의 심장이 4개'라는 풍딴지같은 소리를 할까 의아해할 것이다. 하지만 심장을 박동시키는 곳이 4곳임을 깨달으면 인체에 발생하는 많은 병들에서 해방될 수 있다는 희망을 품게 될 것이다.

생과 사를 결정하는 심장을 움직이는 것이 바로 뼈 전기이다. 심장은 혈액과 불가분의 관계에 있는데 바로 혈액을 만드는 것이 심장이 아니라 뼈이기 때문이다. 즉 심장을 움직이는 것이 바로 근육이 아닌 뼈라는 사실을 깨달아야 한다.

마음심(心) 자의 글자를 파자해 보면 맨 왼쪽 아래의 부수는 말 그대로 우리가 흔히 알고 있는 근육 심장을 뜻하고 오른쪽 아래 글자는 골반을 뜻한다. 어린 아이가 태어날 때 의사가 탯줄을 끊고 엉덩이를 치는데 이 때 골반의 전기가 심장의 박동을 치게 되면서 아이가 "응애" 하고 소리를 내게 된다. 식물인간의 경우도 마찬가지다. 골반을 지속적으로 자극해 줘 4개월 만에 다시 생명을 찾은 경우도 있다.

흔히 말하는 자다가 가위가 눌린 적이 있을 것이다. 이때 심장이 눌리게 된다. 갑자기 가슴이 벌렁댈 경우 대처하려면 왼손으로 명치를 잡고 오른손을 주먹으로 만들어 숨골에 베면서 골반을 의식적으로 위로 치기 시작하면 숨이 막히다가 뚫린다. 즉 밑에서 에너지가 올라와야 한다. 여자들이 상대적으로 오래 사는 것도 골반이 벌어지기 때문이다. 그리고 원만한 성생활을 하는 분들이 상대적으로 심장이 좋다. 엔진의 피스톤처럼 우리 몸의 아궁이가 불로 제대로 지펴지고 오르가슴을 느끼며 발목을 쫙 펼쳐질 때 전기가 심장까지 올라가 최대의 박동수를 나타나게 된다.

'남녀7세부동석'에 젖어 살아온 한국인 중 많은 분들이 성관계를 죄악시하는 분들도 있고 함께 이야기하는 것을 싫어하기도 한다. 어린 시절부터 제대로 성교육을 받아서 부부간에 서로 치골을 맞부딪치면서 열을 만들어 줘야 제대로 뼈가 좋아지고 뼈 전기가 생겨 인체의 모든 뼈를 충전시켜 준다는 것을 깨달아야 한다. 남성의 경우는 전립선, 여성의 경우는 자궁질환으로 고생하는 분들의 경우 골반 상태가 상대적으로 좋지 않은 것도 이를 방증해 준다. 남자들의 경우 때가 되면 방사를 제때 해 주어야 전립선이 예방된다는 사실도 깨달아야 한다.

또한 마음심(心) 글자의 위쪽 두 개에 있는 것이 양쪽 발목의 전기를 뜻한다. 사람이 걸을 때, 땅을 박찰 때 발목에 박동력이 생겨 이것이 심장까지 다다르게 해야 한다. 흔히 인간이 열을 받으면 몸은 스스로 보호하기 위해 압력을 발끝까지 내려보낸다. 그런데 평상시 발목이 좋지 않은 사람은 그 열을 밖으로 쏟아 내지 못해 결국 열이 다시 위로 치솟아 머리에서 터지게 된다. 급작스런 일을 당한 사람이 눈앞이 캄캄할 때는 뒤꿈치를 들고 열을 땅으로 내보내면 심장이 보호받게 된다.

　인간은 왜 자다가 90퍼센트가 죽을까. 생시에 죽는 사람은 10퍼센트도 안 된다. 바로 발목이 정지되어 있어서 그렇다. 쥐가 나는 것과 하지정맥이 생기는 것도 마찬가지다. 발목이 전기 발전을 안 하고 엉겨 있기 때문이다. 비상전력이 몸에서 내려와서 종아리로 내려간다. 막힌 발목 관절을 열어 주면 충전된 에너지가 심장까지 논스톱으로 치고 올라가 숨쉬기가 훨씬 편해진다. 그래서 심장병이 있는 분은 골반과 아울러 발목을 다스려야 하는 이유가 바로 여기에 있다.

27. 인체의 심장은 4개다 下

#1. 심장질환과 부정맥으로 시달리던 60대 김 모 씨의 갈비뼈 앞쪽을 보니 구슬을 일렬종대로 세워 놓은 것처럼 울퉁불퉁 솟아 있었다. 솟은 등뼈에 내추럴 열기와 전기를 주입하자 자지러질 정도로 아파하며 소리를 질렀다. 이후 갈비뼈 속에 똬리를 트고 있던 독소를 빼내자 이내 뼈 주위에 붉은색과 흑색 반점이 생겼다. 갈비뼈를 눌렀던 그 자리에 수포처럼 노란 수액이 흘러 나왔고 딱지가 곳곳에 생겨났다. 이렇게 등뼈와 갈비뼈를 다스린 지 6개월 만에 숨 쉬는 것이 편해지고 맥이 뛰는 것도 상당히 호전되었다.

#2. 시애틀에 거주하는 80대 김 모 씨는 관상동맥이 꽉 막혀 이러지도 저러지도 못하는 상황이었다. 모자라는 인체전기를 하루 3시간 이상씩 지속적으로 불입시켜 막혔던 동맥이 뻥 뚫리는 기적을 맛보게 되었다. 함께 왔던 아내분도 "어떻게 이런 일이 일어날 수 있을까?"라며 의아해하셨다. 오늘 심장질환에서 해방되는 비결을 뼈 관점에서 찾아보자.

흔히들 적하고 싸울 때면 적의 심장부를 강타하라는 표현을 한다. 이처럼 병마는 꼭 심장을 공격하게 되어 있다. 발톱 무좀으로 뼈가 썩고 있는 분들도 그 썩은 독이 심장으로 파고든다. 또한 당뇨 수치가 400이 넘는 사람들의 배를 눌러 보면 배가 단단하다. 이것은 화적 또는 흑충이라 불리는 것으로 온몸을 돌아다니며 그 마수를 문어처럼 뻗어 심장과 겨드랑이까지 뻗치기도 한다.

가끔 심장마비로 인한 돌연사를 뉴스를 통해 접하게 된다. 대부분의 사람들이 골반 상태가 좋지 않고 발에는 무좀이나 뒤꿈치가 갈라지는 현상을 보여 준다. 이런 돌연사는 남의 일이 아니고 가까운 지인들에게도 일어날 수가 있다. 이때 어떻게 대비해야 좋은지 알아 두면 큰 화를 모면할 수 있다.

지난번 칼럼에서 알아본 것처럼 심장의 개념을 단순히 근육 운동을 통해 뛰는 것이 아니고 골반과 발목의 박동력으로 움직인다는 사실을 알아야 한다. 심장 이상의 비상사태가 벌어지면 우선 주먹을 쥐어 골반을 쳐 주고 똑바로 뉘인 상태로 발목을 앞뒤로 제껴 주는 작업을 먼저 한 후 마지막에 가슴을 눌러 주면 된다. 그러면 숨이 쪼여지던 것이 봄날 눈이 녹듯이 풀린다.

심장은 또한 마음과도 큰 관계를 갖고 있다. 겁낼겁(怯) 자를 보면 마음이 가 버린 경우다. 마음이 가지 않으면 사람이 담대하다. 또 우리가 정(情)을 준다고 할 때도 마음이 맑아야 정을 주게 된다. 탁하면 줄 수가 없다. 공포(恐怖)라는 글자도, 놀랄악(愕) 자도 마음심 글자를 포함하듯이 심한 공포와 놀라는 경우도 전부 그 영향이 심장으로 간다.

심장을 강하게 하려면 먼저 **골반 호흡을 해야** 한다. 우주 공간의 생명에너지를 인체 내 골반에 주입하면 초능력이 나온다. 환갑을 넘어서도 20대 파워를 갖게 되고 다리가 축구 선수처럼 단단해지게 된다(호흡법은 유튜브에 '미라클터치 호흡법'을 검색하면 볼 수가 있다). 또 골반뼈를 직접 다스려야 한다. 엉치엉덩관절이나 허리 통증 환자도 골반을 먼저 다스려 줘야 통증에서 해방이 된다.

그다음 심장병을 고치려면 **아랫배와 등판을 고쳐야** 한다. 뱃살이라 함은 흔히 말하는 똥배인데 이곳에서 등판의 뼈를 앞으로 잡아당기는 형국을 하고 있기 때문에 반드시 뱃살을 잡아야 한다. 마치 낙지의 빨판이 오그라들며 당기는 모습처럼 배 속에서 등판의 뼈를 잡아당기는 것이다.

이와 더불어 심장병이 있는 사람은 반드시 등판이 두껍고 목덜미가 두툼하다. 모든 에너지는 뒤에서 앞으로 흘러가게 되어 있는데 이곳이 두툼해 막히다 보니 어깨가 굽어져 있어 심장을 압박하게 된다. 병이 누르니까 펼 수가 없는 것이다.

마지막으로 심장병에서 해방되려면 **명치를 잡아야** 한다. 심장병이 말기에 진입해 사람을 죽일 정도가 되면 반드시 병마가 명치에 진을 치고 있다. 그다음 명치를 타고 쇄골까지 올라온다. 이곳을 함께 잡아 주면 숨을 쉬어도 한결 편해진다.

28. 두뇌 질환을 부르는 경동맥 협착증

#1. 흔히 뇌졸중이라는 표현을 할 때 중(中)은 바람을 맞는다는 뜻이다. 추운 겨울날 아침 화장실 근처에서 자주 발생하는 노인들의 뇌졸중을 연상해 보면 된다. 날씨가 추워지면 체열 발산을 막기 위해 혈관이 수축하고 또 아침 시간이라 교감신경이 빠르게 흥분되고 용변을 보는 상황이라 복압까지 올라간 상황이 겹쳐 순간적으로 혈압이 오르게 되고 가느다란 뇌동맥이 혈압을 이기지 못해 뇌에서 터지게 되어 불상사가 발생하게 되는 것이다.

두개골에서 생기는 많은 병들을 보면 하나같이 경추와 경동맥과 관련이 있다. 흔히 이명, 비문증, 편두통, 고혈압, 어지럼증, 백내장, 녹내장 등이 생기면 대부분의 사람들은 해당 부위만을 다스리는 우를 범하게 된다. 그런데 이 모든 병이 막힌 경추의 뼈와 경동맥을 청소해 주면 한꺼번에 사라지는 기적을 맛보게 된다. 어떻게 이것이 가능할까. 바로 뼈와 뼈 전기에 그 비밀이 있다.

뇌로 가는 혈액의 80%가 경동맥을 통해 뇌의 각 부위로 전달되는데 경동맥이 막히면 뇌로 가는 혈액이 차단되고 뇌가 손상을 입게 되기 때문에 조심해야 한다.

경동맥협착증은 혈액과 함께 혈관을 따라 이동하는 콜레스테롤이 혈관 안쪽으로 쌓이면서 동맥경화를 일으키는 것이다. 이로 인해 혈관벽은 두꺼워지고 혈관이 좁아져 동맥경화의 부위가 터지게 된다. 뇌졸중이 발생한 많은 분들의 경동맥을 보면 혈관벽에 콜레스테롤 덩어리가 붙어 있어 지방덩어리처럼 보인다. 일명 죽처럼 생겨 '죽종'이라고 부르기도 한다. 이 덩어리는 동맥경화가 심해지면서 점점 커져 경동맥을 완전히 막기도 한다.

그러면 동맥경화는 왜 생길까. 가장 대표적인 것이 바로 고혈압이다. 혈압이 높아지면 혈관이 계속 압력을 받고 혈관을 싸고 있는 내피세포가 손상되기 시작한다. 당뇨병이 있거나 흡연을 많이 하는 경우도 혈관이 심하게 좁아져 있고 혈관의 굵기가 상당히 가늘어져 있는 것을 쉽게 목격할 수 있다.

그러면 어떻게 해야 고혈압과 동맥경화에서 탈출이 가능할까.

우선 혈압을 잡으려면 골반에서부터 두개골까지 이어지는 등뼈의 독소를 없애 등판의 흐름을 열어 주고 아울러 배 속 똥기운을 없애 등판을 잡아당기고 있는 것을 없애 줘야 한다. 똥배는 마치 낙지빨판처럼 아래쪽에 등 부위를 잡아당겨 등을 막는 원인이 된다. 그래서 심장병이나 위장병을 고치려면 반드시 배 속 똥기운을 없애야 근치가 된다. 이렇게 등뼈가 곳곳에 솟아 있으면 덜컹덜컹 막혀 기운이 제대로 전달되지 못하고 압력이 올라간다.

경동맥이 막힌 분은 발찌형을 목에 두르고 있으면 막힌 동맥이 서서히 뚫리고 목 굵기가 점점 가늘어지는 것을 목격하게 된다. 독이 많은 분은 목둘레에 두드러기처럼 발진 현상이 나타나기도 한다. 이렇게 되면 만성 두통과 어지럼증으로 고생하던 분들도 어느 날 기적같이 머리가 맑아지는 것을 목격하게 된다.

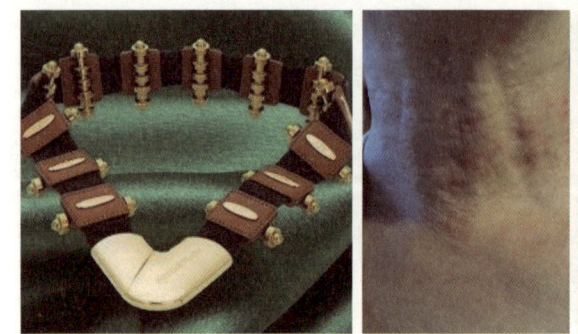

목찌(왼쪽)를 목에 두른 후 터져 나온 독소(중간)를 침봉으로 터치하면 목 주위가 말끔해진다(오른쪽).

29. 최경주와 등뼈, 그리고 갑상선암

#1. PGA투어에서 한인으로 괄목할 만한 성적을 내고 'KJ CHOI'로 이름을 날리고 있는 최경주 선수가 몇 년 전 갑상선 종양을 떼어 내는 수술을 받았다. 낯선 이국땅에서 골프 선구자 역할을 하며 겪은 스트레스와 누적된 피로를 버티어 내지 못하고 몸이 망가진 것이다. 중요한 것은 등판이 많이 굽어져 막혀 있었는데도 모르고 지나쳐 왔다고 스스로 밝혔다. 일 년 내내 끝없이 이어지는 라운드와 엄청난 이동거리로 인한 체력적 부담과 온갖 스트레스가 뼈를 마르게 한 것이다. 다시 말해 뼈가 굽어질 정도로 독소 배출이 되지 않음으로써 에너지가 전달되는 길이 막혀 앞쪽 쇄골의 기능이 현저히 약해지면서 갑상선에 이상이 생기게 된 것이다.

인체는 어느 부위에 병이 생기는지를 막론하고 그 뿌리를 골반과 항문에서 찾으면 99.9%가 들어맞는다. 다시 말해 항문이 풀리고 골반에 독소가 들어차면서 각종 병이 생긴다는 방증이다.

대개 나이가 40줄을 넘어서면서 인체 내 전기, 즉 혈기가 줄어든다. 혈기가 왕성할 때는 어떤 음식을 먹어도 소화를 잘 해내고 몸에 상처가 생겨도 딱지가 잘 아물게 되어 있고 몸에 멍이 들어도 쉽게 사라진다. 이와 반대로 당뇨환자처럼 인체 내 혈기가 부족한 분들의 경우 쉽게 멍이 들고 상처가 잘 아물지 않아 곪거나 잘 낫지 않아 나중에는 절단을 해야 할 수밖에 없는 사람도 있다.

이처럼 나이가 들면서 인체전기가 모자라 몸에는 독소가 쌓이게 된다. 가장 먼저 항문 내 압력방에 쌓인다. 배변 후 잔변이 밖에서 들어온 산소와 만나 썩게 된다. 이것은 기체 형태로 배 속, 즉 직장과 대장으로 역류해 배 안에서 부패하고 각종 가스를 만들어 내 인체를 병들게 하는 원흉으로 바뀐다. 그래서 늘 배 속이 불편하고 냉해져 설사나 변비를 동반하게 되고 아울러 장까지 침범을 해 위장과 췌장, 간장, 신장에도 영향을 준다. 보통 똥배가 나오면 우스갯소리로 인격이라면서 대충 넘어가는데 실제로 똥배라는 것은 백해무익한 것이다. 더구나 등뼈의 에너지 길을 막기 때문에 오장육부로 가는 신경선이 끊기는 만드는 무서운 놈인 것이다.

항문에서 생기는 독소는 배 속뿐만 아니라 뼈로 스며든다. 항문과 가장 인접해 있는 꼬리뼈를 통해 스며들어 역삼각형 모양의 골반을 찌그러뜨린다. 그래서 엉치에 통증이 생기고 골반과 맞물려 있는 고관절 통증을 동반한다. 이렇게 골반이 상하면 곧바로 허리통증을 동반한다. 즉 골반이 찌그러지며 골반 위에 걸터앉은 모습의 허리 5번 사이에 있는 디스크가 눌리게 되어 옆쪽으로 툭 튀어나오게 된다. 그래서 일명 허리디스크가 생기는 것이다.

보통 허리디스크가 생기면 튀어나온 디스크가 없애려고 하는데 실상은 튀어나오게 만드는 삐뚤어진 골반을 제자리로 잡아 놓아야 완치가 됨을 깨달아야 한다. 골반이 똑바로 있어야 재발되지 않는 것은 자명한 이치이다.

이처럼 골반과 허리가 상하면 이후 등뼈 12개가 서서히 망가진다. 마치 큰 고목이 흔들리는 것처럼 약해진다. 이렇게 되면 등뼈를 지탱하고 있는 갈비뼈가 등뼈가 쓰러지지 않게 솟게 된다. 나무가 쓰러지려고 하면 부목을 대서 흔들리지 않게 하는 역할이 갈비뼈이다. 이렇게 갈비뼈가 솟게 되면 근육이 고체화되고 신경선이 막혀 에너지가 등 뒤에서 앞으로 흐르지 못한다. 여기에 각종 스트레스와 누적된 피로가 어깨 부위에 몰리면서 등판은 더 딱딱해져 몸은 더 망가진다. 그래서 어느 날부터 등판이 불룩해지면서 앞가슴이 또한 솟아오른다. 그래서 명치부터 쇄골 부위가 막혀 '새가슴'처럼 변해 가고 겨드랑이로 통하는 부분이 막힌다. 바로 이때부터 쇄골이 제 역할을 하지 못해 갑상선에 이상 신호가 나타난다.

30. 과식과 자주 먹는 습관이 각종 병을 만든다

#1. 요즘 TV를 보면 '먹방'이라는 프로그램이 넘친다. 각종 음식 관련 방송이 넘쳐 나 필요 이상의 음식을 먹고 온갖 양념으로 버무린 음식들로 유혹을 한다. 게다가 보기에도 좋고 먹음직스러운 효과를 주기 위해 첨가되는 각종 색소와 유통기한을 늘리기 위해 첨가되는 보존제, 그리고 식감을 좋게 하려고 더해지는 화학물질로 우리 몸은 부지불식간에 병이 들게 된다.

현대를 살아가는 우리는 먹을 것이 넘쳐나 복을 받기는 했지만 아무 때나 먹고 너무 많이 먹어 이것이 병을 부른다. 가장 대표적인 것이 바로 당뇨병이다. 50~70년대 잘 먹지 못하는 시절에는 당뇨환자를 거의 찾아보지 못할 정도였는데 요즘에는 열 명에 한두 명은 당뇨를 갖고 있거나 예비 환자인 경우다.

예전 난로를 태울 때 바닥에 재가 가득하면 재점화가 되지 않듯이 인체도 마찬가지이다. 입으로 들어가는 것과 나오는 것이 서로 같아야 몸속에 재처럼 쌓여 있는 독소가 없게 되는데 필요 이상으로 몸에 집어넣으니 몸이 배겨 낼 수가 없지 않겠는가. 주위에 배가 불룩한 사람들을 보면 시도 때도 없이 계속 입에 집어넣는다. 왜 그럴까?

인체는 식사를 하면 식도를 거쳐 소장까지 다다라 어느 정도 연소되는데 4시간 이상 소요된다. 그런데 밥을 먹은 지 2시간밖에 되지 않았는데 또 새로운 음식을 입에 넣으면 머리에서 먼저 들어간 음식의 연소를 멈추고 새로운 음식을 연소시키는 데 집중하게 된다. 당연히 먼저 들어간 음식은 배 속에서 제대로 연소가 되지 않아 뱃살을 부풀리는 주범이 된다. 흔히 시계를 보고 밥을 먹는 분이 많은데 사실은 배 속에서 꼬르륵 소리가 날 때 먹는 것이 가장 좋다. 왜냐하면 배 속의 연소를 다 끝내고 새로운 음식이 들어와도 좋다는 신호가 바로 꼬르륵 소리이기 때문이다.

그러면 배 속에서 왜 계속 밥을 달라고 할까. 바로 배 속 똥기운 때문이다. 갑자기 웬 똥기운일까 의아해하는 분이 있을 것이다. 대개 두뇌에서 먹을 것을 넣으려고 지령을 내리는 것으로 착각을 한다. 실은 배 속 똥기운이 자생하면서 계속 가스를 만들어 내고 먹을 것을 찾아 나선다. 그래서 먹은 지 얼마 되지 않았는데 또 배가 고파 오는 것이다. 스스로 컨트롤이 되지 않아 먹을 것을 입에 달고 살게 된다.

똥기운은 바로 항문에서 생긴 변독으로 이것이 썩으면 직장과 대장을 타고 역류해서 들어간다.

이런 배 속 변독을 다스려 주면 자꾸 먹고 싶은 마음도 사라지고 허리도 슬림해지고 구부러졌던 등이 펴지고 전체적인 몸의 맵시가 살아나 10~20년 이상 젊어 보이게 된다.

2020년 8월 3일

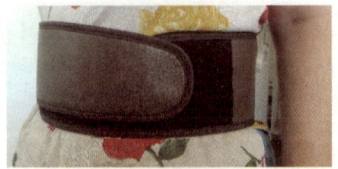

2020년 10월 5일

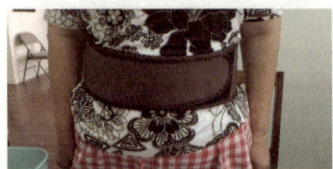

2021년 5월 3일

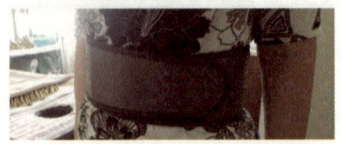

똥배를 허리벨트형으로 꾸준히 다스려 주면 대개 3~5달 정도면 체중 차이가 없이 한 뼘 정도의 허리 사이즈가 줄어든다.

31. 나이 들며 왜 소변, 대변 힘이 약해질까

#1. 매일 잠을 자면 최소 서너 번 화장실을 들락거리며 살아야 했던 50대 서 모 씨가 이제는 잘해야 한 번 정도 잠을 깨게 될 정도로 호전되고, 골프를 좋아하는 80대 김 모 씨가 소변 때문에 화장실을 자주 가야만 하는 불편에서 해방된 것은 무엇 때문일까. 늘 잔변감과 자신도 모르는 사이에 변이 팬티에 묻어 기저귀를 차고 살아야 했던 80대 김 모 씨가 4개월 만에 항문이 조여지고 배변이 정상적으로 찾아온 것은 어떻게 설명할 수 있을까.

인간은 노화가 되면서 자연스레 혈기, 즉 인체 내 전기가 부족해져 간다. 그러다 보니 40대 중반이 넘어가면서 눈이 침침해지고 노안이 나타나고 허리, 어깨, 무릎 등에 통증이 하나둘씩 생겨난다. 게다가 등판이 많이 막힌 분들은 심장병이 조기에 찾아오고 고혈압과 중풍의 위험에서 하루가 편할 날이 없게 된다. 대략 50세 즈음에 찾아오는 오십견과 60세 즈음에 나타나는 이명, 비문증 등으로 고생을 하기도 한다. 70세 즈음이면 무릎, 허리 통증에 시달리고 관절염이 생겨나 하루에 약을 20알 이상 복용하는 분들이 부지기수다.

처음엔 병에 대한 지식이 없어 단순히 약을 복용하면 낫는 줄 알고 무심코 입에 털어 넣지만 해결될 기미는 보이지 않고 약이 약을 낳는 결과를 빚어 또 다른 병을 달고 살게 된다. 예전 감기에 걸리면 아이들을 무조건 소아과로 데리고 가 약 처방을 받아 아이의 입에 약을 털어 넣어야 안심이 되었던 것도 약에 대해 무지해서 나타난 것이다.

흔히 방광염으로 고생하거나 소변에 힘이 없어 졸졸 나오는 분이나 대변 또한 항문 내 압력의 힘이 빠져 '피식' 하고 배변을 하는 분은 늘 잔뇨감과 잔변감에 시달려 외출을 꺼리게 된다. 그렇다 보니 모임에 가는 것도 삼가게 되고 한번 외출을 하려고 하면 먼저 화장실이 어디 있는지 신경을 쓰게 되고 마음 또한 졸이게 된다.

왜 이렇게 나이가 들며 대소변이 약해질까?

단도직입적으로 골반이 상해서 둘러싸고 있는 근육과 신경이 제 역할을 못하기 때문이다. 많은 분들이 항문을 조여 보고 여성의 경우 소변이 새어 질 부분을 조여 보지만 쉽사리 생각만큼 결과를 얻지 못한다. 옛날부터 '정력이 좋아지려면 항문을 조여라'라는 말이 허튼 이야기는 아니다. 왜냐하면 항문이 조여져 압력방 내 압력이 제대로 형성되면 배변이 시원하게 이루어지기 때문이다. 문제는 의식적으로 항문을 조여 보지만 항문 내 압력방에 있는 독소는 저절로 빠지지 않기 때문에 괄약근이 다시 풀리게 된다. 근본적으로 괄약근이 조여지기 위해서는 항문 내 압력방이 깨끗해져야 하고 동시에 골반 전체에 스며들어 있는 독소를 없애 줘야 한다. 여성의 경우 이렇게 항문이 조여진 후에는 반드시 앞쪽 질 쪽 독소도 빼 주어야 한다. 질 건조증이나 냉, 대하 등으로 고생하던 분들도 질 내부가 부드러워지는 것을 느끼게 되고 성관계 시 뻑뻑한 느낌으로 기피하던 분들도 다시 웃음을 찾게 된다.

항문과 질의 근육은 스스로 조여지지 않는다. 치질 환자의 경우 괄약근육이 탄력을 잃어 늘어진 상태로 보면 된다. 치질을 갖고 있거나 수술 경험을 했던 분은 항문 삽입형(남성용 노고단, 여성용 도화봉)을 괄약근 내부에 끼게 되면 하루에서 일주일 정도 아픈 분이 많다. 늘어져 탄력을 잃었던 근육이 점점 탄력을 찾아가는 통과의례인 것이다. 이후 탄력을 찾으면 배변이 한결 부드러워지고 피가 나오는 불편에서 영원히 해방되게 된다. 아울러 1년 이상 지속적으로 사용한 분은 변이 떡가래처럼 길고 굵게 나오고 배변 시간도 5초에서 10초 정도면 끝을 낼 수가 있다. 요실금으로 고생하던 분도 항문이 먼저 조여지고 질 쪽 소변독이 빠져나가면 수술을 하지 않아도 조여지면서 웃음을 찾게 된다.

마지막으로 골반 전체에 스며들어 있는 대변독을 빼 주어야 한다. 골반 내 독소는 워낙 십수 년 동안 쌓인 것이기 때문에 제거하는 데 최소 1년 이상 소요된다. 골반이 달라지면 에너지가 뒤에서 앞으로 흘러가게 되면서 대소변의 힘이 점점 살아난다.

32. 불면증, 이명은 골반을 다스린 후 두개골을 터치해야

#1. 하룻밤에 5번 이상 깨는 불면증으로 고생하는 70대 여성은 자고 일어나면 늘 피곤할 수밖에 없었다. 게다가 잦은 소변으로 화장실을 들락날락해야 했다. 어떤 날은 아예 잠이 오지를 않아 밤을 지새우기가 일쑤였다. 아무리 잠을 청해도 점점 눈은 말똥말똥해지고 수면제에 의존을 해야만 했다.

#2. 어느 날 갑자기 왼쪽 귀에 "윙" 하는 소리가 나더니 그 후로 귀에서 탱크 소리가 나는 70대 남성이 일 년여간 골반과 등뼈의 독소를 제거하는 작업을 통해 이명에서 탈출하는 기적을 맛보았다. 그동안 병원을 다니며 이런저런 방법을 동원해 보았지만 답을 찾지 못하다가 뼈의 독소를 다스려 각종 고질병에서 탈출시켜 주었다는 소식을 듣고 한걸음에 달려온 분이었다.

예로부터 잠이 보약이라고 했다. 인체는 잠을 잘 때 생체리듬이 회복되고 피로도 회복된다. 잠을 잘 때 인체는 무의식 상태로 들어가고 잠을 잘 때 뼈에서 혈액을 만들어 내기 때문에 잠을 잘 자는 것이 무엇보다 중요하다.

현대인은 두뇌를 많이 쓴다. 두뇌를 많이 쓰게 되면 그만큼 에너지 소모가 많을 수밖에 없다. 몸에서 생산하는 에너지의 70%를 사용하는 머리가 과열되면 열이 나고 그 열이 철분을 산화시켜 산화철을 만들게 된다.

문제는 이 산화철에 두개골에 군인 철모처럼 달라붙어 마치 빨래판처럼 머리뼈가 울퉁불퉁해진다. 그래서 하늘 에너지를 잘 받아들이지 못하게 된다. 인체의 두개골은 라디오의 안테나처럼 우주의 에너지를 받아들여 생기를 만드는데 산화철이 덕지덕지 붙은 두개골은 안테나 역할을 하지 못해 생기를 흡수하지 못하게 되어 두통과 심하게는 불면증에 시달리게 되는 것이다. 또 어떤 사람은 머리카락이 한 움큼 빠지는 탈모 현상이 동반되고 머리 곳곳에 구멍이 숭숭 뚫리게 된다. 또 머리카락이 너무 많이 빠져 마치 대머리처럼 머리카락의 부족현상이 나타나기도 한다.

불면증이 있는 분은 특히 변비를 조심해야 한다. 불면증과 변비 두 가지 증상을 가진 분들은 다른 사람보다 암과 같은 불치병에 걸릴 위험이 높아진다. 이런 분들은 머리부터 발끝까지 독소로 차 있는 대표적인 사람이다.

이명이 있는 분들도 마찬가지이다. 흉추, 척추가 산화철로 가득 들어차 에너지가 꼬리뼈에서 두개골까지 논스톱으로 흐르지 못해 두개골에 압력이 생겨 귀에서 소리가 나는 것임을 먼저 깨달아야 한다. 그래서 보다 빨리 치유되기 위해서는 뿌리인 골반과 항문을 다스려 준 다음에 등뼈와 목뼈를 따라 뼛속 독소를 없애 주면 된다.

몸 안의 뼈는 구조적으로 칼슘, 기능적으로 철분으로 이루어져 있다. 이 철분이 호흡 시 몸 안으로 들어오는 산소와 결합하면 산화철이 되어 혈액을 오염시킨다. 산소뿐 아니라 몸 안에서 생성되는 변독과 요독과 같은 독성물질도 뼈의 철분과 결합해 뼈를 오염시킨다.

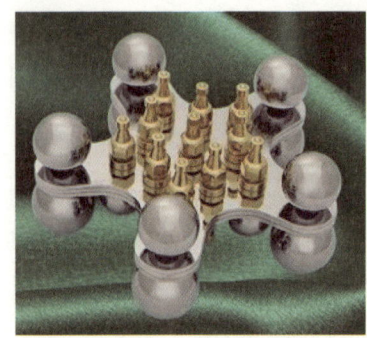 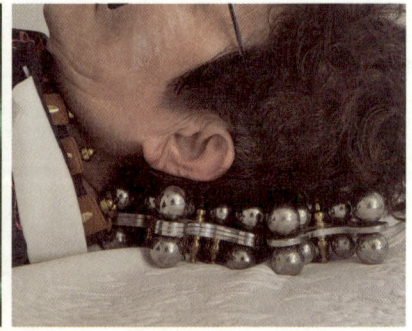

두개골의 압력을 낮추는 데 좋은 펜타곤형(왼쪽). 5개를 맞물려 베개로 사용하면 어느 날부터 잠이 스르르 잘 오게 된다.

33. 사람 목숨을 노리는 흑뇌

#1. 어느 날부터 목뒤가 뻣뻣하더니 하경추(목뼈 6, 7번)에 불룩한 무언가가 잡히게 된 60대 김 모 씨는 늘 두통과 어지럼증에 시달리게 되었다. 동시에 머리카락이 한 움큼씩 빠져나가 이제는 가발을 쓰고 외출할 수밖에 없는 처지가 되었다. 사업을 하다 보니 남들보다 두뇌를 많이 써 두개골에 압력이 꽉 차있고 머리카락의 뿌리인 모근이 사막처럼 말라 있어 에너지의 흐름이 꽉 막혀 있었다. 흑뇌라고 칭하는 곳으로 산화철이 꽉 끼어 목숨을 앗아 가는 아주 중요한 곳이다.

흔히 정상적인 몸을 유지할 때는 인체는 두뇌의 명령을 따라 모든 생명기능과 활동을 영위한다. 하지만 인체에 병이 생기게 되면 이때부터는 병이 두뇌의 명령에 따르지 않고 스스로 활동하게 된다. 바로 인간의 두뇌 근처에 자리 잡고 병을 총지휘하는 '흑뇌'라는 놈이다. 이것이 잡혀야 어깨와 팔꿈치, 손목으로 가는 길이 열리고 또한 두개골의 끝자리인 '백회'까지 고속도로가 열리게 된다.

보통 경추 디스크나 오십견 환자들을 접해 보면 목 뒷부분이 부어 있다. 이곳이 막히면 향후 고혈압과 어지럼증, 손관절염, 비문증, 이명, 편두통 등 이루 열거할 수 없을 정도의 병이 우후죽순으로 생기게 된다. 한마디로 목뼈에 병이 똬리를 틀고 있는 모습으로 목 위로 생기는 병의 소굴 역할을 하고 있다.

흑뇌는 흑각과 무리를 지어 인체를 동시에 죽이고 있다. 흑뇌가 경추 7번 주위로 자리 잡고 있는 반면 흑각은 양 견갑골에 포진하고 있다. 마치 삼각편대를 이루고 견고한 진을 구축하고 있어 쉽게 무너지지 않는다. 평소 위장질환으로 고생하는 분은 흑각 주위에서 역한 냄새가 터져 나온다. 위장에서 생긴 위산이 역류되어 앞가슴 뼈를 채운 후 뒤쪽 견갑골까지 스며들어 날갯죽지를 강타해 깊숙이 숨어들게 된다. 이런 분은 단순히 침이나 지압으로는 그 독소가 빠져나오지 않는다. 깎아지른 듯한 견갑골 안쪽 깊숙이 잠복해 있다.

보통 목 주위가 불룩해 주먹만 하게 솟은 분들도 찾아온다. 어떤 분은 비계가 낀 것이니 지방 제거 수술을 받으면 된다는 분들도 있다. 병의 뿌리는 방치한 채 드러난 증상 부위만을 다스리는 우매한 행동이다. 그렇게 한들 다시 솟게 되는 것은 자명한 이치이다. 왜냐하면 그 뿌리인 뼈독소는 뽑아 주지 않았기 때문이다. 그래서 딱딱했던 어깨나 목 부위의 근육을 매일 마사지나 지압을 받아도 잠시 받을 때만 효과가 있을 뿐 다음 날이 되면 다시 딱딱해지는 것도 같은 이치이다.

그러면 어떻게 해야 흑뇌 자리의 뼈독소를 없앨 수 있을까.

먼저 미라클터치 침봉형으로 해당 부위를 침봉과 둥근 쇠공으로 문질러 준다. 한 부위마다 최소 1분 이상씩 터치해 주면 뼈독소가 피부로 금방 솟구쳐 올라온다. 아주 목 부위가 심하게 솟거나 부어 있는 분은 뼈베개형이나 머리형을 목뒤에 베고 자면 된다. 그러면 목뒤 주위에 마치 여드름이 터져 나오는 것처럼 뾰루지 형태의 독소가 피부를 통해 올라온다. 그러면 눈이 점점 밝아지고 어지럼증이나 편두통이 눈 녹듯이 사라진다.

매달 찾아오는 편두통으로 진통제를 달고 살아야 했던 40대 주부가 이제는 약 없이도 정상 생활을 할 수 있게 된 것도 바로 흑뇌 자리를 다스려 줬기 때문이다.

흑뇌는 밤중에 더욱 기승을 부리면서 활동을 한다. 밤이 되면 바로 흑뇌가 병들을 들쑤셔 놓기 때문에 많은 분들이 밤에 더 아프고 신경통으로 고생을 한다.

다들 목이 막히면 목만 다스리는 우를 범하는데 목뼈는 혼자 막히지 않는다. 먼저 골반의 상태가 뒤틀어지면서 이후 등뼈가 '꼬부랑 할머니'처럼 구부러진 후에 목뼈에 이상신호가 나타나게 된다. 다시 말해 뼈의 근간인 골반이 좋아지게 해 주면서 등뼈와 목뼈를 동시에 다스려 줘야 상생을 하면서 에너지의 흐름이 열리게 되는 것이다.

34. 항문이 열려 팬티에 변이 묻어요

#1. 세탁 일을 하시는 박 모 씨가 어느 날 "왜 사람이 나이가 들며 항문이 풀리는가?"라는 질문을 했다. 자세한 사연을 여쭈어본즉 "손님으로 오시는 미국 노(老)신사분이 드라이클리닝을 위해 바지를 가지고 오는데 늘 바지에 변이 묻어 있어 세탁하는데 힘들다."라고 이야기했다. 특히 "미국 분들 중 상당수가 팬티를 입지 않고 바지만 입기 때문에 나이가 지긋한 분들이 맡기는 바지엔 늘 대변의 잔흔이 있어 세탁을 해도 잘 지워지지가 않아 여간 고민이 아니다."라고 말씀하셨다.

인간은 왜 나이가 들며 항문이 풀릴까. 또 잔변감과 잔뇨감에 시달리고 소변이 졸졸졸 나오고 힘이 없을까.

통증과 관절염으로 고생하는 많은 분들의 뼈 상태를 보면 관절마다 막혀 있어 에너지의 흐름이 멈춰 있는 것을 한눈에 볼 수가 있다. 그래서 통하지 않는 부분은 물렁뼈처럼 뼈가 불룩 솟게 되고 이내 통증을 느끼게 된다.

문제는 아픈 곳이 나타나면 대부분 해당 아픈 곳만 다스리려는 우를 범한다. 인체의 모든 병의 뿌리는 골반으로 봐도 얼추 들어맞는다. 왜냐하면 골반이 망가진 후에 이후 허리 위쪽으로 독소가 올라가 등판과 어깨, 두개골 쪽이 고장 나고 아래로는 골반과 허벅지가 만나는 고관절이 상해 있을 때 이후 무릎과 엄지발톱, 뒤꿈치, 종아리, 대퇴부 등이 차례로 망가지게 된다.

그러면 어떻게 해야 대소변이 새는 상황에서 벗어날 수 있을까.

이전에도 소개드렸듯이 밸리에 거주하는 80대 남성의 경우 변이 수시로 새어 나와 외출을 할 수 없을 정도였는데 항문에 삽입하는 남성용 노고단을 사용한 지 4개월 만에 항문이 조여지고 변이 바나나처럼 굵게 나오는 기적을 맛보게 되었다.

진짜 기적은 항문 삽입형(남성형 노고단)을 24시간 끼고 4개월을 버티어 내는 인내심이다. 대부분의 사람이 1~2달 정도 삽입하고 있다가 전혀 차도가 보이지 않으면 뭐 이렇게 되지도 않는 것을 권했느냐고 핀잔을 주게 마련이다. 인간의 인내심이 그 이상을 넘어가기가 어렵기 때문이다. 낫고자 하는 마음가짐, 즉 그 열심을 통해 자신의 몸의 변화를 가져온 것이다.

항문의 괄약근이나 여성의 앞쪽인 질의 경우 근육이라고 생각하면 된다. 근육은 인간의 두뇌가 아무리 조이려고 해도 조여지지 않는다. 그래서 웃거나 뛰게 되면 여성의 경우 소변이 저절로 흘러나오게 된다. 한번 탄력을 잃은 근육은 스스로 회복 능력이 없다. 반드시 해당 근육 부위 뼛속 독소를 제거해 주어야 근육이 다시 탄력을 찾아간다.

가장 대표적인 것이 치질과 치루 환자이다. 늘어졌던 근육이 뼛속 독소를 제거해 주니 절로 조여지고 농루가 사라지게 된다. 매일 새벽기도를 다니던 70대 손 모 씨의 경우도 불과 2주 만에 치질에서 해방된 대표적인 사례이다.

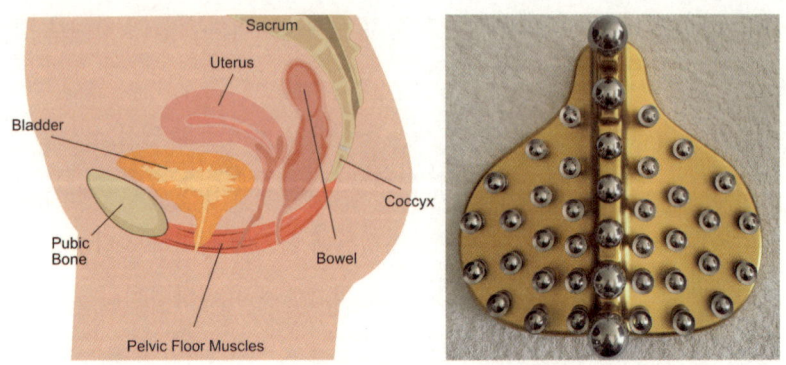

치골과 미골을 연결하는 골반저근(Pelvic Floor Muscles, 왼쪽)의 힘을 살려 주는 골강세형의 모습(오른쪽).

35. 합궁(合宮) 통해 풍(風)이 생겨야 건강하다

#1. 인생을 살아가며 반려자와 함께 살아가는 것이 얼마나 소중하고 중요한지 새삼 깨닫는다. 나이가 들어 인생의 반쪽이던 아내 또는 남편과 사별하게 되면 그 이후로 이 땅에 남아 있는 반쪽은 삶의 의미를 잃어버린 채 먹는 것도 대충 먹게 되고 의욕이 사라지며 또 다른 병을 얻어 몇 년 내에 생을 마감하는 경우가 많다.

#2. 스트로크, 즉 중풍으로 고생하는 분들의 부부 생활을 보면 대개가 잠자리를 안 갖게 된 지 수년에서 수십 년 된 분들이다. 또한 발톱 무좀이 심해 덕지덕지한 상태이거나 발가락이 꼬여 뒤꿈치가 심하게 갈라져 있고 명치 또한 소 혓바닥처럼 앞이나 위쪽으로 길게 자라 있는 공통점이 있다. 아울러 성질이 불 같아서 '욱'하는 분들이 많다. 치골은 예로부터 불두덩뼈로 이곳은 부부관계를 통해 오르가슴을 느낄 때 인체 내 전기가 제대로 충전되게 되어 이렇게 불리어 왔다. 인체 내에 왜 풍(風)이 필요한지, 풍과 각종 질병과의 상관관계를 알아보자.

그 옛날 짚이나 나무로 밥을 짓던 시대를 생각해 보자. 나무에 불을 붙이려고 입김을 불어 가며 불을 붙여 보지만 나무가 젖어 있는 경우에는 연기만 자욱하게 날 뿐 눈물을 한 바가지씩 흘렸던 기억이 날 것이다. 그래서 생겨난 것이 풍로라는 것인데 이것을 돌려 가며 바람을 일으키면 손쉽게 불씨를 다시 살려 나무가 활활 타오르는 모습을 보게 된다. 이처럼 인간의 몸도 마찬가지다. 남녀가 합궁을 할 때 단순히 몇 분 내에 하는 둥 마는 둥 하다 끝내는 경우 남녀 모두의 뼈가 정상적이지 못하다. 입김만 불어 넣는 기(氣)의 단계를 뛰어넘어 거센 바람을 일으키는 풍(風)의 단계에까지 이르러야 거친 숨을 내쉬게 되고 심장박동도 빠른 속도로 뛰어 활활 타오르는 최적의 전기가 온몸에 전달되게 된다. 이것이 잘되어야 여자들의 경우 아기를 낳을 때 고생하지 않고 골반이 잘 발달돼 순산하게 된다. 중풍으로 고생하는 분들의 경우 대개가 부부관계를 못해 골반과 불두덩 뼈가 많이 상해 있는 분들이 많은 이유가 바로 여기에 있다.

골반이 제대로 발달되지 않고 나이가 들며 전기가 모자라면서 항문의 대변독이 제대로 빠져나가지 못해 골반이 C자 모양으로 활처럼 솟아 있는 경우가 많다. 여성들의 경우 자궁혹, 요실금으로 남성들의 경우 전립선 등 질환이 생기게 된다.

우리 몸은 식물성 호흡과 동물성 호흡을 함께 한다. 식물성 호흡이 자고 있을 때 하는 것이라면 동물성 호흡은 거칠다. 즉 동물성 호흡은 남녀 간의 성관계와 직결한다. 이것을 통해 골반을 먼저 살리고 골반은 다시 발바닥과 머리를 살려 세 곳이 삼위일체가 되어야 인체의 뼈와 육신이 다시 살게 된다. 요즘은 40대 초반만 돼도 각자 방을 쓰는 것이 무슨 유행처럼 되어 있다. 밤사이 잘 때 둘 중 한 명이 심장마비 등 무슨 일이 일어나도 모를 정도로 지내고 있는 형편이다. 부부간의 성관계를 통해 내 자신의 몸을 살리기도 하지만 사랑하는 반쪽 즉 돕는 배필인 반려자의 몸을 살려 주자. 궁(宮)이라는 글자처럼 한 지붕 아래 두 개의 입이 하나로 연결되어 한 몸이 되어 보자.

36. 똥끝과 스트레스 그리고 암

#1. 최근 며칠 전 만난 지인 중 한 분인 80대 노모가 한 걱정에 쌓여 있었다. 60대 아들이 트럭킹 직업을 통해 일하다 얻은 것이 바로 직장암이라는 청천벽력의 소식이었기 때문이다. 한동안 남의 밑에서 일을 하다가 자신이 직접 트럭을 구입해 올 5월까지 할부금을 다 갚느라 고생을 했는데 이제 살 만해지니 찾아온 것이 병이라며 팔순 노모가 한숨을 내쉬며 털어놓았다. 지난해 말부터 설사가 반복되어 일시적인 현상이려니 생각하고 방치를 했다가 더 병을 키운 꼴이 되었다. 게다가 직업상 매일 앉아서 활동할 수밖에 없고 제때 배변을 할 수 없는 상황이 반복되어 다른 사람보다 최악의 상황에서 일을 할 수밖에 없었다. 조금만 과속을 해도 티켓을 발부받고, 그러면 몇백 불이 아니라 몇천 불의 고지서를 받게 되니 스트레스 또한 이만저만이 아니었다. 말 그대로 '똥끝'이 탈 수밖에 없었던 것이다. 그렇다 보니 항문 주위와 압력방 내에 독소가 꽉 들어차 암을 키우는 온상이 될 수밖에 없었다.

예로부터 **'기가 막힌다'**는 표현을 자주 쓰고 들어 봤을 것이다. 한마디로 기가 막히면 인체의 흐름이 막히게 되니 삶을 살아가며 충격받는 일을 자주 받지 않는 것이 상책이다. 그렇다고 충격을 일부러 피해 갈 수도 없고 일단 똥끝이 탈 정도로 충격을 받으면 그 충격을 없애 줘야 한다.

충격은 마음속에 잠기게 되는데 그것이 단순히 신경을 쓰이게 하는 정도가 아니라 뼈가 사무치도록 뼛속으로 스며든다. 그래서 충격을 많이 받거나 뼛속에 독기, 음기, 냉기가 가득 들어찬 사람의 뼈를 보면 곳곳에 나무혹처럼 솟아 있게 된다. 어떤 분은 부분적으로 솟은 분이 있는가 하면 혹자는 갈비뼈 전체가 솟은 분도 있다.

교통사고를 당했을 때도 그 충격이 뼛속 깊이 스며든다. 대부분의 사람들이 교통사고를 당하면 물리치료를 받고 일부 재활치료를 받는 것으로 할 일을 다 한 것처럼 생각하다가 향후 1~2년 후에 온몸 이쪽저쪽이 쑤셔 오는 것을 느끼게 된다. 즉 뼛속 깊이 스며든 독소를 빼 주지 않으면 당장은 괜찮을지 모르지만 향후 삭신이 기분 나쁘게 아파 오는 것을 느끼게 되는 것이다.

항문의 괄약근은 참으로 신묘막측하다. 이곳이 풀리면 이 세상과 이별하는 날이 점점 가까워 온다는 방증이다. 아무리 변을 잘 배출하는 사람도 70대 즈음이 되면 80% 이상이 항문이 풀려 변을 보는 것이 시원찮아지고 어떤 분은 길을 가다가 갑자기 변이 새는 황당한 경험을 하게 된다. 변이 새면 단순히 항문만 고장 나는 것이 아니라 앞쪽에 해당하는 곳이 더불어 탈이 난다. 남성의 경우 전립선에 이상 신호가 오고 여성의 경우는 요실금이나 자궁과 난소에 혹이 생긴다. 대부분 이런 병이 생기면 해당 부위만을 다스리는 데 급급하게 되는데 사실은 뒤쪽 항문과 골반의 뼈에 이상이 생겼다는 방증이다. 그래서 요실금, 전립선, 자궁혹 등을 다스리려면 반드시 항문 내 대변독을 먼저 없애 주고 골반 속 독소를 제거해 줘 에너지가 뒤에서 앞으로 흘러가게 해 줘야 한다.

이렇게 항문과 골반 내 독소를 없애면 좀 힘든 상황에 닥쳐도 똥끝이 타는 느낌이 줄어드는 것을 느낀다. 장거리 운전을 한다면 독소는 빠지지 않은 채 항문과 고환 주위가 뜨끈뜨끈하니 더더욱 병을 키우는 온상이 될 수밖에 없다. 옛날 택시 운전을 하는 분들이 선풍기를 켜 놓고 골반 주위를 시원하게 하는 것도 바로 이러한 연유에서 행하는 것이다.

 항문의 독소를 매일 없애 주면 제일 좋은 것이 직장과 대장에서 생기는 용종(일명 폴립)의 공포에서 해방될 수 있다. 항문에서 썩은 독이 거꾸로 직장과 대장으로 거슬러 올라가 장에 혹처럼 용종을 만들고 향후 암으로 발전하게 된다.

37. 뼈가 좋으면 액운(厄運)과 질병도 피해 간다

#1. 심한 위산역류로 고생을 하던 한인 우버 운전자는 일 년에 몇 번씩 사고가 날 정도로 뼈 상태가 좋지 않았다. 그러던 그가 매일 뼛속 독소 제거를 통해 뼈를 재생시켜 주자 위장병이 확연하게 좋아지는 것을 몸소 느끼고 신기하게도 교통사고가 피해 가는 것을 알게 되었다고 고백을 했다.

#2. 어깨와 등에 늘 담이 걸리고 몸이 천근만근이던 50대 후반 여성이 요즘은 매일 아침 자신의 몸이 좋아지는 것을 보고 감동의 눈물을 흘리는 이유는 무엇일까. 그동안 10여 년 이상 경락 마사지를 받아 보아도 진척이 없던 몸이 바로 뼈를 다스려 주자 근육과 신경이 저절로 좋아지고 굳었던 몸이 서서히 풀리게 되었기 때문이다. 손가락도 요즘처럼 편하고 예쁜 적이 없을 정도라고 덧붙였다.

#3. 늘 얼굴이 검어 남들이 보기에 수심이 깊은 사람처럼 보였던 80대 남성이 요즘은 만나는 사람마다 신수가 좋아졌다는 이야기를 해 주어 신명 난 삶을 살고 있다. 골반과 등뼈 전체의 뼈독소인 산화철을 없애 주자 피부도 점점 빛이 나기 시작한 것이다.

사람은 60세가 넘으면 뼈 관리를 해 주지 않아 골병이 들어 있다. 골병을 고치려면 뼛속의 독소를 없애 줘야 한다. 많은 분들이 뭔가 먹어서 병을 고치려고 한다. 아무리 좋은 것을 넣어 줘도 뼛속이 썩어 있으면 백해무익할 뿐이다.

왜 뼈를 바꿔 줘야 할까. **뼈는 혈액, 호르몬, 비타민을 만들고 조절하는 생약이다.** 이런 뼈가 대소변독소와 철분 성분이 엉기어 골반에서부터 썩어 있다. 대소변 배출기관과 인접해 있는 미골(꼬리뼈)과 치골(앞 불두덩뼈)이 가장 먼저 상하게 된다. 그래서 나이가 들면서 대소변의 배출 능력이 떨어져 기저귀를 차는 지경까지 다다르게 되는 것이다.

문제는 이 독소가 고관절까지 그 영역을 넓힐 때부터 중병들이 생겨나고 액운까지 겹치게 된다. 병의 두목이 바로 여기에 있어 감지능력이 확연히 떨어진다. 골반이 망가지면 발로 가는 기운이 막히면서 발뼈가 꼬여 얕은 돌부리에도 쉽게 걸려 넘어진다. 마치 촉수 역할을 하는 고양이 수염을 잘라 버리면 방향감각을 잃어버려 이리저리 헤매는 것과 같은 이치이다.

뼈의 독소를 없애려면 하늘 에너지라야 가능하다. 왜냐하면 만물의 생성 원리가 기운이 필요하기 때문이다. 식물인간이 되었다가 다시 살아날 수 있는 것도 바로 뼈가 살아 있기 때문이다. 인체를 복제한 병체가 주인 행세를 하며 인간을 질병의 노예로 전락시킨다. 도둑놈 역할을 하는 병체를 쫓아내야 한다.

매일 양치질을 하듯이 '뼈치질'을 해 주면 신수가 훤해지고 액운도 피해 일도 술술 잘 풀린다. 생명의 원천인 뼈를 놔두고 곁가지만 건드리니 병이 더 활개를 칠 뿐이다.

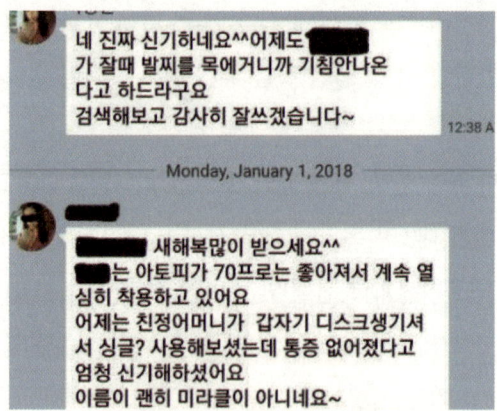

뼈독소 작업을 해 주면 피부 밖으로 독소가 터진다. 그래서 아토피 증상도 점점 호전된다.
발찌형을 사용 후 좋아진 분이 보낸 카톡 내용.

38. 배 속 냉증이 부르는 대표적 병들

#1. 늘 아랫배와 손발이 차가워 고생하는 50대 서 모 씨는 배 속의 냉기를 뽑기 위해 항문 내 대변독을 먼저 제거해 주고 골반과 등뼈의 독소를 빼 주는 것과 동시에 에너지가 뒤에서 앞으로 흐르게 한 상태에서 배 속 냉기를 뽑아 주었다. 워낙 냉기가 겹겹이 오랫동안 누적되어 쌓여 있어 그 뿌리를 뽑기가 쉽지 않았다. 지성이면 감천이라는 말이 있듯이 6개월간 지속적으로 뼈와 장내 독소를 뽑아 주자 서서히 몸이 따뜻해져 오는 것을 느끼게 되었다. 이제는 손발뿐만이 아니라 전신이 따뜻해져 냉수마찰을 해도 거뜬할 정도가 되었다.

냉기는 단도직입적으로 항문에서 역류되어 배 속으로 들어온 기운 때문에 생긴다. 직장, 대장을 거쳐 배 속으로 들어온 대변의 기운은 배 속에서 자생하면서 계속 부패하고 각종 가스를 만들어 낸다. 또한 발암성 물질을 계속 만들어 내고 유화수소, 인돌, 스케톨, 암모니아, 페놀, 아민 등 세균에 의한 독소를 계속 생성하게 된다. 이 장내세균은 배 속에서 계속 분비물을 내게 되고 급기야 장기를 직접 공격해 간과 신장 등에 이상을 불러 병을 만든다. 어떤 것은 벌떡대며 뛰어다니기도 한다. 또 식욕억제 호르몬인 렙틴의 기능저하를 불러 과식과 비만을 부르는 주범으로 바뀐다. 복부가 차가워지면 배의 보온을 위해 지방을 축적하게 되어 더 뚱뚱하게 된다.

복부냉증을 방치하게 될 경우 자궁냉증, 자궁근종, 월경통, 생리불순, 방광염 등이 자주 생길 수 있고 남성의 경우 성기능 저하, 전립선 문제가 생길 수 있다. 더욱이 직장, 대장 속에 변의 기운이 누적되었을 때에는 장내에 소위 말하는 용종(폴립)을 불러 이를 방치하면 향후 암 덩어리로 바뀌게 된다.

또 이 분비물은 당의 분해를 막아 당뇨병을 부르는 데 그 심각성이 있다. 중증 당뇨환자는 반드시 아랫배 딱딱한 변의 기운을 뽑아내야 해방이 가능하다.

냉증이 있으면 장 활동이 저하되어 혈액과 수분의 순환이 나빠져 피하조직에 수분이 쌓이게 된다. 이렇게 생겨난 부종을 방치하면 지방이 굳어져 소위 말하는 셀룰라이트 형태로 바뀌어 허벅지나 종아리 쪽에 보기 흉한 모습으로 남게 된다. 결국 종아리 부위에 하지정맥이 불거져 튀어 오르게 되고 발목 또한 부종으로 자주 붓게 된다. 나중에는 손과 발 주위가 시려 악수하기를 꺼리게 되고 밤에 발이 차가워 잠 못 이루는 밤을 지새우게 된다. 대개 손발이나 배가 차가우면 따뜻한 패드를 올려놓고 잠을 청해 보지만 잠시 효과를 볼 뿐 배 속 깊이 들어가 있는 냉기가 빠지지 않으면 임시변통에 불과하게 된다.

이렇게 혈액의 흐름이 나빠지면 피부에도 직접적인 영향을 주어 노폐물이 잘 배출되지 않아 피부트러블을 일으켜 피부가 잘 재생되지 않는다. 그렇다 보니 화장을 해도 화장발이 잘 받지 않고 피부 위로 겉돌게 되는 것이다. 마치 떡이진 것처럼 화장이 피부와 따로 놀게 된다.

냉증은 또한 등뼈에도 영향을 주어 등뼈를 앞으로 잡아당긴다. 이렇게 되면 에너지가 뒤에서 앞으로 흐르지 못해 위장과다, 소화불량 등 위장질환이 찾아온다. 위장이 약해진 사람은 영양을 흡수하는 활동이 약해져 빈혈이 찾아오기도 한다.

또 냉증으로 고생을 하면 신장과 폐, 피부를 비롯한 체내 장기의 활동이 저하되어 수분대사와 배설이 제대로 되지 않아 알레르기 물질에 과민해지게 된다. 그래서 기침과 콧물, 가래와 같은 증상이 자주 나타나게 된다. 이것은 체내의 불필요한 수분을 배출시키려는 자구책인 것이다.

39. 치매에 걸리지 않으려면

#1. 평생 수고하며 살아오신 부모님 중 한 분이 치매로 고생한다면 얼마나 낙심이 클까. 고령화로 인해 인간의 수명이 연장되었지만 이로 인한 치매 인구는 2050년이 되면 현재의 3배 이상으로 늘어난다고 한다. 현재 치매인 알츠하이머로 고생하는 인구가 4,400만 명에 달하고 미국에도 550만 명이 이 질병으로 괴롭힘을 당하고 있는 실정이다. 문제는 딱히 발병 기전과 원인을 아직까지 파악하지 못해 치유법과 약품이 나오지 못하고 있다.

Dementia(치매)는 라틴어의 De(아래로)와 Mens(정신)의 합성어로 '정신적 추락'을 뜻한다. 'Dementia'의 단어를 좀 더 파자해 보면 'De'는 '지우다, 없애다'라는 뜻이고 'Ment'는 'Mental'에서 보듯 '마음'이라는 뜻이다. 여기에 병을 뜻하는 어미 'ia'가 붙은 것으로 '마음이 지워지는 병'으로 보면 된다.

1906년 독일 신경병리학자인 알로이스 알츠하이머(Alois Alzheimer, 1864~1915) 박사에 의해 최초로 보고되어 그의 이름을 딴 '알츠하이머병(Alzheimer's disease)'이 치매의 대용어로 쓰이고 있다. 알츠하이머병은 치매의 원인이 되는 여러 질병 중의 하나로 전체 치매 환자 중 절반 이상을 차지하고 있다.

지금까지 치매를 일으키는 원인질환으로 80여 가지로 보고 있다. 크게 원발성, 퇴행성 치매인 알츠하이머병, 뇌혈관성 치매, 루이체 치매, 전두엽 치매 및 알코올성 치매 등을 주요 원인질환으로 보고 있다.

문제는 원인이 제대로 파악되지 않다 보니 해답을 찾지 못하고 있다. 마운트 사이나이 알츠하이머 연구센터의 사무엘 간디 부소장은 단도직입적으로 지금까지 어떠한 약도 알츠하이머 환자들이 독립적으로 생활할 수 있도록 개선시킨 적이 없다고 말한다.

치매와 관련된 약을 통해 임상실험을 해 보지만 인간은 치매 증상이 나타나기 이미 수십 년 전부터 이미 뇌에 손상이 일어나 진행되어 왔기 때문에 임상실험이 실패할 수밖에 없다는 이론이 지배적이다.

지금까지 알츠하이머 발병에 절대적인 플라크를 형성하는 베타아밀로이드 단백질 덩어리를 뇌에서 제거하는 의약품을 선보였지만 일부 효과만 있을 뿐 치매를 제어하거나 개선시키는 데 성공하지 못했다.

치매로 고생하는 분들의 상태를 보면 우선 뇌의 신경세포가 대부분 손상되어 있다. 아울러 균형 감각이 떨어져 마치 아기가 살얼음 위를 걷는 것처럼 작은 보폭으로 걷는다. 바로 여기에 치유의 희망이 있는 것이다.

발을 통해 올라가야 할 전기가 위로 솟구쳐 올라가지 못하다 보니 두개골로 가는 신경선이 자연적으로 막히게 된다. 그래서 점점 시간과 공간을 판단하는 능력이 떨어지고 언어와 의사소통 능력 또한 현격히 줄어들게 된다.

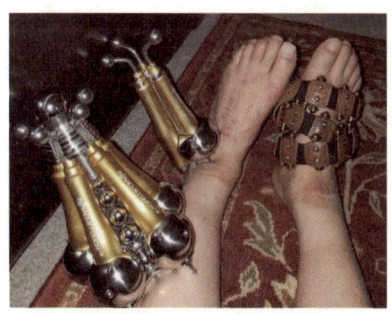

치매에 걸리지 않으려면 발끝부터 머리까지 뼈를 다스려 에너지가 잘 흐르게 해 줘야 한다. 침봉형으로 발목 부종을 다스리는 장면.

40. 장이 안 좋아 식사 후 30분이면 화장실로 달려가요

#1. 늘 먹기만 하면 체하고 위장 부분인 윗배가 불러 더부룩했던 60대 이 모 씨의 경우 등뼈 상태를 살펴보니 마치 구슬을 일렬종대로 세워 놓은 것처럼 불룩불룩 솟아 있었다. 더 밑으로 내려가 골반 상태를 보니 솥뚜껑처럼 불룩 솟아 있었다. 양 엉덩이를 산으로 비교할 때 천골과 미골은 골짜기처럼 깊숙이 잠겨 있어야 하는데 오히려 천골과 미골이 양 엉덩이보다 높게 솟아 활을 당겼을 때처럼의 모습을 띠고 있었다. 이렇다 보니 에너지가 꼬리뼈를 타고 위장 부분 흉추 6, 7번으로 달려갈 수가 없는 형국이었다. 그래서 음식을 먹어도 제때 소화를 시키지 못하고 위산역류와 자주 체하는 증상으로 고생해야만 했던 것이다.

인체의 등뼈는 단순히 몸을 지탱하는 역할만 하는 것이 아니라 오장육부로 에너지를 공급하는 역할을 한다. 그래서 예전 자녀들이 체하거나 했을 때 등을 두드려 체기를 내려가게 했던 것이다.

12개의 등뼈는 바로 밑 요추 5개와 더 밑으로 내려가 천골, 미골과 연결되어 활주로 역할을 한다. 즉 등뼈는 골반과 경추의 중간 지점에 자리 잡고 골반에서 올라오는 에너지를 앞쪽 오장육부에 공급하는 수송로 역할을 한다. 이후 목뼈와 두개골까지 에너지를 이동시켜 몸의 상중하가 유

기적으로 돌아가게 해 주는 핵심적인 부분이다.

 등뼈는 홀로 삐뚤어지지 않는다. 등뼈가 심하게 휜 분들을 만나 골반의 모습을 살펴보면 심하게 경사지어 삐뚤어져 있다. 인체는 이렇게 먼저 골반이 상하게 되면 자연반사적으로 넘어지지 않게 하기 위해 등뼈를 C자 모양으로 휘게 만든다. 이때부터 등 뒤에서 앞으로 흘러가는 에너지가 막혀 비로소 오장육부가 고장 난다.

 위장을 '쥐었다 폈다' 하는 역할은 바로 등 뒤 뼈가 담당한다. 등뼈 양 옆 손가락 한 마디 정도에 문(門)이 있다. 이곳으로 에너지가 흘러 들어가야 위장이 제 역할을 한다.

 위장이 좋아지면 음식을 먹은 후 곧바로 소장으로 내려가지 않고 2시간이 지나서 내려가는 작업을 하게 된다.

 흔히 수박이나 냉한 것을 먹게 되는 분의 경우 곧바로 화장실을 가게 되는데 특히 아랫배가 냉한 분들에게 자주 나타난다. 자주 설사를 하는 분은 지사제를 먹으면 일시적인 효과만 보게 된다. 계속 설사를 해 주어야 열도 빠지고 장내 유해 세균도 빠져나가게 된다.

 그런데 이 냉기는 어디서 생긴 것일까.

 바로 항문에서 시작된 대변독이 거꾸로 직장과 대장을 거쳐 역류해 들어와 똬리를 틀고 각종 가스를 만들어 내며 부패해 썩고 있기 때문이다. 이 냉기를 빼내려면 하루아침에 되지 않는다. 빼낼 수 있는 파워가 있어야 한다. 하늘 에너지의 힘이라야 가능하다. 다시 말해 태양 에너지의 열기와 번개 전기가 필요하다. 해당 부위를 다스려 주면 어느 날 오래된 흑변이 쏟아져 나오고 배 속에서 구렁이처럼 꿈틀대던 병의 뿌리가 서서히 녹아 없어지면서 한결 배 속이 편해지고 섭취한 음식의 영양분이 갈비뼈와 골반으로 스며들어 인체의 에너지원으로 바뀌게 된다. 이렇게 될 때 설사나 변비 그리고 식사 후 바로 화장실로 직행하던 것이 자연스럽게 사라지게 된다.

하늘 에너지를 반복적으로 골반과 배 속에 넣어 주면 변독소가 피부와 대소변으로 빠져나간다. 소변으로는 거품이 심하게 나오는데 이것이 바로 냉기의 뿌리인 암모니아수다. 대변으로는 역한 냄새를 뿜으며 흑변이 쏟아져 나온다. 이렇게 독소가 빠져나가면 어느새 직장과 대장 그리고 위장이 제 역할을 찾아 약을 복용하지 않고도 소화가 잘되게 된다.

41. 애간장이 타면 뼈가 꼬여 각종 병 생겨

#1. 어지럼증과 냉증, 알레르기, 위산역류, 꼬리뼈 통증, 빈뇨, 불면증 등으로 본 연구소를 찾은 60대 중반 여성의 경우 뼈가 고목나무처럼 말라 있었다. 마치 물이 제대로 공급되지 않는 나무와 같았다. 40대에 출산을 하고 중간에 교통사고까지 겹치면서 백혈구 혈소판 수치까지 낮아지고 호르몬 조절이 되지 않아 애를 먹고 있었다. 배 속은 늘 냉해서 추위를 타고 손발이 저리는 증상까지 겹쳐 있었다. 뼈독소 제거를 시작하자 귀에서 들리던 이명 소리도 점점 줄어들고 알레르기가 좋아지는 경험을 했다. 대략 석 달쯤 지나자 몸이 전체적으로 따뜻해지고 빈뇨 현상과 신물이 올라오는 것도 확연히 좋아졌다.

국어사전에 '애먹다'라는 말의 의미를 찾아보면 '속이 상할 정도로 어려움을 겪다'라고 나온다. 우리말에는 '애먹다' 이외에 '애간장 타다', '애쓰다', '애를 끊다' 등 '애'가 들어가는 말이 많다. '애'는 창자의 옛말이다. 임진왜란 중에 이순신 장군이 지은 시조 중 다음과 같은 구절이 나온다. 「한산섬 달 밝은 밤에」의 종장에 "어디서 일성호가는 남의 애를 끊나니"라는 표현이 나오는데 당시 왜군과의 큰 전쟁을 앞두고 깊은 시름에 잠겨 있는 터에 어디선가 들려오는 피리 소리가 이순신 장군 자신의 애를 끊어 놓으려 한다는 의미이다. '애'는 나중에는 오장육부 전체를 칭하는 말로 확대되어 '속'이라는 말과 같이 쓰여 속이 탄다, 속이 쓰리다, 속이 끓는다 등 마음이 몹시 답답하거나 일이 제대로 풀리지 않아 내장, 즉 속이 타들어 간다는 뜻을 통칭하기도 한다.

이처럼 애간장이 탈 정도로 심한 스트레스가 엄습하게 되면 가장 먼저 타격을 입고 오랫동안 그 후유증에 시달리는 곳이 바로 뼈이다. 그래서 예로부터 뼈에 사무친다고 말하는 것이다. 성경에도 '심령의 근심이 뼈를 마르게 한다'라고 표현하고 있다.

문제는 한번 뼈에 사무친 것은 잘 빠져나가지 않는다. 그래서 때만 되면 삭신이 쑤셔 온다. 이렇게 뼈에 사무친 것은 마음의 병을 가져와 공황장애나 우울증으로 커지게 된다.

거꾸로 뼛속에 잠긴 스트레스 호르몬과 독소를 제거해 주면 여러 가지 질병이 상기의 여성처럼 눈 녹듯이 동시다발적으로 사라진다.

가령 상기의 여성이 갖고 있던 병에 약을 처방받아 먹었다면 몸이 견디어 낼 수 있겠는가. 오장육부가 견디지 못해 또 다른 병을 불러올 것이 명약관화하다. 이와는 달리 뼈과학에서는 병이 나타난 부위만 다를 뿐이지 그 뿌리는 한곳으로 본다. 바로 뼈이다. 뼈가 상하면 근육, 신경과의 교감이 되지 못하면서 각종 병이 생기기 때문에 뼈만 다스려 주면 오만가지의 병이 뿌리를 내리지 못하고 사라지게 되는 것이다.

실례로 심한 우울증으로 고생하던 목사 부인이 불과 몇 개월 만에 우울증에서 해방된 경우가 있었다. 우울증이 찾아오자 어떤 음식도 먹고 싶지 않게 되고 물도 잘 마시지 못하게 되고 눈물만 흘려도 피부가 아플 정도까지 다다르게 되었다고 했다. 매일 앞가슴과 골반, 등뼈를 샅샅이 눌러 뼛속 깊이 파고들어 있는 산화철을 없애 주자 어느 날부터 뼈가 숨을 쉬기 시작하면서 약에 의존하지 않고 불면의 밤에서 해방되게 된 것이다.

장은 인체에서 골반 다음으로 중요한 부위이다. 장이 잘 움직이고 기능을 해야 음식물을 섭취했을 때 영양분이 제대로 흡수되어 뼈에 전달을 해 준다. 장이 꼬이거나 독소로 들어차면 음식물이 흡수되지 않아 설사로 나오거나 식사 후 얼마 되지 않아 화장실로 직행하게 된다. 물을 마셔도 흡수가 안 되어 빈뇨로 고생을 하게 된다.

흔히 똥배를 인격이라고 말하며 간과하는데 똥배로 인하여 장의 흐름이 막히면서 변비를 가져오고 또 직장과 대장에 용종(폴립)을 가져와 이것이 나중에 암 덩어리로 변하게 된다. 각종 병으로부터 애간장을 태우지 말고 창자(애) 청소를 통해 건강을 찾아보자.

42. 치아 관리를 잘해야 하는 까닭은

#1. 요즘 지상파를 통해 데뷔를 하는 젊은이들의 치아 상태를 보면 많은 이들이 자신의 치아를 뽑아 버리고 임플란트를 통해 가지런한 치아 상태를 보여 주고 있다. 겉으로 보기에는 하얗고 반짝이며 균형 있게 자리를 잡아 보기에 좋지만 우선 관리하기가 쉽지가 않고 10년 정도 사용하면 또 바꿔야 하는 번거로움이 있다. 더 중요한 것은 자신의 치아를 뽑아 버렸기 때문에 음식물을 씹을 때 치아 밑에 있는 쿠션 작용이 되지 않아 두개골에 혈류가 제대로 전달이 되지 않는 부작용이 생기게 된다. 점점 나이가 들면서 치매나 파킨슨병 등 두개골에 예측할 수 없는 병이 생길 수 있다는 것이다.

중국의 고전 『서경』의 홍범 편에 보면 다섯 가지 복이 나온다. 첫 번째 '수'로 오래 사는 것을 의미하고, 두 번째 '부'로 부유하게 사는 것을 뜻하고, 세 번째 '강녕'으로 건강하게 사는 것을 말한다. 네 번째 '유호덕'으로 덕을 좋아하고 베푸는 것을 이야기한다. 다섯 번째 '고종명'으로 깨끗한 죽음을 맞이하는 것을 의미한다. 이 다섯 가지 중 건강하게 오래 사는 지름길에 바로 치아가 그 역할을 담당하는 것에 눈을 떠야 한다. 왜 그럴까.

치아는 단순히 음식물을 씹어 위로 보내는 과정만 하는 것이 아니라 치아 밑에 쿠션 역할을 하는 치근막에 있는 혈액을 압축펌프 활동을 통해 혈액을 뇌로 보내게 된다. 한 번 씹을 때마다 3.5밀리리터를 보내게 되는데 많이 씹는 사람일수록 끊임없이 뇌에 혈액을 공급시켜 자극을 주어 뇌가 활성화되어 건강한 삶을 유지할 수가 있는 것이다. 이와는 반대로 치아가 자꾸 빠져 개수가 줄어들게 되면 치근막 쿠션 작용이 줄어들어 뇌로 가는 혈액의 양이 감소되어 당연히 뇌기능 저하로 이어지게 되는 것이다. 그래서 남들보다 빨리 의욕상실증이나 건망증이 찾아오고 치매나 파킨슨병이 발병할 확률이 높아지게 되는 것이다.

보통 치주염을 방치하게 되면 인체전기가 줄어드는 30대 중반부터 세균 증식의 속도를 면역력이 따라가지 못해 더 큰 병이 발생한다. 우선 당뇨병의 발생 확률이 높아진다. 실제 치주염이 있는 당뇨환자의 치석을 제거해 주면 평균 혈당치가 내려간다.

이렇게 입안에 치주균이 늘어나게 되면 심장 내막염, 관절염, 조산, 폐렴 등을 가져오기도 한다. 즉 구강 내 치아 부근 세균이 혈류를 타고 확산되어 심장의 특정 부위에 부착해 발병하고 선천적으로 심장에 문제가 있는 분도 충치를 통해 세균이 침범할 수 있다. 그래서 심장질환 외에 동맥 경화나 뇌졸중 등도 이와 관련이 있다는 학계 보고가 이어지고 있다.

또 조산이나 저체중 아이의 출산에도 영향을 미치고 입안의 특정 박테리아가 폐를 타고 들어가 폐렴이나 각종 호흡기 질환도 불러올 수 있다.

젊어서는 잇몸에 염증이 생겨도 금방 낫는데 점점 나이가 들며 인체의 전기, 즉 에너지가 부족해지면서 금방 호전되지 않는다. 잇몸에 염증이 생기면 혈액 속 염증물질인 사이토카인이 혈액과 함께 뇌로 침투해 아밀로이드베타 단백질이 급속도로 증가해 치매를 부르게 되는데 이 독소를 제때 뽑아 주는 것이 무엇보다 중요하다.

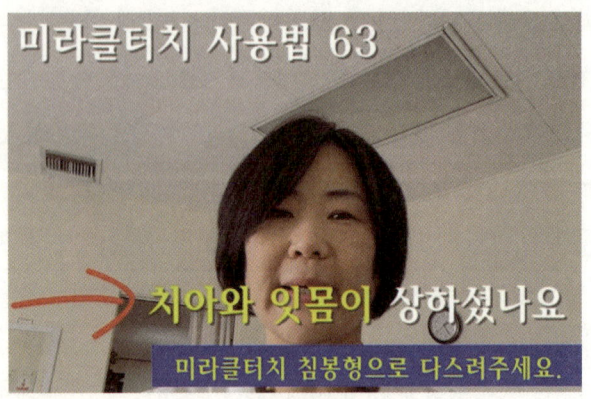

치매 환자의 입속은 염증으로 가득 차 씹을 때 염증물질이 뇌로 공급되어 병을 일으킨다.
유튜브에 '미라클터치 치아'를 검색하면 사용법을 볼 수 있다.

43. 엉덩이가 뒤로 빠지더니 자꾸 넘어져요

#1. 나이가 70 중반에 접어든 한 여성이 어느 날 다리가 풀리더니 자꾸 넘어지는 일이 생기게 되었다. 처음엔 어디에 걸려 잘못 발을 디딘 것으로 생각을 하다 집 안에서도 넘어지는 일이 반복이 되자 자신의 몸에 이상이 생긴 것을 깨닫게 되었다. 뼈 상태를 보니 엉덩이가 뒤로 쭉 빠져 등이 휘고 목이 앞으로 쭉 빠진 상태였고 다리로 가는 기운이 막혀 무릎 주위가 불룩 튀어나와 있었다. 게다가 발뼈가 오그라들어 발 사이즈가 확 줄어들어 있었다. 이렇다 보니 발바닥이 심하게 떠 있는 상태가 되어 어린아이들 발 사이즈로 줄어 걷는 것이 점점 어눌해져 가고 있었다. 또 발톱엔 노란 무좀이 생겨 작은 소라가 발톱에 달라붙어 기생하고 있는 것처럼 보였다.

나이가 들며 이곳저곳이 아프다 보니 늘어나는 것은 한숨과 약뿐이다. 통증이 생겨 아무리 파스를 바르고 자도 그때뿐, 도통 나을 기미가 보이지 않을 뿐이다. 그렇다 보니 점점 식욕도 잃고 먹는 것이 부족하다 보니 변비까지 겹쳐 몸이 심하게 망가지고 근육의 힘 또한 떨어져 큰 병을 앓고 난 사람처럼 비쩍 마르든지 거꾸로 비대해져 간다. 몸이 붓거나 많이 먹지도 않는데 살이 찌는 것도 사실은 병이다. 몸이 점점 망가져 가는데 대부분 노화의 한 과정이려니 생각을 하다가 더 큰 병으로 키운다.

역삼각형 모양의 골반(Pelvic)은 참으로 중요한 역할을 한다. 밤새 잠을 자는 동안 혈액과 호르몬을 만들어 인체에 필요한 곳에 공급을 한다. 그래서 잠을 잘 자는 것이 중요한 것이다.

뼈가 냉기와 음기, 독기로 가득 들어차면 뼈는 점점 상해 간다. 그래서 뼈가 많이 상한 사람의 마음은 대쪽과 같고 타협을 모른다. 툭 건드리기만 해도 쉽게 화를 낸다. 이와는 반대로 뼈 상태가 좋은 분은 웬만한 공격이 들어와도 쉽게 대응하지 않는다. 마음은 뼈 상태가 컨트롤한다. 뼈는 참으로 신묘막측하다. 뼈가 인체전기를 만들어 내기 때문에 뼈를 강하게 하면 근육과 신경은 저절로 찾아온다. 반대로 근육의 힘이 떨어지고 신경선이 막힌 경우는 이미 뼈가 망가져 있는 상태인 것이다.

골반 위쪽이 앞으로 기울어지고 아래쪽은 뒤로 빠지면서 꼬리뼈가 점점 위로 올라간다. 이렇게 되면 에너지가 뒤에서 앞으로 흐르지 못해 골반저근(꼬리뼈에서 앞쪽 치골을 연결하는 큰 근육)이 점점 풀리게 되어 변이 새게 되고 오줌이 조절되지 않아 시원하게 나오지 않게 된다. 그래서 늘 잔변감과 잔뇨감에 시달리게 되는 것이다.

문제는 여기서 그치지 않고 남아 있던 대변과 소변이 독이 되어 뼈로 스며들게 된다. 그래서 골반 전체가 뒤틀리면서 엉치가 울퉁불퉁해지고 허리 3~5번 뼈가 구슬을 일렬종대로 세워 놓은 것처럼 솟아오르게 된다. 식물의 뿌리가 땅위로 드러나면 나무가 흔들리듯이 인체의 근간인 골반과 허리가 솟아오르니 당연히 통증이 동반되고 뼈의 중추인 등뼈가 점점 약해지면서 자연스레 둘러싸고 있는 양쪽 갈비뼈가 솟아올라 통증을 동반하고 등뼈 양옆으로 흐르는 기운이 막혀 오장육부가 하나둘 고장이 나게 된다.

또 골반에 독소가 들어차면 엉덩이가 뒤로 빠지면 꼬리뼈가 앞으로 말리면서 전체 골반이 앞쪽으로 휘어진다. 이렇게 되면 체중이 앞으로 쏠리면서 넘어지지 않게 하려고 반대급부로 등이 굽어지게 된다. 이것이 10~15년 정도 지속되다가 이번에는 등이 너무 불룩 솟은 것과 반대로 목이 앞으로 쭉 빠지게 된다. 또 골반이 상하면서 다리 끝으로 가는 기운이 막혀 발뼈가 꼬여 발가락의 힘이 확연히 떨어져 작은 돌부리에도 걸리면 쉽게 넘어지게 된다. 그래서 점점 종종걸음을 걷게 되면서 발걸음이 작아지게 되는 것이다.

44. 자궁혹과 유산, 불임 그리고 생리통, 생리불순

#1. 20대부터 **생리가 불순**이 되어 피임약을 상시 복용했던 50대 초반의 여성이 찾아왔다. 자신이 닥터라고 소개하면서 항상 뼈가 차갑고 배 속과 자궁 속에 냉기가 가득하다고 털어놓았다. 침봉형을 뼈에 갖다 대자 보통 사람들의 몇 배의 통증을 느끼고 이내 허벅지 주위로 냉기가 빠져나가는 것을 몸소 경험했다.

#2. 몇 번의 **유산**으로 아기를 갖지 못하던 30대 중반의 여성의 경우 겉으로 보기에는 멀쩡한데 치골을 중심으로 뼈가 심하게 솟아 있는 것이 한눈에 보였다. 어언 반 년 이상 골반 전체의 뼈독소를 없애 주자 몸이 따뜻해지면서 어느 날 임신의 소식을 전해 주었다. 지금은 아들을 출산해 가정에 웃음꽃이 가득 피고 있는 중이다.

#3. **자궁혹**이 손으로 만져질 정도로 컸던 70대 초반의 여성이 사타구니와 배 속의 변독을 다스려 주자 혹 사이즈가 확 줄어드는 기적을 맛보게 되었다. 남편 또한 그동안의 결과를 지켜본 터라 놀라는 표정이었다. 아울러 대장의 용종도 함께 줄어드는 겹경사를 맞게 되었다.

#4. **생리** 때만 되면 늘 노심초사하는 20대 초반 여성의 경우 한번 생리가 멈추면 몇 달 동안 나오지 않고 어떤 때는 생리가 멈추지 않아 계속 피를 쏟아 내야만 했다. 그렇다고 젊어서부터 피임약으로 생리를 조절할 수

는 없는 노릇이었다. 사타구니와 배 속의 냉기를 뽑아내는 작업을 3개월 정도 진행하자 어느 날 덩어리 형태의 혈흔이 터져 나오고 자궁의 혹이 만져지지 않을 정도로 사라지는 것을 맛보았다. 이렇게 몸이 바뀌자 불규칙했던 생리가 사라지고 정상적인 생활을 맛보게 되었다.

상기의 여성처럼 자궁혹, 난소혹, 유산, 불임, 생리통, 생리불순 등으로 고생하는 분들이 많다. 이렇게 저렇게 손을 써 보지만 딱히 답을 찾지 못하다가 결국 피임약을 쓰거나 인공수정을 통해 임신을 하게 된다.

이러한 모든 여성 질환이 뼛속의 냉기로부터 시작이 된다는 점을 깨달으면 그 해결책도 쉽게 찾을 수가 있게 된다.

본원을 들르는 50대 이상의 여성들 중 자궁적출 수술을 받은 분들의 골반을 보면 마치 솥뚜껑처럼 솟아 있고 엉치 주위의 뼈가 울퉁불퉁한 공통점이 그 답을 해 주고 있다. 즉 뼈가 상해 있어 에너지가 골반 뒤에서 앞쪽이 자궁 쪽으로 흐르지 못해 결국 자궁 안이 냉기로 가득 차게 된다. 이때부터 자궁과 난소에 혹이 생기게 되고 그로 인해 심한 생리통을 앓게 되고 생리가 비정상적으로 바뀌게 되는 것이다.

냉기의 근본적인 뿌리는 대소변독소이다. 이 맹독이 꼬리뼈와 배 속까지 침투해 음기, 냉기, 독기를 만들어 각종 부인병을 만들어 낸다.

> period while traveling and I ended up getting through much more smoothly than I thought I could thanks to

여성질환의 뿌리는 냉기이다. 매달 생리통으로 고생하던 40대 초반 여성이 미라클터치 사용 후 고통에서 해방되어 감사 메시지를 보내왔다.

45. 원인 못 찾는 섬유근육통 왜 생길까

#1. 30대 후반 유 모 씨는 늘 힘이 없고 잦은 근육통으로 고생을 하고 있었다. 때로는 근육이 심하게 뭉치면서 통증이 찾아와 잠을 제대로 이루지 못하는 상황이었다. 엄마의 권유를 받아들여 골반과 전신의 뼈독소를 시작해 통증이 줄어드는 것을 몸소 체험했다. 또 계속된 유산으로 몸과 마음이 힘들었는데 임신과 출산의 과정을 거쳐 지금은 두 아이의 엄마가 되었다. 어떻게 이렇게 단시일 내에 좋은 결과를 가져올 수 있을까.

근육은 일반적으로 많은 에너지를 필요로 한다. 근육 세포는 끊임없는 수축과 이완작용을 통해 근육 자체가 생산하는 찌꺼기를 제거하는 일을 돕는다. 그러나 뼈에 독소가 가득 차고 전압이 모자라 냉해진 상태에서는 근육 안쪽에 체액들이 제대로 흐르지 않기 때문에 근육은 독소와 찌꺼기를 제거할 수가 없다. 근육의 힘살이나 중심부일수록 더 독소를 제거하기가 어렵다. 이로 인해 모든 근육은 오일이 없는 엔진과 마찬가지로 수축작용을 하지 못한다. 이렇게 근육이 뭉쳐지면 극심한 통증을 유발하게 되는데 이것을 일명 **'섬유 근통 증후군'**이라 부른다.

이렇게 인체 전압이 모자라 저체온이 지속되고 아무런 조치가 취해지지 않는다면 근육은 물 분자처럼 되어 움직임이 둔해지고 전기적 진동이 제로에 도달하게 되면 근육의 중심부 세포는 석회화된 돌처럼 단단하게 되는 것이다. 딱딱해진 근육은 아무리 지압과 마사지를 받아도 풀리지 않고 다시 굳어지게 된다.

'극소전류기(Micro current)'라고 부르는 전기 치료기를 이용한 임상실험 결과 근육의 통증 유발점을 부드럽게 마사지하면 통증이 사라진다. 즉 전기적 진동을 증가시켜 주면 근육 속의 굳어진 체액이 다시 흐르게 되어 근육의 수축과 이완 운동이 정상으로 돌아가 근육 속의 독소를 배출하게 된다. 하지만 이것은 일시적인 효과를 가져왔을 뿐 저체온 현상과 뼈독소를 근본적으로 없앨 수는 없다. 왜냐하면 이 근육을 주관하는 것이 뼈이기 때문이다.

인체는 치밀하게 연결되어 상호의존적으로 작동하는 전기회로라고 말할 수 있다. 인체 내의 어떤 하나의 전기회로가 망가진다면 그 결과는 몸 전체에 미친다. 근육의 전기회로가 망가져 근육이 고체화되고 석회화되면 다른 인체기관의 전기회로도 마찬가지로 망가지게 된다.

이렇게 되면 인체 내의 수 마일이나 되는 혈관 안에서 탁해지고 끈적해진 피는 동맥과 정맥을 통과하기가 점점 어려워진다. 동맥이 점점 딱딱해지는 동맥경화와 혈관이 막히는 현상도 저체온일 때 모든 세포에서 일어나는 문제와 동일하다. 사지말단에 생기는 부종과 손발가락 마디에 생기는 혹은 혈관을 둘러싼 근육 벽이 막혀서 더 이상 기능을 발휘하지 못하여 혈관의 구멍으로 체액이 새어 나와 생기는 것이다.

그다지 나이가 들지 않았어도 저체온인 사람들은 사지말단에서부터 증세가 나타난다. 그들은 발끝에서 손끝, 다리, 팔 등이 먼저 죽어 간다. 그들의 발을 만져 보면 얼음장처럼 차갑게 경직되어 있고 마치 죽은 시체와 같다. 발은 창백하고 푸르며 검푸른 혈관 안에는 생기가 없고 부식된 피가 고여 있는 것을 볼 수 있다. 말단기관인 발과 다리로부터 돌아오는 차가운 혈액은 특히 두뇌와 골수의 대사 작용을 지연시키는 동시에 중요한 내장 기관의 온도를 낮추는 원인이 된다. 이러한 중요한 기관의 체온이 지나치게 내려가면 바로 죽음에 이르게 되는 것이다. 얼굴 부위 3차 신경통으로 고생하는 분들도 모자라는 인체전기를 공급시켜 뼛속 독소를 없애 주면 생각보다 쉽게 해방이 가능하다.

46. 왜 탈모와 비듬이 생기고 머리가 지끈댈까

#1. 어느 날부터 머리가 자꾸 빠져 고민인 40대 남성이 찾아왔다. 사업을 하느라 머리를 많이 쓰고 온갖 스트레스로 인해 늘 머리가 지끈거렸다고 털어놓았다. 한마디로 두개골 전체에 산화철이 꽉 들어찬 형국이었다. 그렇다 보니 점점 머리카락 빠지는 일이 잦아지고 비듬도 생겨 고민이 이만저만이 아니라고 했다.

대개 스트레스가 한 번에 집중적으로 몰려오면 머리카락이 한 움큼씩 빠져 두개골에 구멍이 숭숭 나게 된다. 한마디로 두개골에 전기가 제대로 흐르지 않아 스트레스를 이겨 내지 못해 머리카락의 뿌리가 타 버리는 것이다. 식물의 뿌리가 메말라 땅 위로 솟아나는 것과 같은 이치이다. 두개골의 독소를 없애 주면 모근의 뿌리가 다시 열려 머리카락이 잘 빠지지 않고 다시 새로운 머리카락이 샘솟듯이 올라온다.

가장 좋은 방법은 모든 에너지가 골반에서부터 시작되어 두개골까지 흐르기 때문에 골반부터 요추~흉추~경추로 이어지는 인체의 수송로를 열어 주면 보다 빨리 좋아질 수 있다. 이명이 찾아온 분들 중 탈모현상이 동반되는 것은 같은 이치이다. 대개 두개골에 이상이 생기면 해당 부위만을 고치려고 하니까 잘 고쳐지지도 않고 오래 걸리게 된다.

인체는 스트레스를 받으면 어깨 주위가 딱딱해진다. 목과 어깨가 만나는 곳이 꽉 막히게 되면 에너지가 골반에서 올라오다가 이곳에서 막혀 경추를 흐르지 못하게 된다. 그래서 점점 두개골에 압력이 생겨 각종 병이 생긴다. 어떤 분은 알레르기로 고생을 하기도 하고 이명, 불면증, 어지럼증, 편두통, 고혈압, 탈모, 비듬 등이 생긴다.

 이런 분들의 목뒤를 보면 목이 두툼하거나 바로 위 후두골 주위가 불룩하다. 그래서 살이 두세 겹 접힐 정도로 뒤통수가 솟아 있다. 이 부위를 만져 보면 뼈가 도드라지게 솟아 있는 것을 알 수 있다. 뼈가 솟다가 보니 둘러싼 근육이 두툼해지고 딱딱해져 신경선이 막히는 결과를 초래하게 된다. 바로 이때부터 목뼈에서 눈, 코, 입, 귀로 가는 경로가 막혀 지나친 안압, 비압, 구압, 이압이 생겨 이것이 점점 병으로 나타나게 되는 것이다.

 등뼈가 막힌 분들은 또 명치가 동시에 불룩 솟아 있다. 등뼈가 막히면 에너지가 뒤에서 앞으로 흐르지 못해 앞가슴 뼈가 솟게 되고 명치가 자라게 되고 동시에 흉추를 타고 머리 쪽으로도 흐르지 못해 두개골에 압력이 발생하는 것이다.

 그래서 두개골 압력을 없애 주려면 뼈독소의 시작점인 골반 속 독소를 없애 주고 위로 이어지는 등뼈, 경추를 다스려 에너지가 솟구치게 도와주고 마지막 두개골을 다스리면 머리가 한결 가벼워지며 머리카락이 새롭게 나오는 기적을 맛볼 수가 있다. 덤으로 편두통은 언제 없어졌는지 모를 정도로 사라지게 된다. 이명과 불면증으로 고생하는 분도 같은 방법으로 해 주면 된다.

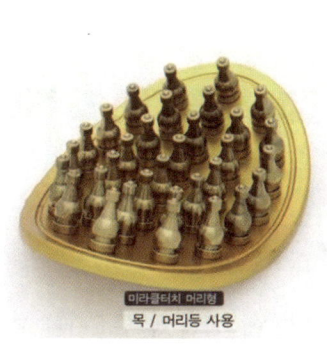 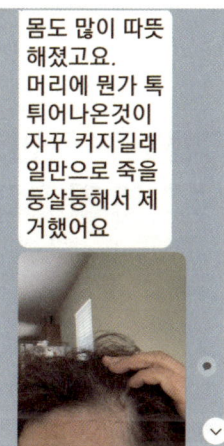

두개골은 머리형(왼쪽)이나 침봉형으로 다스려 준다.
머리에 난 뾰루지를 침봉으로 누르고 문질러 없애신 분이 보내 주신 카톡 내용(오른쪽).

47. 산후조리는 골반과 갈비뼈를 다스려 줘야 평생 고생 안 한다

#1. 타운에 거주하는 40대 이 모 씨는 출산 후 산후조리를 제대로 하지 못하고 평소 뼈 상태가 좋지 못해 아이를 낳은 지 5년도 되지 않아 엉치 주위가 울퉁불퉁하고 허리뼈와 등뼈가 위로 솟고 견갑골 또한 한쪽이 비대칭으로 솟아 이제는 목뼈 주위까지 아파 본 연구소를 찾아왔다. 그동안 침 치료를 하며 통증을 달래 보기도 하고 지압을 받으며 몇 년간 통증을 없애기 위해 노력을 해 보았지만 일시적으로 아픔이 사라지는 것에 만족을 해야 했다. 임산부가 출산 후 미역국을 먹는 것도 중요하지만 왜 뼈를 다스려 줘야 하는지 알아보자.

여성의 경우 아이를 한번 낳은 후에는 온몸의 에너지가 빠져나간다. 어떤 분은 출산 후 매끄러웠던 뒤꿈치가 꺼칠꺼칠해지기도 하고 혹자는 다리 부위에 피부병처럼 발진이 나타나기도 한다. 왜 발에 이러한 이상신호가 나타날까. 바로 골반이 열렸다 닫혔다를 반복하고 출산 후 골반이 제자리에 자리를 잡지 못하면 뼈와 뼈를 연결시켜 주는 관절 사이사이에 독소가 가득 들어차기 때문이다. 교통사고 환자의 경우를 생각하면 금방 이해가 갈 것이다. 뼈가 뒤틀리게 되면 인간의 두뇌는 자연반사적으로 더 이상 어긋나지 않도록 스트레스 호르몬이 다량 방출이 된다. 이것이 뼈

구멍 사이로 스며들며 적시에 빼 주지 않으면 잠복하다가 2~3년 후 통증의 원인으로 작용을 한다. 그래서 교통사고 환자들이 물리치료를 열심히 받아 보지만 몇 년 후 곳곳에 통증을 느끼고 비가 오거나 밤이 되면 기분이 나쁘도록 찌르는 고통에 시달리게 된다.

이처럼 출산 후 여성도 **골반이 제대로 교합되지 못하면서 꼬리뼈와 엉치부위가 아파 오고 엉치 주위가 울퉁불퉁해진다.** 뼈는 매끄러워야 한다. 이것이 정상이다. 10~20대 여성의 뼈를 문질러 보면 걸림이 없이 매끈하다. 나이가 점점 60~70대로 넘어갈수록 요철처럼 덜커덩댄다. 이것만으로도 뼈의 건강을 잴 수가 있다.

문제는 골반의 이상으로 끝나는 것이 아니라 골반이 뒤틀리면서 곧바로 허리나 고관절에 이상을 불러온다는 것이다. 역삼각형의 골반이 삐뚤어지면 골반 상층부에 걸터앉은 모습으로 놓여 있는 허리 5번 또한 같은 방향으로 삐뚤어질 수밖에 없다. 이어 허리 4번, 3번으로 계속 영향을 주어 소위 허리디스크가 생기는 것이다. 허리 통증이 완벽하게 없어지려면 반드시 허리 5번 밑에 있는 천골과 꼬리뼈를 포함한 골반 전체의 뒤틀림을 원상태로 돌려놓아야 한다. 그래야 재발이 되지 않는다. 문제는 한번 틀어진 골반 전체를 단 며칠 내에 되돌려 놓을 수가 없다는 데에 있다. 흔히 치아에 붙은 치석의 경우도 금속 기계로 갈아 떼어 내듯이 뼈에 붙은 골석을 하루아침에 제거할 수가 없다.

먼저 항문 내에서 생긴 독소가 더 이상 뼛속으로 전이되지 않도록 해 주는 것이 중요하다. 왜냐하면 골반 뼛속 독소를 빼 주었는데 항문에서 추가로 공급되면 다시 쌓이는 꼴이 되기 때문이다.

항문의 독소를 없애는 작업과 동시에 역삼각형 모양의 뼛속 독소를 빼 주어야 한다. 이후 요추와 흉추 쪽 독소를 서서히 제거해 준다. 아울러 배 속으로 들어간 똥배의 기운을 없애 주면 보다 손쉽게 딱딱해진 등판이 서서히 풀리면서 근육도 부드러워지고 신경 또한 원상태로 찾아가게 된다. 허벅지나 종아리가 당기거나 발목과 발등이 붓는 분은 반드시 고관절을 찾아 이곳 독소를 제거해 주어야 한다.

  출산 후 뒤틀린 골반과 동시에 갈비뼈 주위 뼈를 잘 다스려 줘야 한다. 배가 불러 오고 몸이 비대해지면서 갈비뼈 사이사이가 벌어지고 재조합을 거치는 과정에서 일정했던 간격이 무너지고 사이가 벌어지면서 에너지가 뒤에서 앞으로 흘러 들어가는 것이 막혀 오장육부에 병을 불러오게 된다. 그래서 여성이 남성보다 골반 병이 많은 이유가 여기서 시작된다.

48. 변비와 거식증으로 뼈가 완전히 말랐어요

#1. 30대 중반의 여성으로부터 전화가 왔다. 오랜 변비와 거식증으로 몸이 말라 수시로 병원을 달려가야만 했다고 말했다. 어찌 방법이 없겠느냐고 하소연을 했다. 병원에서 주는 약으로 달래 보지만 일시적일 뿐, 이제는 정신적인 문제까지 겹치고 위장장애로 물과 음식을 제대로 먹을 수 없는 상태라고 덧붙였다. 장은 말라비틀어져 답을 찾지 못해 울먹이는 소리로 살려 달라고 애원을 했다. 한마디로 영, 혼, 육이 따로 놀며 몸을 점점 갉아먹고 있는 형국이었다.

많은 여성분들에겐 날씬하고픈 욕망이 있다. 그래서 수시로 다이어트를 하고 금식을 하기도 한다. 중요한 것은 굶으면서 혹은 디톡스 프로그램으로 다이어트를 시도하다 몸을 망치는 분이 많다는 사실이다. 굶어서 살을 빼거나 다이어트 프로그램으로 장 청소를 하면 정상적인 세포까지 타격을 입어 살을 뺀 후 심한 요요현상으로 다시 입에 먹는 것을 털어 넣게 되어 결국에는 다이어트의 폐해만 남게 된다.

말 그대로 배 속에 들어간 나쁜 기운인 변독을 없애 줘야 한다. 한방에서는 이를 '적'이라고 부른다. 이것은 기체 형태로 배 속에서 자생하면서 산다. 그래서 매일 부글부글 끓으면 새로운 가스(Gas)를 만들어 내 인체를 병들게 만든다. 가장 대표적인 것이 바로 장의 흐름을 막는다. 그래서 배 속을 차갑게 만들고 위장에서 내려온 음식물의 영양분이 제대로 흡수되지 못하게 만든다. 결국 나중에는 위장장애까지 찾아와 물을 제대로 마실 수 없게 되고 음식을 먹어도 위장에서 아래로 내려가지 못해 소화불량과 위장장애를 불러온다. 이것이 반복되면 온몸의 뼈도 약해지고 더불어 마음 상태에도 교란이 찾아온다. 이때부터 어떤 사람에게는 섭식 장애라는 무서운 병이 찾아오고 변비로 고생하게 된다.

섭식 장애(Eating Disorder)는 크게 거식증(신경성 식욕부진증)과 폭식증(신경성 대식증)으로 나뉜다. 거식증은 살찌는 것에 대한 걱정과 공포 때문에 고의적으로 식사를 하지 않거나 토하는 행동을 반복한다. 이에 반해 폭식증은 먹는 것에 대한 자제력을 잃고 미친 듯이 먹어 대고 다 먹은 후에는 의도적으로 구토와 설사를 하게 된다. 이 두 가지는 유전적인 원인과 신경전달 물질의 변화로 생기거나 장 유착 등으로 인해 에너지 대사 과정에 이상이 생겨 나타난다. 또 심한 스트레스가 누적이 되고 배 속에 오랫동안 쌓여 있는 변독소가 장 안에서 부패해 위장장애가 생기고 뼈가 말라 극도의 불안감에 휩싸이는 심리적인 원인으로 생기도 한다.

이렇게 자신의 정신 상태를 조절할 수 없는 섭식장애 환자는 정상적인 사람들과 전혀 다른 행동 양상을 보인다. 그래서 체중이 적당함에도 불구하고 더 낮은 체중을 고집해 몸은 점점 말라 가는 악순환에 빠지게 된다. 그래서 살찌게 되는 음식이라고 판단이 되는 식품을 무조건 멀리하게 되고 이것을 먹으면 뚱뚱해질 것이라는 망상에 빠지게 된다. 심각한 분은 자가 구토와 설사제, 이뇨제를 상습 복용한다. 나중에는 몸에서 제대로 영양분을 흡수하지 못해 뼈가 말라 대뇌에서 호르몬 분비가 차단되면서 월경이 사라지고 뼈가 약해지면서 갑상샘 호르몬과 성장 호르몬도 이상이 생긴다. 또 머리카락이 자꾸 빠지고 사람을 만나는 것을 멀리하게 된다. 어지럽고 잘 쓰러지는 경우가 나타나고 더 나아가 심리적인 불안감 때문에 쉽게 화가 나고 초조해지고 우울증을 느껴 나중에는 죽고 싶은 생각이 자주 들게 된다.

인체는 영, 혼, 육이 삼위일체가 맞물려 돌아간다. 육신에 이상 신호가 오면서 동시에 영, 혼이 고장이 나게 된다. 뼈에 이상 신호가 생기면 육신은 더 나락으로 빠져든다. 마음의 병이 오래 지속되면 뼈가 제 역할을 하지 못하고 인체의 흐름이 막히면서 결국 오장육부에 심각한 고장을 불러오게 되는 것이다.

49. 알레르기는 코뼈가 상한 골병이다

#1. 최근 한 가정에서 저녁 모임을 갖던 중 날씨가 추워지고 기온이 내려가자 이곳저곳서 코를 훌쩍이는 모습을 목격했다. 코를 아예 푸는 사람이 있는가 하면 한편에선 훌쩍대기도 했다. 생각보다 많은 분들이 비염과 알레르기로 고생하고 있었다. 낯선 타지에 와서 스트레스를 잘 관리하지 못하다 보니 뼈 나이는 자신들의 나이보다 20년 이상 늙어 있는 상태였다.

— 수액이 방역 능력 담당

도대체 알레르기는 왜 생길까. 단도직입적으로 말하면 인체의 방역 능력이 떨어져 있기 때문이다. 방역이라 함은 흔히 보건소에서 연기를 뿜는 것으로 생각하지만 바로 수액이 방역을 담당하고 있다.

인체는 혈액이 10%고 나머지 90%는 수액으로 이루어져 있다. 갑작스럽게 수액이 무엇인가 의아해하는 분들이 있을 것이다. 수액이라 함은 머리카락과 손톱, 발톱 그리고 피부조직을 생각해 보면 된다. 이곳은 잘라내도 피가 나지 않는다. 즉 혈관이 없는데도 산소를 받고 영양분을 받게 되는데 바로 이것을 수액이 담당하고 있다. 수액에 생명의 신비가 있고 이것을 알아야 병의 본체를 알고 병의 뿌리를 뽑아낼 수가 있다.

알레르기 역사를 보면 한국의 경우 60~70년대 중화학공업과 석유화학 공업이 발달되면서 생겨났다. 케미컬 시대가 열리고 제약회사가 대형화되면서 약물이 범람해 작은 병도 자연 치유를 기다리는 대신 약으로 해결하려는 습관에 젖으면서 뼛속, 즉 골수가 망가져 알레르기가 우후죽순처럼 늘어나게 되었다.

콧구멍은 24시간 공기가 들어와야 한다. 방역 시스템이 바로 콧구멍에 있다. 또한 코딱지를 우습게 보는데 이것이 엄청나게 중요하다. 평상시 몸의 왼쪽이 불편하면 왼쪽에 코딱지가 안 생긴다. 알레르기 환자의 경우 대부분이 코딱지가 안 생긴다. 피부에 상처가 날 경우 혈액이 나오면서 피딱지가 생기지 않으면 사람이 죽게 되는 것과 같은 이치다. 딱지가 생기는 것이 인체를 보호하는 선천적인 능력인 것이다. 이러한 것을 바로 수액에서 조절한다. 알레르기의 경우 하루 만에 좋아지는 사람이 있는 반면 아주 상태가 나쁜 사람은 한 달여 이상 걸리기도 한다.

흔히 외출 후 집에 들어와 손을 씻는데 더 중요한 것은 물로 코를 씻어 내야 한다. 혹자는 소금물로 자주 씻어 내는 분들이 많은데 소금이 많이 들어가면 장기적으로 방역 능력이 오히려 떨어진다.

그러면 어떻게 해야 알레르기로부터 탈출이 가능할까?

우선 약을 많이 복용하는 분들은 생수를 하루 1갤런 이상을 마셔 주어야 한다. 하루 20~30알 정도의 약을 복용하는 분들의 경우 약 기운이 뼛속에 잠겨 수액이 제 역할을 못해 각종 장기에 이상이 생기는 분들이 많다. 되도록 숫자를 줄여서 몸이 약한테 지지 않게 해 주어야 한다.

또 코뼈가 좋아지려면 뼈의 뿌리이자 인체의 근간인 골반을 먼저 좋게 해 주어야 한다. 나이가 들수록 대변독이 제대로 배출이 안 되어 골반이 독기, 냉기, 음기로 찌들어 있기 때문이다. 누적해 쌓인 대변독은 꼬리뼈를 타고 등뼈를 거쳐 두개골까지 뻗쳐 올라가기 때문이다. 보통 알레르기가 심하면 코에 칙칙 뿌리는 약을 처방받아 임시변통으로 모면해 보지만 고질병에서 해방되지 못하고 있다.

 골반을 다스린 후에는 등뼈와 갈비뼈를 샅샅이 훑어 가며 전기와 열기를 불어넣어 준 후 코뼈를 다스려 주면 에너지가 어느새 골반이 꼬리뼈에서부터 두개골까지 흘러 코뼈의 세포가 재생되어 손쉽게 알레르기로부터 빠져나올 수가 있다. 비염 등으로 고생하는 분들은 반드시 쇄골을 위아래로 훑어 가며 뼛속에 잠겨 있는 독소인 산화철을 없애 주는 작업을 병행해야 한다. 이처럼 뼈를 깨끗하게 해 주면 신체는 저절로 살아나게 된다.

50. 발걸음과 노화, 자폐증, 뇌성마비, 다운증후군의 관계

#1. 생후 3년가량 된 아이가 본원을 찾아왔다. 아주 명석한 아이인데 걸을 때 뒤꿈치로 땅을 디디지 못하고 앞 발가락만으로 걷고 있었다. 자세히 몸 상태를 보니 골반의 좌우 균형이 무너져 왼쪽 엉덩이 크기가 오른쪽 엉덩이보다 상당히 커져 있었고 고관절이 밖으로 빠져 발 전체가 바깥으로 뉘어져 있었다. 아울러 왼쪽 어깨 부위가 불룩 솟아 근육의 긴장을 불러 몸이 S자 형태로 휘어져 가고 있었다.

#2. 자폐증을 갖고 있는 20대 초반의 남자는 얼굴을 땅에 대고 엎어 누웠을 때 발목이 땅에 닿지 않을 정도로 뻣뻣한 상태였고 견갑골을 포함한 갈비뼈가 마른 명태처럼 딱딱한 상태였다. 이렇다 보니 걸음을 걸어도 지기(地氣)가 충전이 되지 않아 두개골까지 솟구쳐 올라가지 못해 골반과 등판의 뼈가 점점 말라 갈 수밖에 없는 형국이었고 두개골 또한 과부하가 걸리는 상태가 되었다.

인간의 발은 참으로 중요하다. 그냥 이동하기 위한 수단이 아니다. 걸을 때 비로소 에너지의 충전이 이루어진다. 이 에너지는 뒤꿈치를 통해 골반을 거쳐 심장을 박동시키는 힘을 만들어 준다. 그래서 걷게 되면 당 수치가 내려가는 것이다.

만일 잘 걷지 못하면 골반과 등뼈의 기능이 확연히 떨어져 뼈의 골수가 마르게 되고 더 나아가 뼈를 둘러싸고 있는 근육이 타조알처럼 늘어지거나 딱딱해져 근육통과 관절염을 부르게 된다. 이렇게 되면 결국 두개골로 에너지가 올라가지 못해 점점 머리는 뜨거워져 두개골에 이상을 불러온다. 그래서 천재가 단명을 하는 것이고 자폐증이나 뇌성마비, 다운증후군의 원인이 되기도 한다.

성경에 보면 "내 백성이 지식이 없어 망하는도다"(호세아 4장 6절)라는 말씀처럼 인간은 자신의 육체에 대해 너무 무지하다. 많은 분들이 운동만 하면 몸이 좋아지는 줄 알고 열심히 등산과 조깅을 하는데 실은 뼈가 꼬여 있고 뒤틀린 상태에서는 오히려 몸을 망가뜨리는 역할을 할 뿐이다.

발가락은 고양이의 수염과 같은 역할을 한다. 고양이 수염을 잘라 놓으면 갈 길을 잃고 비틀거린다. 수염은 촉수다. 인간의 발가락이 망가지면 쉽게 넘어지고 걸어 다닐 때 감지 능력이 확 떨어진다. 그래서 살짝만 돌부리에 걸려도 넘어져 골반이 부서지는 불상사까지 가져온다. 이렇게 발이 고장 나면 골반이 더욱 나빠지고 급기야 무릎 통증을 불러온다.

시작점인 골반과 끝점인 발이 교감을 하지 못해 중간통로인 무릎에 열이 나면서 통증이 나타나게 되는 것이다. 그래서 무릎이 아픈 분은 우선 골반과 발을 고쳐야 근본 치유가 된다.

대략 인체 나이가 60이 넘어가면 자연스레 골반이 앞으로 말리고 등이 구부정해지면서 목이 앞으로 빠져 흉곽이 눌리면서 숨을 쉬기도 힘들어진다. 생명의 본체인 골반을 먼저 잘 다스려 주고 에너지 충전소인 발뼈를 다스려 순환이 되게 해 주면 뼈가 재생이 된다. 그래서 오만가지의 병이 동시다발로 떠나가고 예방이 된다.

2021년 10월 8일

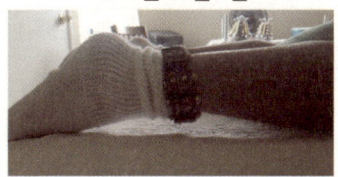

2021년 10월 22일

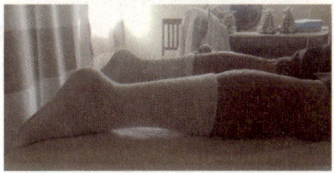

2022년 5월 25일

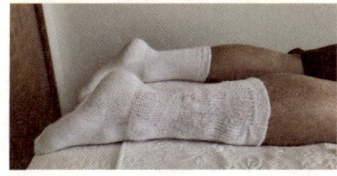

바닥에 닿지 않던 발목이 엄마 역할을 하는 골반의 독소를 다스려주자 서서히 펴진 모습이다.
그래야 걸을 때 인체전기가 잘 충전이 된다.

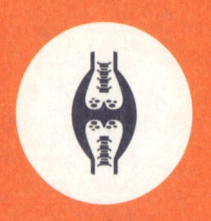  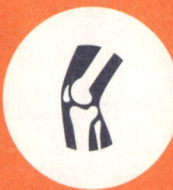

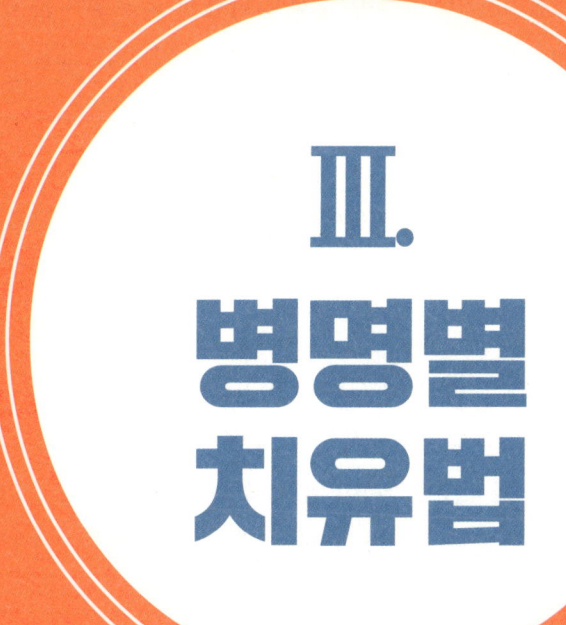

III. 병명별 치유법

1. 복용하던 전립선 약을 끊었어요

#1. 대소변이 조절되지 않아 팬티에 실례를 하던 80대 남성이 본 연구소를 찾았다. 그는 "내 나이가 된 사람도 좋아질 수 있느냐?"라고 물었다. 이미 전립선 수술을 두 번 받은 적이 있고 방광에 염증이 자주 일어나고 한쪽 신장을 40년 전에 떼어 낸 적이 있다고 말했다. 이랬던 분이 대변이 새어 나오지 않고 소변도 조절이 잘되어 한국여행까지 다녀올 수가 있게 되었다.

어느 날 갑자기 대변이 새어 나오거나 소변이 팬티에 자꾸 묻으면 황당할 것이다. 그렇다고 약으로 호전되지 않고, 실례를 하기 때문에 멀리 외출하기도 겁이 나고, 화장실이 가까이 있지 않으면 괜히 불안감이 엄습해 사람 만나기를 꺼릴 수밖에 없다. 혹시 방귀를 뀌다가 갑자기 팬티에 묻으면 참으로 난감하기 짝이 없을 것이다.

자, 그러면 위의 80대 남성이 어떻게 대소변이 새는 고통에서 탈출할 수 있었는지 실제 사례를 중심으로 살펴보자.

2017년 5월 24일. 첫 방문을 통해 자신의 상태를 밝힌 후 당일 항문에 삽입하는 남성용 노고단을 구입하여 사용하기 시작했다. 아울러 침봉형과 깔판형을 통해 골반과 등판 전체에 스며들어 있는 뼈독소를 뽑아냈다. 이렇게 일주일이 지나자 수면 때 소변 때문에 2~3번 깨던 상황이 1번으로 줄어드는 기적을 체험하게 되었다. 2주쯤 지나자 우선 변이 팬티에 지리던 것이 사라지고 침봉형으로 뼈를 눌러 주자 손등으로 검은색의 독이 솟아 올라왔다. 또 깔판형으로 매일 골반을 중심으로 뼈독소를 뽑아내고 머리형으로 두개골부터 갈비뼈 등 손이 닿는 부위를 문질러 주자 독소가 온몸에서 터져 나왔다.

이렇게 5개월이 지나자 이제는 소변이 새는 것도 사라지고 살이 많이 빠지고 머리를 누르니까 부스럼이 생기고 평소에 많이 빠져 고민이던 머리카락도 더 이상 빠지지 않게 되었다. 7개월쯤 다다랐을 때 자신의 아들도 닥터라고 이야기하면서 아들이 자신에게 해 줄 수 있는 것이 아무것도 없었는데 이렇게 자신의 모습이 달라진 것에 거듭 감사를 표시했다. 아울러 주위에서 구부러졌던 등판이 많이 펴졌고 얼굴색도 많이 밝아졌다고 말했다.

2018년 4월 25일. 드디어 한국을 다녀오게 되었다. 그동안 외출하기가 겁났었고 더더욱 여행을 한다는 것은 꿈도 꾸지 못했는데 뼈독소 제거 덕분에 본국을 다녀올 수 있었다고 털어놓았다.

2018년 7월 25일. 이제는 전립선 약도 끊게 되었다. 소변 조절이 되지 않던 것이 자연스럽게 되니 더 이상 약의 굴레에서 고생을 하지 않아도 되는 것이다. 체험 중 소변이 새어 나와 침대 시트에 묻어 난감했던 시절이 엊그제 같은데 이제는 당당히 외출도 할 수 있게 되어 자신처럼 대소변으로 고생하는 분들에게 적극 권유하게 되었다.

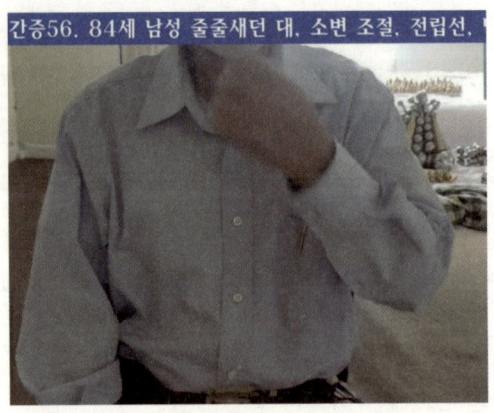

전립선 암도 경험했던 분이 뼈독소 제거로 전립선 완치 판정을 받았다고 고백했다.
유튜브에서 '미라클터치 뼈간증56'으로 검색하면 볼 수 있다.

2. 하룻밤 10번 이상 보던 소변 고통이 사라졌어요

#1. 매일 밤마다 소변을 보기 위해 10번 이상 화장실을 들락날락 다녀오는 설 씨는 소변빈삭 때문에 숙면을 취할 수가 없는 분이다. 항문과 질 삽입형을 사용하고 아울러 골반 전체의 독소를 빼 주는 깔판형과 침봉형을 병행하면서 한 달도 안 되어 잦은 빈뇨감에서 해방되어 잘해야 2~3번 다녀올 정도로 좋아지게 된 것이다.

인간은 나이가 들며 누구나 항문이 풀리고 질의 탄력을 잃어버린다. 그렇다고 그냥 속수무책으로 당하며 살 수는 없지 않은가. 예방이 가능하고 악화된 경우도 회복될 수 있는데 자포자기로 사는 분들이 의외로 많은 편이다. 그 병의 뿌리를 알지 못하기 때문이다.

그러면 **도대체 항문이 왜 풀릴까.** 어느 날 길을 가다가 아니면 방구를 뀔 때 나도 모르게 변이 새어 나오는 황당한 경험을 해 본 분들이 있을 것이다. 처음에는 단순히 설사겠지 생각하면 넘겼다가 이것이 반복이 되어 병원을 찾아가 보지만 뾰족한 대안을 찾지 못해 고민에 빠지게 된다.

항문의 괄약근은 스스로 풀리지 않는다. 근육이란 것은 뼈와 상관관계를 갖고 상부상조한다. 뼈의 기능이 약해지면 근육은 늘어지거나 딱딱해진다. 많은 분들이 근육이 딱딱해지면 지압을 받거나 경락 마사지를 받아 보지만 하루 이틀만 시원할 뿐 다시 근육은 딱딱해진다. 왜냐하면 풀렸던 근육은 안쪽의 솟은 뼈가 다시 근육을 당겨 딱딱하게 만들기 때문이다.

이처럼 항문과 질도 마찬가지이다. 아무리 조여 보려고 두뇌에서 명령을 내려도 도통 들어 먹지 않는다. 즉 케겔운동을 아무리 해도 항문 내에 독소가 들어차 있으면 아무 소용이 없게 된다. 항문 내 압력방의 독소와 미골에 스며 있는 대변독을 빼 주면 저절로 항문의 괄약근이 조여지는 놀라운 경험을 한다. 또 치골 내 소변독을 빼 주면 요실금이 사라지는 것도 같은 이치이다.

실제로 50대 여성의 경우 불과 1주일 만에 요실금이 사라지는 경우도 많이 나타난다. 개인별로 편차가 있기는 하지만 보통 1~3달 정도면 항문과 질이 조여져 잔뇨감과 잔변감 그리고 소변빈삭 등에서 해방되는 것이다.

좀 더 근본적으로 치유되려면 골반 전체의 뼈를 터치해 주면 된다. 골반뼈 상태가 대변독으로 들어차게 되면 뼈의 구멍이 일정한 상태를 유지하지 못하게 구멍이 커지게 된다. 이것이 바로 골다공증이다.

늘 질이 건조하고 밑이 빠지는 증상으로 고생하던 70대 박 모 씨의 경우 애액이 넘쳐 자궁건조증이 언제 그랬냐는 듯 사라져 젊은이들 못지않은 부부생활을 하고 있다.

평소 생리통으로 고생하는 분들도 질 삽입형을 통해 통증이 사라지고 생리혈이 깨끗이 바깥으로 빠져나온다.

요실금 수술을 했어도 소변 조절이 되지 않았던 70대 여성이 항문과 질 삽입형을 8개월간 사용 후 탈출한 내용을 장문의 편지로 보내온 내용.

3. 사타구니 소변독을 없애면 임신이 가능해진다

#1. 흔히들 사타구니 소변독과 임신이 무슨 관계가 있을까 의아해할 것이다. 실제로 타주에 거주하는 30대 여자분이 골반 내 항문과 앞쪽으로는 치골을 열심히 다스려 주고 사타구니 양쪽의 냉기와 독기를 없애 주어 새 생명을 잉태하는 기적을 맛 본 것이다. 보통 땀, 소변, 눈물, 콧물 등을 내보내는 것이 근육으로 알고 있지만 사실은 뼈가 주관을 하고 있음을 깨달아야 한다. 침이나 눈물샘이 나오지 않는 경우도 뼈를 터치해 주면 곧바로 나오는 것도 같은 이치다.

— 가공식품·컴퓨터도 불임 한몫

요즘 젊은이들은 배꼽을 훤히 드러내는 의상을 자주 입고 각종 가공식품을 상시 접하고 컴퓨터에 지나치게 많이 노출되어 점점 몸이 냉해지고 있는 상황이다.

분명 음식에도 전기적 에너지가 흐르고 있는데 인위적으로 가공된 음식만 찾다 보니 입으로는 척척 달라붙지만 속으로는 영양소가 파괴되고 산성화된 음식으로 인해 뼈 건강이 점점 나빠지는 것을 인지하지 못하고 있다.

또한 하루 7~8시간 이상 컴퓨터와 씨름을 하면서 생활하다 보니 전자파가 누적되어 뼈가 말라 몸이 차가워지고 있는 줄 모르고 있다. 많은 것이 간편해지고 쉽게 접할 수가 있어 좋지만 우리가 만들어 놓은 환경에 속고 사는 셈이다.

이와 더불어 물 대신에 찬 음료와 커피 등을 상시 마시게 됨으로써 뼈에 물 부족 현상이 일어나 뼈가 마르게 되고 좋은 혈액을 만들어 내지 못하는 것도 큰 이유가 된다.

인체는 뼈(骨)와 육(肉)이 9 대 1로 이루어져 있다. 그만큼 뼈가 차지하는 비중이 크고 뼈를 잘 다스려 줘야 건강해진다. 뼈를 잘 다스려 주면 육과 오장육부는 저절로 좋아지게 되어 있다.

상기의 경우처럼 임신을 하지 못하는 젊은이들의 경우 골반 내 대변독으로 산화철이 꽉 차 있고 앞쪽으로는 소변독이 차 있고 또한 환경적 요인으로 인해 사타구니 부분이 냉해져 있다. 그래서 방광염이 빨리 찾아오고 임신이 쉽게 되지 않고 자궁혹이 젊은 나이에도 빨리 찾아오는 것이다.

나이가 들어서는 그 냉한 것이 뼛속에 오래 잠겨 열이 육에서 뼈로 침투하지 못하게 된다. 그래서 겉으로는 열이 치밀어 오르면서 속으로는 뼈가 냉해 추워서 벌벌 떨게 되는 것이다. 밤사이 화장실을 자주 들락날락하는 것도 냉한 뼈가 근육을 컨트롤 못 해 생기는 것이다.

그러면 어떻게 사타구니 소변독을 없앨 수 있을까.

먼저 골반 부위를 집중적으로 터치해 줘야 한다. 골반에 쌓인 산화철을 방치하면 나중에 그 독이 신장으로 가서 혈액투석까지 부르기도 한다.

이어 서혜부(鼠蹊部, 사타구니) 양쪽 부분을 눌러 뼛속의 냉기와 독기를 빼 주게 되면 흔히 여성들에게 나타나는 요실금, 자궁혹, 냉대하, 남자들의 경우 전립선 문제 등을 한꺼번에 없앨 수가 있다.

이 냉기가 사라지면 자연스레 자궁에서 착상이 되는 것이다. 거액을 들여 시험관 아기를 낳으려고 하는 것보다 본인의 건강도 살리고 2세도 얻을 수 있는 일석이조의 방법을 지금 실천해 보자.

4. 요실금과 무좀이 사라졌어요

#1. 대소변이 시원치가 않아 패드를 차고 사는 80대 후반 라 모 씨의 경우 요실금이 생긴 지 어언 10년이 넘었다고 했다. 특히 잠을 잘 때 너무 소변이 마려워 잠을 설치기가 일쑤였다. 병력을 여쭈어보니 혈압과 심장약을 복용하고 있었고 무릎과 발 통증으로 고생을 하고 있었다. 발목은 수시로 부어 있는 상태였고 발톱을 보니 열 개의 발톱이 무좀으로 덕지덕지 커져 있었다. 골반이 상해 요실금이 생긴 것이고 골반의 에너지가 발끝으로 전달되지 못해 발톱 무좀과 발목 부종, 그리고 무릎 통증이 동시다발로 나타난 것이다. 라 씨가 골반 전체와 발 주위에 있는 뼛속 독소를 없애 주자 불과 열흘 만에 소변을 보는 것이 줄어들고 기저귀가 젖지 않는 기적을 맛보았다. 또한 발목형을 병행해 주자 발목 부종이 확연히 줄어들고 대략 한 달쯤 되자 엄지발톱 무좀이 서서히 없어지면서 소라처럼 붙어 있던 것이 점점 밖으로 밀려가고 새로운 발톱이 올라오는 것을 몸소 눈으로 확인할 수 있었다.

많은 분들이 요실금이 생겼을 때 수술을 하면 해결되는 것으로 착각하고 있다. 한동안 소변이 새지 않지만 다시 재발하는 경우가 부지기수다. 왜냐하면 근육을 컨트롤하는 것은 스스로가 하지 못하고 뼈가 담당하기 때문이다.

가령 항문이 풀려 변이 새는 분을 예를 들어 보자. 평소 케겔운동을 하면 항문 즉 괄약근이 조여지는 것으로 알고 있다. 일부분 효과를 볼 수 있지만 항문 내 압력방에 있는 변독을 뽑아 주지 않으면 절대 조여질 수가 없다. 그래서 나이가 들면 항문이 저절로 풀리고 의도하지 않았는데도 변이 저절로 새어 나와 기저귀를 차고 살 수밖에 없는 것이다.

이처럼 요실금이 생겼다는 것은 뒤쪽 골반과 항문의 상태가 좋지 않다는 방증이다. 다시 말해 에너지가 뒤에서 앞으로 흐르지 못해 질 쪽 근육의 탄력이 떨어진 것이다. 그래서 마음먹은 대로 조여지지가 않는 것이다. 50대의 경우 항문과 질 쪽에 삽입형을 사용하면 빠르면 일주일 만에도 요실금에서 해방되는 경우가 허다하다. 아울러 잔변감과 잔뇨감으로 시달리는 분들도 항문의 괄약근이 조여지면서 고질병에서 탈출이 가능하게 되는 것이다.

흔히 무좀을 피부병으로 생각하고 해당 부위에 약을 바르든지 약을 복용하기도 한다. 이것은 일시적인 땜빵 처리에 불과하다. 곰팡이균만 죽일 뿐이지 발톱의 색깔이 온전히 돌아오지 않는다. 많은 분들이 중풍과 무좀이 무슨 상관이 있느냐고 반문하는 분들이 많다. 나무 잎사귀를 예로 들어 보자. 잎사귀 끝이 마른다는 것은 뿌리에서 잎사귀까지 말라 간다는 방증이다. 이처럼 발끝에 무좀이 생긴다는 것은 골반 속 고관절에서부터 발끝의 연골까지 뼈의 골수가 말라 간다는 증거인 것이다. 이렇게 뼈가 마르니 중풍이 오는 것이 자명한 것이다. 중풍이 와서 팔과 다리를 끌고 다니는 쪽의 뼈를 점검해 보면 텅 빈 소리가 난다. 그래서 무좀이 무서운 것이다.

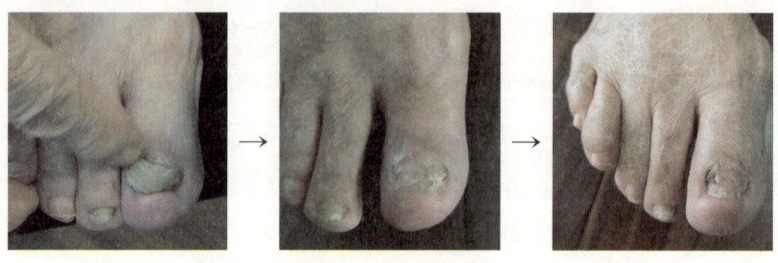

7개월간 골반의 변독소를 없애 발톱 무좀에서 해방된 80대 후반 여성의 변화 과정.

5. 치질, 치루, 변비, 항문 소양증에서 손쉽게 해방되기

#1. 치질 때문에 고생한다며 본 연구소를 찾았던 60대 손 모 씨의 경우 약을 먹거나 바르지 않고 단지 항문에 끼는 기구(여성용 도화봉)를 사용한 지 2주 만에 "이젠 새벽기도를 다니거나 아무리 힘들어도 항문의 괄약근이 땡땡해지지 않아요."라며 "그것 참 신기하네요, 변을 볼 때 힘을 세게 주지 않아도 되고 피가 나오지 않고 대변 색깔도 점점 노랗게 되어 가고 가늘었던 변이 점점 굵어집니다."라고 고백했다.

#2. 항문 소양증(가려움증)으로 지난 10여 년 이상을 고생하던 70대 여성도 불과 일주일도 되지 않아 탈출하게 된 것도 마찬가지로 항문 내 압력방에서 썩는 냄새를 몰아냈기 때문이다. 이것은 기체의 형태로 항문 내 남아 주위의 괄약근을 썩게 만들고 가렵게 만드는 원흉인 것이다. 매일 자신의 집과 직장 사무실에 연고를 비치해 두고 발라야 했던 번거로움에서 탈출하게 된 것이다.

흔히 **치질(痔疾)**이라 함은 항문 안팎에 생기는 외과적 질병을 통틀어 이르는 말로 암치질과 수치질로 나누어진다. **치루(痔瘻)**는 항문 또는 곧창자 부위에 고름집이 저절로 터지면서 샛길이 생기고, 고름 따위가 나오는 치질의 변종이다. **변비(便祕)**는 대변이 대장 속에 오래 맺혀 있고, 잘 누어지지 아니하는 병이다. 상습 변비 환자의 경우 창자에 특별한 병이 없는데도 늘 변비가 되는 경우로 어린이에게는 모유부족·당분부족 따위로 발생하고 성인에게는 물이 부족하고 운동부족과 신경과민인 사람에게서 많이 볼 수 있다.

 항문은 사람이 죽을 때 이곳을 통해 마지막 호흡이 나가는 곳으로 사람이 물에 빠져 익사했을 때 항문이 열려 있는가를 보고 생사를 판단하는 곳이다. 또한 남녀의 생식기가 인접해 있어 항문 속 독이 강할 때는 앞쪽의 생식기에도 영향을 미치게 된다. 그래서 여성의 경우 요실금이 나타나 아무 때나 소변을 보고 싶은 마음이 들고 오줌이 줄줄 새는 비상사태가 발생한다. 남성의 경우는 전립선에 이상이 생겨 소변의 힘이 약해지고 소변을 참는 것이 힘들어져 외출하기가 점점 꺼려지는 상태가 된다.

 항문의 위로는 꼬리뼈와 인접해 있어 항문이 독소로 가득 차 있게 되면 꼬리뼈를 타고 그 독소가 갈비뼈와 어깨, 머리로 올라가고 아래로는 고관절과 무릎, 발바닥까지 전달되기 때문에 인체 부위 중에 가장 중요한 곳으로 꼽힌다.

 골다공증이 생기는 것도 바로 이런 이유이다. 뼛속에 골충이 생겨 이것이 점점 갉아먹는다. 그래서 구멍이 점점 커져 골다공증이 되는 것이다. 많은 분들이 철분이나 칼슘이 부족해 약을 복용해 골다공증에서 벗어나려고 하는데 오히려 뼈 상태가 더 좋지 않은 결과가 나타난다고 이미 의학계에서도 여러 연구결과가 발표되고 있다. 왜냐하면 뼈에 독소가 덕지덕지 붙어 있는 상태에서는 약을 먹어도 아무 소용이 없고 오히려 독을 쌓는 결과가 되기 때문이다.

 또한 항문 안이 썩어 독소로 가득 차면 단순히 치질, 치루, 변비에 영향을 주는 것뿐만 아니라 직장암, 대장암의 발병 원인이 되기 때문에 건강검진 시 그 수치가 높게 나온 분들은 반드시 항문 내 독소를 제거해 주어야 한다.

치질과 치루 환자의 경우 보통 본 연구소에서 개발한 노고단(남성용), 도화봉(여성용)을 항문 내에 착용하면 2주에서 한 달 정도면 효과를 본다. 덤으로 요실금과 전립선으로 고생하시는 분들은 최소 반 년에서 일 년 이상 소요된다.

변비 환자의 경우는 일단 물을 하루 2리터 이상을 마셔 주어야 한다. 인체 내 뼈가 촉촉이 적셔져 있어야 장운동도 활발하게 이루어지기 때문이다. 여기에 항문 안은 삽입형으로 다스려 주고 소장과 대장은 허리벨트형과 침봉형, 깔판형을 병행해 장의 흐름을 열어 주면 어느 날부터 변이 쏟아져 나오게 된다.

6. 어깨, 팔꿈치, 손목 관절염 치유법

#1. 모든 관절염의 뿌리는 골반과 고관절이다. 무슨 뚱딴지같은 소리를 하느냐고 하는 분도 있다. 신기하게도 골반과 고관절을 깨끗하게 해 주고 해당 아픈 어깨나 팔꿈치, 손목 관절을 터치해 주면 회복 속도가 빨라지고 어느 날 관절염 통증에서 해방된다. 왜 그럴까. 바로 병의 뿌리를 터치해 주었기 때문이다. 그러면 골반과 고관절은 왜 먼저 상할까. 이것을 이해해야 어깨, 팔꿈치, 손목 관절염을 발본색원할 수 있게 된다.

인간은 항문이 열리면 열릴수록 골반에 독소가 들어찬다. 빼낼 힘의 에너지가 줄어들면서 점점 항문 내 압력방에 독소가 들어차 이것이 꼬리뼈와 요추를 거쳐 흉추를 통과해 경추와 어깨가 만나는 십자 지점에 큰 뼈 혹을 만들어 낸다. 이후 양어깨로 가는 기운이 막혀 어깨와 팔이 만나는 지점에 염증이 시작이 되고 또 팔꿈치와 손으로 가는 기운이 막혀 엘보 통증이 생기고 손목 주위에 툭 뼈가 솟아오르고 손가락 마디마다 관절염이 생겨 볼썽사납게 된다.

이처럼 어깨나 팔꿈치, 손목, 손가락에 관절염이 생긴 분은 그 뿌리인 항문과 골반을 먼저 터치해 준 후 깔판형을 이용해 요추~흉추~경추로 이어지는 몸의 근간 뼈를 다스려 주어 에너지가 꼬리뼈에서 두개골까지 논스톱으로 직행하도록 도와줘야 한다.

이제 해당 관절염 부위를 어떻게 다스려 줘야 하는지 구체적으로 알아보자.

옷을 입으면 재봉선이 있다. 일명 **'견우'라고 불리는 십자선이 치료선**이다. 맞닿는 곳에 미라클터치를 대 준다. 한 바퀴를 돌고 나면 문질러 준다. 또 견우와 경추 7번의 중간지점을 잡아 눌러 준다. 이후 겨드랑이 뒤쪽으로 이동해 눌러 준다. 힘을 쓸 때 뒤에서 받쳐 주기 때문에 병의 뿌리는 뒤쪽에 있다. 그다음 겨드랑이 밑을 눌러 주어야 한다. 효과를 보지 못한 사람은 이곳을 몰라 답을 못 찾는 경우가 많다. 놀랍게도 팔이 잘 당겨지지 않던 분이 더 펴진다.

팔꿈치 관절은 세부분으로 나뉜다. 엘보가 1번, 옆 위가 2번, 안쪽이 3번으로 나누어 3분 정도씩 터치해 준다. 통증을 견딜 수 있으면 흔들어 주면서 눌러 주면 치유속도가 빨라진다. 양옆에 튀어나온 2, 3번 뼈는 손목 양옆의 뼈와 일직선으로 맞닿아 있어 매우 중요한 뼈로 이곳을 집중적으로 다스려 주면 에너지가 손목으로 잘 흐르게 되어 있다.

손목 관절은 먼저 손목을 접었을 때 생기는 바깥선을 잡아 눌러 준다. 이어 위쪽 손목 맨 끝에 있는 튀어나온 뼈를 눌러 준다. 이어 손목의 안쪽 선을 따라 눌러 준다. 이후 손목과 엘보를 연결하는 뼈를 눌러 터치해 준다. 마지막으로 손가락 끝을 잡아 눌러 주고 손등과 손가락 사이를 눌러 준다. 힘든 일을 한 사람은 많이 망가져 있다. 손가락 마디마다 혹이 생긴 분은 반드시 어깨, 팔꿈치, 손목의 독소를 먼저 없애 준 후 해당 손가락을 다스려 줘야 한다.

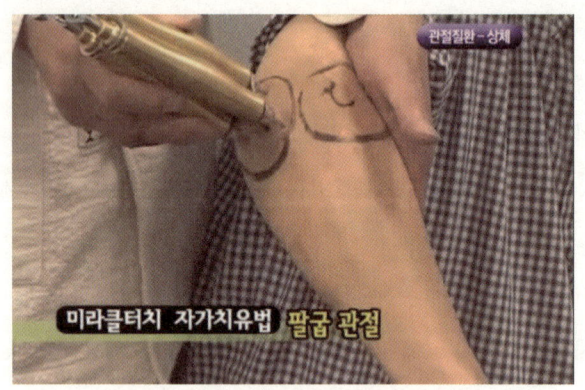

침봉으로 엘보 주위 산화철을 제거하는 모습.

7. 무려 10가지 병이 좋아졌어요

#1. 2년 전 이맘때쯤 60대 초반의 여성이 찾아왔다. 위산역류에서 해방된 지인의 소개를 통해 오신 것이다. 처음 병력을 여쭈어보니 **머리 통증, 어지럼증, 이명, 알레르기, 냉증, 위산역류, 당뇨 초기, 엉치 꼬리뼈 통증, 소변빈삭** 등을 털어놓았다. 이 외에도 혈소판이 낮아 늘 마음을 졸이고 있었고 교통사고로 다리를 수술한 적이 있어 보조기를 차고 다닌 경험이 있다고 말했다. 그래서 오금 부분이 편하지 않은 상태였다. 자세히 뼈 상태를 보니 꼬리뼈를 포함한 천골이 정상보다 상대적으로 많이 위로 솟아 있었으며 오른쪽 날갯죽지 부위가 심하게 솟아 에너지의 흐름을 막고 있었다. 신경이 예민한 날은 잠이 오지 않아 신경안정제를 먹을 정도였다. 이랬던 분이 지난 2년간 놀라운 회복을 경험한 것을 공유해 보자.

첫날 깔판형을 등에 깔고 눕자 심하게 아파해 엉덩이 부위에 수건을 깔고 시작을 했다. 10여 일 정도 체험하자 이내 몸이 따뜻해지는 것을 몸소 느끼게 되어 스스로 자신도 치유될 수 있다는 확신에 차게 되었다. 그래서 항문에 삽입하는 여성용 노고단을 먼저 끼고 며칠간 지나자 마음이 편해지는 것을 느끼게 되었다. 아울러 독소가 몸 밖으로 빠져나가면서 가려운 증상을 느끼고 동시에 몸살기가 찾아왔다.

대략 한 달여쯤 되자 귀에서 나는 소리도 점점 잦아들었다. 침봉형과 깔판형과 발찌로 온몸의 뼈를 누르고 문질러 주자 알레르기가 점점 잦아드는 것을 느끼게 되었고 질 쪽에 삽입하는 노고단을 사용한 후 한 달쯤 지나자 소변빈삭 현상도 현저하게 바뀌는 것을 체험했다. 이렇게 좋아지자 치질로 고생하는 남편에게도 항문 삽입형을 권해 불과 한 달도 되지 않아 치질에서 해방되는 기쁨을 맛보게 되었다.

어언 3개월이 지나자 이제는 아랫배가 서서히 따뜻해져 오고 이명 현상도 잘 느끼지 못할 정도로 바뀌었다. 어느 날은 혓바늘이 돋을 정도로 독소가 매일 터져 나왔다. 입에 침 마름 현상도 줄어들고 타주에 며칠 다녀왔는데도 피곤함을 느끼지 못할 정도로 몸의 상태가 전반적으로 좋아지고 있었다.

매일 깔판형을 엉덩이 부위에 깔아 골반 전체의 독소를 빼 주고 펜타곤과 대형 침봉형(항공모함)으로 꼬리뼈 주위와 아랫배, 그리고 등판 주위를 다스려 주자 배 속뿐만 아니라 손과 발도 점점 따뜻해져 오게 되었다. 에너지가 막힘없이 온몸으로 흐르게 된 것이다. 처음엔 꼬리뼈 주위가 솟아 심한 통증을 느꼈지만 점점 독소가 빠지면서 뼈가 원상태로 찾아가 골반 주위 통증도 사라지고 허벅지와 종아리 주위의 통증도 잦아들게 되었다.

작은 침봉형으로는 입안에 매일 넣어 잇몸을 다스려 주자 아팠던 치아 통증이 사라지는 것을 몸소 체험했다.

어언 1년간 머리부터 발끝까지 뼛속에 잠겨 있는 독소를 없애 주자 어느 날 감기처럼 콧물이 터져 나왔다. 평소 감기에 걸리면 몸도 아프고 힘이 없는 것과는 다르게 콧물만 터져 나왔다. 바로 냉기가 봇물처럼 밖으로 나오게 된 것이다. 어느 날은 사타구니 주위로 찬바람이 터져 나오기도 했고 가래도 터져 나와 목소리가 잠길 정도였다.

이렇게 독소가 터져 나오자 몸은 가벼워지고 에너지가 생겨 사람들을 만나는 것도 자신이 생기고 여행을 다녀와도 이겨 낼 수 있었다.

 전체적으로 꼬리뼈와 천골을 포함한 골반이 좋아져 에너지가 잘 흐르게 되자 몸 전체가 따뜻해지고 무엇보다 두개골로 가는 기운도 뚫려 상시 무거웠던 머리도 시원해지고 어지럼증 또한 사라지게 된 것이다. 아울러 위산도 좋아져 무슨 음식을 먹어도 잘 소화될 정도가 되었다. 게다가 적혈구, 혈소판 수치가 좋아져 스스로 마음의 안정도 찾게 된 것이다. 당연히 신경안정제는 멀리하게 되었다.

8. 얼굴이 검은 분은 뼈를 살려야 광채를 찾는다

#1. 다운타운에 거주하는 60대 한 모 씨는 요즘 시간 가는 줄 모른다. 만나는 사람마다 "얼굴이 몰라보게 달라졌어요. 빛이 나네요."라는 말을 자주 듣다 보니 외모에 자신감이 생기고 삶의 재미가 살아난 것이다. 처음 본 연구소에 들렀을 때 얼굴에 검은 그림자가 드리워져 있고 10여 년간 잠을 제대로 못 이루어 늘 머리가 무겁고 어깨가 천근만근이었다. 이후 골반부터 머리까지 뼈에 있는 독기와 음기, 냉기를 제거하였더니 3일 만에 잠을 다시 이루고 한 달 만에 어깨가 결리는 것이 사라지고 뱃살도 쏙 빠져 전체적으로 몸이 가벼워진 모습에 본인도 놀라는 모습이었다.

평소 건강했던 사람의 얼굴이 점점 검어지는 것은 왜일까?

우선 **잠 못 이루는 분들**에게 많이 나타난다. 옛날부터 잠이 보약이라고 하듯이 인체는 잠을 잘 때 무의식의 상태가 되어 골반에서 제대로 된 혈액을 생성해 나머지 뼈에 공급해 생명을 유지하게 되어 있다. 좋은 혈액이 공급되어야 고지혈증과 콜레스테롤이 자동적으로 없어지는 것도 마찬가지다.

밤새 노폐물을 배출하여 아침에 일어나면 대소변으로 쏟아 내야 하는데 숙면을 취하지 못하고 찔끔찔끔 소변을 보러 다니니 몸이 정상 상태를 유지하기가 힘든 것이다. 또한 불면증이 우울증으로 발전된 분들도 얼굴에 화색이 돌지 않는다. 대개 입맛이 없어 물을 마시기 싫어지고 식사도 거르는 악순환을 거듭한다. 이런 분들은 낮에 충분한 물을 흡수하고 저녁 7시 이후에는 음식과 물을 자제하고 밤 11시 이전에는 반드시 잠을 청하도록 습관을 바꾸어야 한다.

둘째로 간이 좋지 않은 분들에게 나타난다. 간에 관련된 병들은 간염, 간경화 외에 이것이 발전하여 생긴 간암 등이 있는 데 대부분 골반 내 항문의 대변독이 이곳까지 침범하여 영향을 준 경우이다.

자, 그러면 어떻게 하면 얼굴에 화색이 돌까?

먼저 골반 내 대변독을 없애 주어야 한다. 이후 꼬리뼈를 따라 등판의 갈비뼈를 전부 터치해 주고 흉추 12번에서 1번으로 올라가며 양옆 방광 경락을 집중적으로 눌러 줘야 한다. 이 과정을 거친 후에는 목뒤와 어깨가 만나는 부분을 동시에 눌러 주고 반드시 두개골 전체를 빗처럼 빗어 주고 눌러 주어 울퉁불퉁한 뼈 상태를 매끄럽게 만들어 주면 된다. 이 모든 과정을 거치다 보면 자신의 얼굴빛이 광채가 나면서 달라지고 덤으로 뱃살 또한 저절로 없어지는 것을 목격하게 된다.

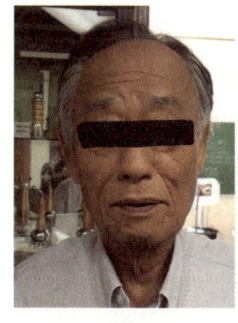 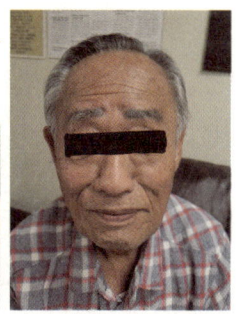

검은색을 띠었던 얼굴빛이 한 꺼풀 벗겨지면서 광채를 되찾게 된 전(왼쪽)과 후의 모습(오른쪽).

9. 난청과 이명, 해답이 보인다

#1. 인간이 나이가 들어 가며 피할 수 없는 것 중의 하나가 청각기능 이상이다. 단도직입적으로 그 원인은 골반에서부터 시작된 대변독이 머리 위까지 치밀고 올라와 목뼈와 두개골을 약화시켰기 때문이다. 다시 말해 골반과 등판을 거쳐 두개골까지 에너지가 흘러가야 되는데 제때 공급이 되지 않아 두개골에 압력이 생겨 귀 쪽에 이상을 불러왔기 때문이다.

청각기능의 이상은 크게 난청과 이명으로 구분할 수 있다. 구체적으로 어떻게 발병이 되고 치유 가능한지를 알아보자.

— 난청 해소: 물리적 난청과 심리적 난청으로 구별

첫째, 물리적 난청은 귓바퀴 주위를 둘러싸고 있는 뼈들의 노폐물이 잔뜩 쌓여 있을 때 청각 신경마비 현상이 발생하여 생긴다. 이때는 침봉을 사용하여 귓바퀴 주위의 뼈를 살살이 눌러 주고 난 후 쇠공으로 가볍게 문질러 준다. 한쪽 귀당 소요 시간은 30분. 매일 1시간씩 마사지해 주면 한 달에서 3개월 정도면 청각기능이 되살아난다. 귀가 잘 들리는 쪽과 들리지 않는 쪽의 귀를 만져 보면 부드러움의 차이가 큰 것을 금방 느낄 수가 있다.

둘째, 심리적 난청은 역사적, 지리적, 사회적 여건으로 인한 각종 스트레스로 생긴다. 우울증, 자폐증환자들이 많이 발생하는 것도 일맥상통한다. 이러한 증상을 느끼는 부위는 가슴이며 생각하는 부위는 머리로서 이 경우 반드시 가슴뼈와 두개골의 뼈 상태가 울퉁불퉁하고 빨래판처럼 수많은 뼈주름이 있다. 가슴뼈와 두개골을 각각 하루에 30분씩 6개월간 꾸준히 노력하면 청력회복은 물론 우울증과 자폐증의 고통으로부터 벗어날 수 있다.

— 이명 해결법

이명은 귀에서 소리가 나는 현상을 말하는데 사실은 귀에서 소리가 나는 것이 아니고 몸의 각 부위에서 소리가 나는 것으로 한 달 만에 완치되는 사례가 있는가 하면 3년을 치료해야 이명 현상이 치료되는 임상결과까지 다양하다.

1) 경증의 경우: 얼굴을 포함한 머리에는 코의 압력, 귀의 압력, 눈의 압력, 뇌의 압력 등 4가지 압력으로 신진대사가 이루어지고 있다. 미라클터치의 쇠공부분으로 쇄골의 목울대, 턱밑, 귀밑, 코 , 눈 주위를 계속 문질러 주면 해결된다.

2) 중증의 경우: 심장, 폐, 기장, 간, 비장, 췌장, 신장의 신진대사기능인 기압과 수압의 조절기능 이상에서 비롯된 것으로 미라클터치로 전신마사지를 한 시간씩 1~2년을 지속적으로 하면 해결된다.

3) 종증의 경우: 복부가 단단하거나 심장박동처럼 벌떡벌떡 뛰는 증상이 반드시 발생한다. 이때는 단단한 복부를 아주 부드럽게 해 주고 복부의 박동현상을 해결해 주어야 하는데 미라클터치로 매일 한 시간씩 3년간 마사지해 줘야 한다.

10. 요실금과 살을 에는 통증이 사라졌어요

#1. 엉치, 허리, 무릎, 고관절 통증에 시달리는 70세 이 모 씨의 경우 고등학교 시절 교통사고로 다친 견갑골까지 온몸이 통증 덩어리였다. 게다가 설사로 고생을 하고 있었으며 웃을 때면 소변이 새어 나와 기저귀를 차고 다녀야만 했다. 골반의 상태를 보니 가운데 천골이 위로 솟아 있었고 파스를 관절 부위마다 붙이고 살아야만 했다. 이 씨가 항문 삽입형, 침봉형과 깔판형을 사용하자 일주일 만에 사타구니(서혜부) 주위에 뼈독소가 검게 올라왔다. 한 달여쯤 되었을 때 흑변이 쏟아지고 두 달쯤 되자 온몸의 통증은 많이 줄어들고 특히 찌를 듯한 등판 통증이 호전되는 것을 체험했다. 8개월쯤 되었을 때 엉치와 허리가 편안해지는 것을 느끼게 되고 살을 에는 통증이 90% 이상 없어졌다고 고백을 했다. 요실금 또한 좋아져 이제는 기저귀를 완전히 떼고 정상적으로 생활하게 되었다.

골반(骨盤)이라 함은 말 그대로 모든 뼈(骨)의 기본(般) 그릇(皿)이다. 이곳에서 모든 혈액을 만들어 내고 호르몬을 생산한다. 그래서 필요 없는 혈액은 생리로 내보내게 된다. 골반이 부서지면 혈액을 더 이상 만들어 내지 못해 6개월 이내에 이 땅과 이별하게 된다. 그만큼 골반이 중요하게 된다.

문제는 항문에서 시작된 대변의 독소가 꼬리뼈를 타고 골반의 구멍 곳곳으로 스며들어 정상적인 구멍 배열이 점점 넓어져 소위 골다공증을 가져오게 되는 것이다. 골반의 뼈와 둘러싸고 있는 근육과의 교감이 사라져 항문 주위에는 치질이나 치루가 생기고 앞쪽으로는 요실금이나 전립선에 이상이 생기게 된다.

요실금이나 전립선이 생기면 해당 부위만을 다스리는데 반드시 골반의 뼈와 항문의 괄약근이 먼저 조여져야 한다. 왜냐하면 인체의 에너지의 흐름은 뒤에서 앞으로 흐르기 때문이다.

상기의 이 씨처럼 설사가 자주 생기는 이유는 항문의 독소가 직장, 대장을 타고 거꾸로 장으로 흘러 들어가 이것이 장내에서 부패하고 냉기를 부르는 암모니아를 만들어 내기 때문이다. 이렇다 보니 매일 생기는 냉기를 뿜어내지 않으면 몸이 더 이상 견디어 내지 못하기 때문에 설사로 나오게 되는 것이다.

배 속으로 흘러 들어간 냉기는 오랫동안 진행된 만큼 한꺼번에 잘 빠져 나오지 않는다. 중형 이상의 파워가 있는 미라클터치 침봉형과 등 뒤에 깔판형으로 에너지를 공급해 앞뒤에서 독소를 빼 주어야 한다.

나머지 골반과 대퇴골, 다리로 가는 뼈 곳곳이 쑤시거나 등판과 어깨 부위에 통증이 있는 분은 깔판형을 골반부터 어깨까지 깐 상태에서 침봉형으로 앞쪽을 눌러 발본색원해야 한다.

살을 에는 통증은 최소한 3~5개월 정도 독소를 뽑아내야 한다. 그러면 몸이 새털처럼 가벼워지고 걸음걸이도 한결 편해지고 통증이 사라지게 된다. 바로 뼈에 생기가 돌아 관절마다 에너지가 막힘이 없이 흘러 만사형통으로 바뀌게 된다.

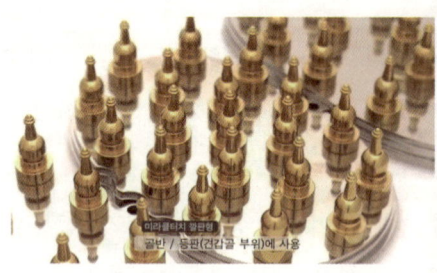
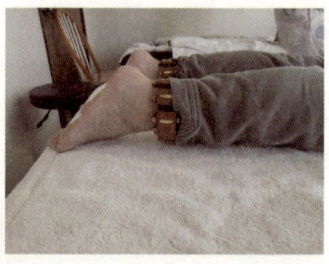
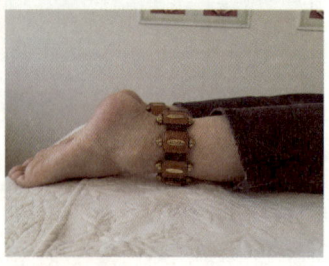

골반과 등판을 다스리기에 좋은 깔판형(왼쪽) 모습.
골반을 다스리면 굽어졌던 발목(오른쪽 위 사진)도 바닥에 닿을 정도로 펴진다(오른쪽 아래 사진).

11. 흔들리던 치아가 멀쩡해졌어요

#1. 어린 시절부터 위장장애와 각종 스트레스로 잘 먹지 못해 장이 마르고 뼈가 말라 물을 마시지 못한 40대 후반의 여성이 찾아왔다. 워낙 뼈가 말라 있다 보니 물을 거의 마시지 못하고 음료수를 찔끔 마시며 살아왔다. 게다가 음식은 더더욱 먹지 못해 꿀가루를 조금 물에 타서 먹을 정도였다. 이렇다 보니 전신의 뼈가 말라 비틀어져 아주 깡마른 몸으로 변할 수밖에 없었다. 치아 또한 모두 빠져 임플란트를 해야 할 만큼 몸이 성한 곳이 없었다. 미라클터치를 만나 거의 일 년여를 씨름하며 몇 번의 명현현상으로 고생해야 했다. 이러한 과정을 거친 후 최근 나타난 것이 바로 치아의 흔들림 현상이었다. 하지만 이것 또한 싱글형으로 잇몸을 매일 갖다 대자 잇몸이 점점 치아와 달라붙어 10일 만에 치아의 흔들림 현상이 사라지는 기적을 맛보게 되었다.

이 여성이 겪은 **첫 번째 명현현상은 배 속의 통증이었다.** 워낙 먹지를 못해 장이 유착되어 있어 이것을 불리는 작업이 만만치 않았다. 배 속을 눌러 보면 아주 단단한 돌이 들어 있는 것과 같았다. 그렇다 보니 당연히 변비를 달고 살아야 했다. 항문 삽입형을 괄약근 내에 삽입을 하자 잘 들어가지가 않았다. 항문 내 압력방 속에 있는 변독이 삽입형 기구를 밖으로 밀어내 더욱 삽입하기가 쉽지 않았다. 지성이면 감천이라는 말처럼 매일 삽입하기를 반복하자 어느새 기체인 독소가 밀려 나오면서 서서히 삽입이 되었다. 이렇게 항문에서 새로운 독소가 생기는 것을 막아 주면서 동시에 침봉형과 깔판형 그리고 허리벨트형으로 아랫배 속을 집중적으로 다스리자 배 속이 요동을 치면서 냉기가 터져 나왔다. 음식을 잘못 먹었을 때 느끼는 아릿아릿한 느낌이 지속되면서 오랫동안 배 속에 들어 기생하면서 살고 있던 독소가 터져 나온 것이다. 이렇게 대장과 직장 속의 독소가 터져 나가자 물이 먹히기 시작을 했다. 평소 한 모금도 제대로 마시지 못했던 물이 서서히 몸속으로 스며들기 시작하는 기적을 맛본 것이다.

두 번째 명현현상은 바로 어지럼증이다. 너무 어지러워 하늘과 땅이 서로 바뀌면서 도는 것이었다. '이러다가 내가 죽는 것은 아닌가' 하는 생각이 들 정도였지만 몸의 독소가 빠져나갈 때 심한 어지럼증이 찾아올 수 있다는 것을 미리 들은지라 이겨 내야겠다는 생각으로 다시 마음의 무장을 했다. 죽고자 하면 산다는 성경 말씀을 의지하고 씨름하며 일주일쯤 지나자 어지럼증 현상이 사라지면서 다시 정상 생활을 할 수 있었다. 참 신기한 것은 이런 현상을 거치자 몸이 새털처럼 가벼워지고 대인관계도 한결 자신감이 생긴 것이다. 이렇게 되자 매일 불을 켜 놓고 잘 수밖에 없을 정도로 약해 있던 심신이 회복되어 숙면을 취할 수가 있게 되었다. 평소 불을 끄고 자면 귀신이 자신을 붙잡아 갈 것 같은 환영에 사로잡혀 살 수밖에 없던 상황이 뼈를 다스려 주자 완전히 달라진 것이다.

세 번째로 나타난 것이 바로 치아의 흔들림이다. 워낙 온몸의 뼈가 말라 있으니 치아의 상태도 좋지 않아 모두 임플란트를 하고 살아야만 했다. 미라클터치를 만나 매일 독소를 빼내자 6개월쯤 되었을 때 왼쪽 치아 3개가 흔들리기 시작했다. 워낙 치아 상태가 좋지 않아 당연한 것으로 여기다가 일 년여쯤 되었을 때 이번에는 오른쪽 치아가 심하게 흔들리어 처음에는 치과에 가 보려고 하다가 싱글 침봉형으로 잇몸을 몇십 차례 대고 문지르기를 반복했다. 그런데 어느 순간 잇몸과 치아와 벌어져 있던 곳이 서서히 달라붙으며 치아가 흔들리지 않게 된 것이다. 어떻게 이런 일이 일어날 수 있는가 스스로 놀랄 정도였다. 치아 4대에 다시 임플란트를 하려면 최소 4천 불 이상이 들어야 할 텐데 돈을 들이지도 않고 자연 치유가 되었으니 이 얼마나 기쁨이 넘쳤겠는가. 이 여성은 "얼른 이 기쁜 소식을 미라클터치 식구들에게 전하고 싶은 마음이 굴뚝같았다."라고 당시를 회고하며 간증을 전해 주었다.

12. 운동해도 빠지지 않는 아래 뱃살 드디어 탈출

#1. 타운에 거주하는 70대 김 모 씨는 본 연구소에 들른 지 2주도 안 되어 주먹이 쉽게 들어갈 만큼 허리 사이즈가 줄어든 모습에 놀라는 모습이었다. 원래 불면증과 어깨 통증으로 찾아왔던 그가 인체의 뼈에 모자라는 에너지를 주입하자 아랫배의 독기, 음기, 냉기가 사라지며 손쉽게 예전의 모습을 되찾게 된 것이다. 이후 불면증도 자연스레 사라지고 어깨 통증은 한 달여 만에 통증이 없이 팔을 들어 올릴 수가 있었다.

인체는 왜 삼시 세끼 먹으며 사는데 몸의 불균형이 일어나 배불뚝이가 될까? 이에는 크게 세 가지의 형태의 원인이 있다.

첫째, **시도 때도 없이 먹는 형이다.**
인체는 먹은 것이 완전히 소화되려면 4~5시간을 기다려야 하는데 중간에 새로운 음식을 먹게 되면 두뇌는 앞서 먹은 음식을 소화시키는 작업을 중단하고 새로 먹은 음식을 소화시키려고 한다. 그래서 먼저 먹은 음식은 아랫배에 자동적으로 축적시키는 결과를 초래하게 된다. 특히 한밤에 몸속에 집어넣으니 몸이 버틸 재간이 없는 분들이다.

둘째, **차가운 음료를 자주 마시는 형이다.**
흔히 육류를 자주 접해 비만이 생기기도 하지만 고기를 먹으면서 얼음이 들어간 음료를 마시는 게 더 많이 작용한다. 즉 차가운 성분이 배 속 음식을 제대로 소화시키지 못하게 한다. 어떤 분은 배에서 열이 나서 이 것을 식혀 주기 위해 냉한 음식과 음료를 즐겨 찾는다. 즉 배 속의 음기, 냉기가 자꾸 차가운 것을 찾게 되는 악순환으로 점점 배가 불러만 가게 되는 것이다.

셋째, 골반 내 대변독과 소변독이 가득 차 있는 형이다.

매일 배변을 해도 항문 내 잔변들이 남아 이것이 산소와 결합하여 산화 철로 바뀌게 된다. 이후 맹독을 일으켜 이것이 골반뼈의 기능을 약화시 키게 된다. 또한 앞쪽으로는 소변독이 쌓이게 되어 요실금과 전립선, 그 리고 불임을 만드는 원인이 된다. 뼈에서 혈액을 생산하고 공급하는 신 진대사 기능이 현저하게 떨어져 지나치게 마른 체형이 되든지 물만 먹어 도 살이 찌는 비만형 체형이 되는 것이다.

그럼 어떻게 해야 아랫배 비만에서 탈출할 수 있을까?

상기 3가지 원인 중에서 1, 2번째의 경우는 식생활 습관을 바꾸어야 한 다. 음식 섭취를 최소 4시간마다 맞추고 간식은 피해야 한다. 또한 아이 스 워터 대신 상온의 물을 마시도록 한다.

3번째 대변독과 소변독이 원인이 되어 배가 나온 분들은 인체 내 독소 를 제거해 주어야 한다. 대소변 삽입형(남성용 노고단, 여성용 도화봉) 과 침봉형, 깔판형, 허리벨트형을 갖춰 매일 지속적으로 골반과 아랫배 를 집중적으로 터치하면 하루가 다르게 뱃살이 줄어드는 놀라운 기적을 맛볼 수가 있다.

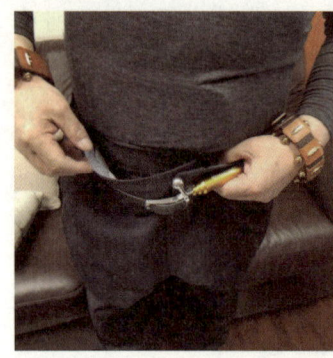 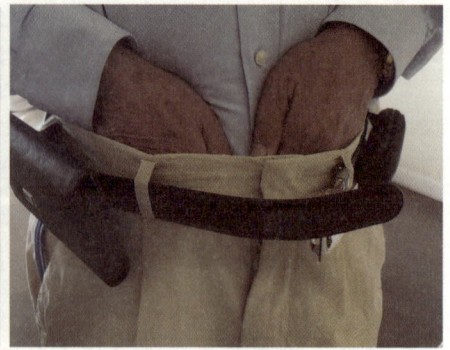

허리벨트형을 사용해 불과 한 달도 되지 않아 뱃살이 빠진 분들의 모습.

13. 안구 주위 뼈를 눌렀더니 시력 교정이 됐어요

#1. 흔히 산책을 하다 보면 미국인 여자들의 경우 출산 후 얼마 되지 않은 상태에서 갓난아이를 데리고 조깅을 즐기는 모습을 자주 목격하게 된다. 한국인의 경우 출산 후 몸조리를 위해 한 달 정도 꽁꽁 싸맨 채 두문불출하는 전통을 갖고 있기에 커다란 문화적 차이를 보여 준다. 어떻게 이런 일이 가능할까? 뼈의 관점에서 생각해 보면 그 해답이 있다.

한국인의 뼈는 미국 사람들의 뼈와 크게 차이가 난다. 한국인들의 경우 일제시대와 6·25 전쟁 등 질고의 과정을 거치다 보니 남보다는 나 자신을 챙기기도 바쁜 세대를 살아왔다. 그러다 보니 '사촌이 땅을 사도 배가 아프다'라는 속담처럼 환경적 어려움과 마음 씀씀이의 여유가 없어 뼈가 울퉁불퉁한 사람들이 많다. 반면 미국인들은 'Give and Take'의 문화처럼 먼저 남을 배려하고 풍부한 자원 속에 나눔을 실천하는 생활을 하다 보니 자연스레 뼈가 강하고 스트레스도 덜 받아 뼈가 매끄러운 편이다. 이것은 심안의 시력 교정과도 큰 관계가 있다.

흔히 시력 교정을 한다고 하면 안경의 도수를 조정하거나 라식수술을 먼저 떠올린다. 그러나 돈과 시간을 허비하지 않고 시력 교정을 할 수 있다면 얼마나 좋을까.

예로부터 우리 조상들은 눈을 마음의 창이라고 했다. 이 말의 뜻을 되새겨 보면 눈은 사물을 직접 보는 시력뿐 아니라 정신적으로 사물을 보는 능력을 가지고 있다는 것을 알 수 있다. 여기서 육안과 심안을 구별하여 살펴보아야 완전한 시력 교정을 할 수 있다.

먼저 **육안의 시력 교정**부터 알아보자.

육안의 시력 장애 종류를 살펴보면 근시, 원시, 난시, 백내장, 녹내장 등을 들 수가 있다. 이러한 장애는 안구가 아닌 둘러싸고 있는 뼈가 담당하고 있다는 사실을 알아야 한다.

안구 주위의 뼈에 노폐물과 불순물이 쌓이기 시작하면 안구 자체에서 발생하는 노폐물과 불순물이 안구 밖으로 배출되지 못해 안구 자체가 부패하기 시작하여 근시는 근시로, 원시는 원시로, 난시는 난시로 고정되어 버리고 백내장과 녹내장은 시간이 갈수록 악화된다.

즉, 시력장애를 교정하기 위해서는 안구를 둘러싸고 있는 뼈와 관자놀이 뼈, 미간의 뼈, 머리 뒷부분의 뼈에 쌓여 있는 노폐물을 제거해야 한다.

우선 미라클터치의 뾰족한 침봉으로 눌러 준 후 둥근 쇠공으로 문질러 주면 노폐물이 제거되어 안구 조절 기능이 재생되어 시력 교정이 된다. 매일 1시간씩 3개월에서 6개월만 꾸준히 미라클터치로 이들 뼈를 다스려 주면 놀라운 시력 교정 효과를 체험할 수 있다.

둘째, **심안 시력 교정**을 알아보자.

앞서 말했듯이 눈은 마음의 창으로서 어떤 마음을 가졌느냐에 따라 창문의 종류가 달라진다. 타고난 심성이 착하면 선함이 눈빛으로 나타난다. 심성이 고약하면 못 먹는 감 찔러나 보고, 내가 못 먹을 밥엔 재를 뿌리고, 남을 곱게 보지 못해 눈살을 찌푸리니 안구가 혹사를 당하는 것이다. 온몸의 뼈를 눌러 주면 성질이 성품으로 바뀌면서 눈이 점점 밝아지는 데 도움이 된다.

14. 발뼈를 다스리는 방법

#1. 발은 절대 혼자 망가지지 않는다. 엄마 역할을 하는 골반이 망가져 에너지가 발끝으로 흐르지 못할 때 망가진다. 그래서 항상 발을 치유하려면 먼저 골반과 항문을 깨끗하게 해 준 후 발을 좋게 해 주어야 한다. 그래서 발을 터치하기 전에 먼저 골반과 허벅지가 만나는 접점인 고관절 속의 독소를 없애 줘야 하는데 이 독소가 만만치가 않다. 최소 7개월에서 1년 반 정도가 소요될 정도로 독소가 겹겹이 쌓여 있다.

자, 그러면 사진을 보면서 자세히 발뼈를 다스리는 방법을 알아보자.

먼저 **사진 ①번**을 터치해 주어야 하는데 이곳은 발뒤꿈치에 불룩 튀어나온 뼈이다. 발에서 가장 중요한 위치이다. 바로 이곳을 통해 전기가 위로 올라간다.

둘째, **사진 ②, ③번**을 터치해야 하는데 이곳은 발의 균형을 잡아 주는 아주 중요한 위치이다. 이곳을 누르면 자지러지게 아플 정도로 통증을 느낀다. 동그란 모습으로 침봉형으로 눌러 주면 몸의 균형을 잡기가 편해진다. 자주 넘어지는 분은 이곳을 터치해 주어야 한다.

셋째, **사진 ④번**으로 새끼발가락에 돌출되어 나온 뼈로서 관절염으로 고생하는 분은 반드시 이곳을 건드려 줘야 한다. 아울러 **사진 ⑤번** 바깥쪽 복사뼈 주위를 눌러 종아리로 에너지가 잘 올라갈 수 있도록 도와줘야 한다.

넷째, 발의 바깥쪽을 다 해 준 후에는 안쪽으로 옮겨 온다. 먼저 **사진 ⑥번** 주위를 집중적으로 다스려 주는데 이곳은 안쪽 발의 균형을 잡아 주는 중요한 자리이다. 이어 엄지발가락 주위 ⑦, **⑧번**을 터치해 준다. 이곳에 독소가 끼면 통풍의 원인이 되고 발가락이 심하게 휘어 볼썽사납게 된다. 그래서 점점 발가락의 부조화로 발 전체 사이즈가 줄어들고 걸음걸이가 어눌해지는 원인이 된다. 이후 안쪽 복사뼈 주위(**사진 ⑨번**)를 집중적으로 다스려 종아리로 가는 흐름을 열어 준다.

다섯째, 발의 바깥쪽과 안쪽을 해 준 후에는 발등으로 옮겨 간다. 발등을 하기 전에 반드시 터치해 주어야 할 곳이 발가락이다. 발가락을 누른 후에는 발가락이 접히는 아래 부분을 눌러 준다. 그리고 발가락 사이사이에 봉을 끼워 뒤로 잡아당겨 자꾸 앞으로 굽어지는 발가락을 펴 주어야 한다.

여섯째, 본격적으로 발등의 독소를 없애 줘야 한다. **사진 ⑩번**에서 보는 것처럼 발등 위를 뼈가 놓여 있는 결을 따라 침봉으로 누르고 문질러 준다.

일곱째, 발등을 해 준 다음 발목을 열어 줘야 한다. 발을 손으로 잡고 둥글게 돌려 보면 뼈가 돌아가면서 움푹 들어가는 부분을 집중적으로 터치해 준다. 이후 종아리를 지탱하고 있는 경골과 비골 양옆의 부분을 집중적으로 눌러 준다.

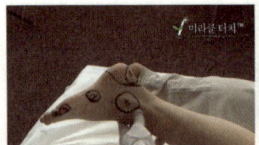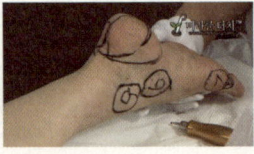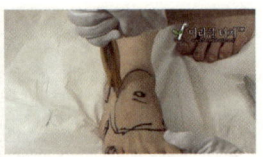

사진 속 ①번부터 ⑩번까지 발뼈를 다스려 주면 걸음걸이가 달라지고 각종 병의 뿌리를 잡는 데 도움이 된다.

15. 매일 밤마다 쥐가 나던 것이 사라졌어요

#1. 일 년 전에 중풍을 맞은 70대 박 모 씨는 거동이 불편한 오른쪽 발과 정강이를 미라클터치로 다스려 줬더니 발 전체를 부르르 떨면서 고통스러워했다. 또한 끌고 다니는 쪽의 정강이를 두드려 봤더니 '텅' 하고 비어 있는 소리가 났다. 이후 박 씨는 발목형 제품을 착용하고 침봉형으로 매일 해당 부위를 누른 지 1주일 만에 다시 들러 "참 희한하네요. 발바닥이 뜨거워지더니 발목부터 무릎까지 골수가 채워져 가는 느낌이 드네요. 걸음걸이도 전보다 훨씬 편해져 좋아요."라며 "골반부터 발끝까지 열심히 눌러 스트로크의 재발 위험으로부터 벗어나야겠어요."라고 말했다.

상기의 환자처럼 인체의 발은 골반만큼이나 중요하다. 걸어 다닐 수 있는 힘만 있어도 생명이 연장될 만큼 인체의 발은 전기를 자체 충전하는 발전기 역할을 한다.

그러면 왜 이처럼 중요한 발이 점점 제 역할을 하지 못하고 천덕꾸러기가 되는 걸까?

인간은 현대를 살아가면서 인간이 만들어 놓은 환경에 속고 산다. 주위를 둘러보아도 온통 아스팔트뿐이니 맨땅을 밟으며 땅의 기운인 지기(地氣)를 얻어 전기가 자체 충전될 기회가 없는 것이다.

거기다가 맨발이 아닌 운동화를 신으니 더더욱 기운을 얻을 수가 없다.

걸으면서 압착으로 인한 전기만 충전될 뿐이다. 문제는 발이 점점 불편해지면서 깔창을 높게 깔고 다니게 되는데 이것은 아주 위험천만한 일이다. 왜냐하면 당장은 발이 편한 것처럼 느끼게 되지만 장기적으로 사용하게 되면 발뼈 26개가 제대로 놀지 못하고 점점 퇴화되기 때문에 나중에는 발바닥이나 뒤꿈치에 통증을 불러오고 무릎과 고관절, 허리, 목 통증을 불러오는 주범으로 바뀌게 된다. 아프리카 마사이족의 경우 맨발로 다니기 때문에 허리, 경추 통증 환자가 없는 것이 이를 잘 대변해 준다.

흔히 발에 무좀이 있는 분들이 해변을 오래 걸어 다니면 무좀이 없어지는 것도 햇빛으로부터 나오는 양의 기운을 흠뻑 받은 모래나 자갈로부터 제대로 된 기운이 발바닥과 뒤꿈치를 통해 몸에 들어왔기 때문에 자연 치유가 되는 것이다.

또한 발이 불편해지는 또 다른 이유는 인체 내 항문 독으로 인하여 골반이 무너지고 골반의 뼈가 골골대면서 발끝까지 기운이 제대로 전달되지 못하기 때문이다.

당뇨 환자가 발등과 발뒤꿈치 전체를 다스려 주고 무릎과 골반을 동시에 터치해 주면 당수치가 400~500까지 올라가는 사람이 150까지 손쉽게 내려가는 것도 인체 내 충분한 전압이 흐르고 독소를 배출함으로써 당을 분해하는 에너지가 충분히 흐르기 때문이다.

매일 밤잠을 자면서 쥐가 자주 나는 분은 우선 발목에 미라클터치를 차고 주무시면 예방이 된다. 또한 중풍(스트로크)의 질병으로부터 해방될 수가 있다. 이미 약하게 한번 중풍이 발병하신 분들도 발목형 제품을 차고 있으면 재발의 공포로부터 벗어날 수가 있다.

아울러 발바닥과 발뒤꿈치에 통증을 갖고 있는 분들의 경우 침봉형으로 무릎 부위부터 발바닥, 발가락을 샅샅이 터치해 주면 뼈에 쌓여 있는 독소가 배출되어 둘러싸고 있는 근육과 신경선이 열리게 되면서 통증뿐만 아니라 쥐 나는 것이 자연스럽게 사라진다.

 쥐가 자주 나는 분들의 경우 발목이 꼬여 있고 장딴지 근육이 경직되어 있다. 이곳만 터치해 주어도 금방 표시가 날 만큼 변화가 찾아온다.

 매일 밤 고민하지 말고 뼈 터치를 직접 해 보자. 머리부터 발끝까지 뼈를 중심으로 어떤 부위든지 터치해 주면 금방 효과가 나타난다. 그래서 각종 통증으로 고생하는 분들도 웃음을 찾게 된다.

 무릎과 발목 부종(붓는 현상)으로 고생하는 분들도 마찬가지이다. 5개 발가락을 중심으로 막혀 있던 신경선을 열어 주고 무릎과 발목 사이에 있는 경골과 비골을 터치해 주면 펌프 역할이 되어 언제 아팠는지 모를 정도로 부종 현상이 사라진다.

16. 만성 무기력증과 두통이 사라졌어요

#1. 타운에 거주하는 심 모 씨는 교통사고 후유증으로 허리부터 어깨까지 소위 철심을 박은 채로 통증이 심한 상태였다. 한 번도 아니고 두 번의 사고를 겪어 심신 또한 지쳐 있었다. 이렇다 보니 항상 머리 쪽이 무거웠고 눈은 침침해져 왔다. 가장 힘든 것은 골반 아래쪽으로 근육이 풀리다 보니 발끝까지 에너지가 제대로 전달이 안 돼 걸을 수 없는 지경이었다. 또한 10여 년간 온갖 통증으로 진통제를 먹다 보니 장기도 많이 다치고 이제는 약을 보기만 해도 진저리가 나는 상태였다. 그런 그가 다시 희망을 갖게 된 것은 무엇 때문일까.

인체의 뼈는 참으로 기묘하다. 한번 부러지면 더 강해지는 성질이 있지만 뼈가 독으로 가득 차게 되면 자연적으로 살기 위해 솟는 성질이 있다. 또한 교통사고 등으로 뼈가 뒤틀리고 순간적으로 스트레스를 과다하게 받을 경우 바로 그 증상이 나타나지 않고 몇 년에 걸쳐 진행되다가 어느 날 갑자기 통증이 나타나 병원을 찾게 되는데 이때는 이미 회복되기가 만만치가 않다.

이렇다 보니 처음엔 아무 생각 없이 통증을 없애는 진통제나 근육과 뼈 주사를 맞게 된다. 하지만 얼마 후 그 통증은 더 센 약이나 주사를 원하게 되어 이것이 반복되다 보면 어떠한 약이나 주사로도 회복이 되지 않는 고질병으로 커지게 된다.

  이 정도로 만신창이가 된 몸이 다시 회복될 수 있는 희망은 바로 뼈가 생명을 주관하고 근육을 주관하고 신경을 주관하기 때문이다. 다시 말해 뼈에 열기와 전기를 다시 불어넣어 주면 뼈는 원래 옛날 상태로 돌아가는 성질이 있다.

  뼈가 우선적으로 잘 작동되려면 먼저 충분한 물을 마셔 주어야 한다. 물이 모자라면 밤새 좋은 혈액을 만들어 내지 못해 피가 덕지덕지 되어 혈관을 막게 된다. 옛날 맷돌을 갈 때 물이 없으면 아무리 해도 콩이 갈리지 않는 것처럼 인체도 물이 없으면 독소를 제대로 제거할 수가 없는 것이다.

  또한 인체는 노화가 진행되며 전압이 낮아져 독소 배출을 맘대로 해내지 못한다. 혈기 왕성할 때는 전압이 높아 독소가 저절로 없어지지만 나이가 들수록 그 독소가 골반에 꽉 차 있어 먼저 골반을 솟게 만들고 온몸의 뼈에 가득 차 만성 무기력증과 머리 쪽으로는 두통이 생기는 것이다.

  먼저 미라클터치로 독샘이 모여 있는 두개골 뒤 양쪽과 어깻죽지 양옆과 고관절 양옆, 이상 6곳을 집중적으로 공략해 병마의 소굴을 무너뜨려야 한다. 소굴이 무너지면 주위의 뼈를 훑어 가며 꼬마 잔병들을 없애 뿌리를 뽑아 줘야 한다.

  소위 흑뇌라고 불리는 경추 3, 4번 주위를 중심으로 터치해 꼬리뼈에서 등뼈를 통해 올라오는 기운을 두개골로 잘 전달되도록 도와준다. 보통 미라클터치 침봉형으로 1~3달 정도 터치해 주면 웬만한 두통은 눈 녹듯이 사라진다. 왜냐하면 두개골에 쌓인 산화철이 녹음으로써 두압이 사라지기 때문이다.

  등뼈가 많이 막힌 분은 깔판형으로 다스려 준다. 보통 3세트 15개 조각을 등판에 깔아 기립근을 중심으로 뭉쳐진 곳을 녹여 주고 흉추 12곳과 요추 5곳의 뼈 양옆 한 뼘 정도의 혈자리를 집중적으로 터치해 준다. 그러면 에너지가 꼬리뼈에서 두개골로 논스톱으로 달려가게 된다.

    마지막으로 발뼈와 발등 전체를 샅샅이 눌러 주어 보행할 때 에너지가 자체 충전되도록 해 주어야 한다. 이곳이 꼬이면 골반과의 소통을 막아 온몸으로의 혈액 수송이 지장을 받아 각종 통증과 부종을 불러오게 되고 각종 심혈관계 질환을 불러오게 된다.

17. 어깨 통증을 다스리는 방법

#1. 세상을 살아가며 스트레스가 쌓이면 가장 먼저 굳어 오는 근육이 어깨이다. 시험을 보러 갔을 때 기억이 나지 않을 때도 뒷골이 당기면서 어깨 근육이 뭉쳐 오는 경험을 해 본 분도 있을 것이다. 어깨는 크게 흉추와 경추가 만나는 십자지점이 막히면서 생기는 병과 또 어깨선과 상완 팔이 만나는 접점이 막혀 생기는 오십견으로 크게 나누어진다.

상기에서 설명한 것처럼 흉추와 경추가 만나는 십자지점이 막혀서 생기는 목 통증과 견갑골 통증을 없애기 위해서는 반드시 골반부터 요추~흉추로 이어지는 지점을 샅샅이 건드려 줘야 한다. 이렇게 목이 불룩해지면 향후 경추가 아파 목이 앞쪽으로 빠지게 되고 두개골로 가는 기운이 막혀 어지럼증, 편두통, 고혈압, 이명, 비문증 등 또 다른 병들을 가져오게 된다.
또 한 가지, 견갑골이 심하게 아파 찾아오는 분들이 많다. 송곳으로 찌를 정도로 아파 오는 분들로 이것은 소화액과 관련이 높다. 사람이 먹는 여러 가지 음식물이 각종 장기에서 분비하는 소화액과 합쳐질 때 생기는 합성독이 견갑골의 공간에 모여 생기는 것이다. 이러한 분은 위장과 앞쪽 가슴뼈를 터치해 주고 동시에 견갑골과 겨드랑이를 터치해 주면 된다.

자, 그러면 어깨통증을 어떻게 다스리는지 구체적으로 알아보자.
먼저 항문과 골반의 독소를 없애 줘 뼈의 독소인 산화철이 등뼈를 타고

추가로 공급하지 않도록 원천봉쇄를 해 주어야 한다.

이후 깔판형을 통해 등판과 갈비뼈를 샅샅이 훑어 가며 등뼈의 독소를 없애 준다. 아울러 견갑골 부위를 집중적으로 침봉형으로 눌러 독소를 빼 주어야 한다.

또 머리형을 통해 흉추와 경추가 만나는 십자지점을 집중적으로 공략해야 한다.

동시에 어깨와 팔이 만나는 십자지점의 재봉선(사진 ①)을 따라 침봉형으로 터치해 뼈와 뼈 사이에 끼어 있는 염증을 뽑아내야 한다. 이후 재봉선을 따라 등 뒤(사진 ②)를 먼저 공략한다. 에너지는 항상 등 뒤에서 앞으로 흐르기 때문에 뒤쪽부터 해 준다. 갈비뼈 아래 부분까지 따라가며 계속 눌러 준다. 이것이 끝나면 앞쪽도 재봉선을 따라가며 침봉형으로 눌러 준다.

이것이 끝나면 반드시 겨드랑이(사진 ③)를 공략한다. 아무리 이런저런 치유를 다 받아 보아도 답을 찾지 못하는 분들의 병의 뿌리가 이곳에 있다. 이곳에 멍울이 있어 임파선이 막힌 분들은 반드시 이곳을 집중적으로 다스려 줘야 한다. 여성의 경우는 유선이 가슴으로 흘러가기 때문에 유방암을 예방하는 차원에서도 이곳을 눌러 주면 아주 좋다.

이렇게 사진 ①, ②, ③을 따라 매일 하루에 1~2시간씩 뼈의 독소를 빼 주면 불과 2주에서 1달 만에 올라가지 않던 팔이 번쩍 올라가는 기적을 체험할 수가 있다.

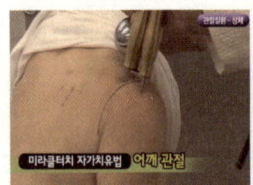 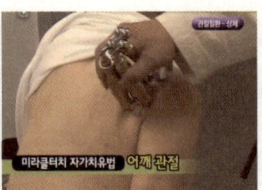 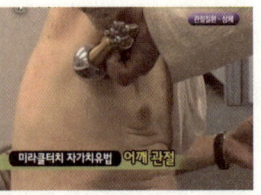

어깨의 재봉선(사진 ①)을 먼저 터치해 주고 등쪽(사진 ②)과 겨드랑이(사진 ③) 순서로 뼛속 독소를 제거해 주면 지긋지긋한 어깨 통증에서 손쉽게 해방된다.

18. 생리통과 생리불순에서 해방되려면

#1. 생리가 나올 때면 초죽음이 되는 20대 여성이 본 연구소를 찾아왔다. 생리가 찾아오기 전부터 자주 짜증이 나고 심리적인 변화가 심해 사람을 만나는 것을 피해야만 했다. 늘 배와 머리가 아프고 유방통도 느껴지고 몸이 퉁퉁 붓는 증세까지 찾아오고 심리적으로 우울해져 방 안에 갇혀 살아야만 했다. 게다가 수면 장애와 집중력이 감퇴되고 에너지가 부족해져 만성 무기력증에 빠져 살아야만 했다고 고백을 했다. 이랬던 그녀가 미라클터치 항문과 질 삽입형으로 독소를 없애 주고 침봉형과 허리벨트형으로 치골과 미골, 배 속의 냉증을 없애 주자 언제 아팠는지 모를 정도로 회복된 것이다. 이제는 매달 그 남모를 고통에서 해방되어 정상적인 생리가 나오게 된 것이다.

생리를 하게 되면 자궁에 남아 있는 물질을 배출하기 위해 자궁은 자동적으로 수축을 하게 된다. 그래서 어느 정도의 통증은 수반될 수밖에 없다. 즉 생리 중에 자궁 근육의 활동이 증가하여 자궁수축이 심해지면서 통증이 생기고 프로스타글란딘이라는 호르몬이 증가하면서 생기기도 한다. 문제는 자궁내막과 유사한 조직이 나팔관이나 난소에도 있는데 혈액이 난소나 나팔관까지 분포해 끈적한 혈액 덩어리들을 만들어 생리 때 이곳까지 수축이 되어 자궁이 과도하게 수축해 심한 생리통을 동반하기도 한다는 것이다.

또 몸이 너무 피곤하거나 심한 스트레스가 누적되고 빈혈이 심한 여성에게도 통증이 발생한다. 스트레스가 심하면 몸이 점점 냉해지고 순환계가 막혀 생리통이 심해지고 어떤 때는 생리기간이 불규칙해져 한 달 이상 피를 쏟거나 몇 달 동안 아예 생리가 나오지 않는 경우가 생기고 생리의 색깔이 검어지고 덩어리 형태로 많이 나오게 된다.

보통 **생리가 끝난 후에도 통증이 동반되는 경우**가 있는데 이는 자궁근종, 난소낭종, 골반염 등 다른 질환을 갖고 있는 분에게 생긴다.

단발성으로 찾아오는 생리통은 생리 시작 전이나 시작 후 3일 정도 통증이 지속되고 아랫배가 아릿아릿한 느낌이 들고 빈혈이 있는 여성은 두통을 동반하게 된다.

자궁질환이 있어 자주 생기는 속발성 생리통 환자는 생리 시작 1~2주 전부터 끝날 때까지 생리 통증이 오랫동안 진행이 된다. 이런 분들은 자궁에 근종이 있어 골반염증이 심해져 자궁내막에서 통증을 느끼게 되는 것이다. 치골이 많이 독소로 들어차 있어 생리를 배출하는 힘이 현저히 떨어진 분들이다. 그래서 치골과 미골을 연결하는 골반저근이 탄력을 잃어 조여 주는 힘이 약해져 향후 요실금이 생길 확률이 더 커지게 된다.

보통 생리통이 오면 진통제를 먹는데 이는 일시적인 처방에 불과하다. 생리통이 생기면 자궁 주변의 근육을 풀어 완화시키는데 사실은 근본 뿌리는 치골 주위의 냉기를 없애 줘야 한다. 왜냐하면 근육을 움직이는 힘은 뼈가 하기 때문이다. 치골이 많이 상한 분들을 미라클터치 침봉형으로 눌러 주면 심한 소변 냄새가 터져 나온다. 어떤 분은 시체 썩은 냄새가 날 정도이다. 이런 독소들이 자궁 내에 끼어져 있고 치골까지 스며들어 있으니 배출하는 힘이 떨어지는 것은 당연하다. 생리혈이 잘 빠지는 분에게는 통증이 동반되지 않는 이유가 바로 여기에 있는 것이다.

치골과 더불어 배 속의 냉기를 동시에 없애 주면 몸도 좋아지고 생리통증 완화에 훨씬 도움을 준다. 일단 몸이 차가우면 혈액순환이 되지 않는다. 그런데 우리 몸은 스스로 따뜻해지지 않는다. 배 속의 냉증은 아무리 손으로 비비고 눌러 줘도 쉽사리 따뜻해지지 않는다. 배 속에서 썩는 독소가 자생하면서 매일 그 영역을 넓히기 때문에 강력한 에너지를 넣어 줘야 소변과 대변으로 빠져나온다. 배 속이 따뜻해지면 차가웠던 손과 발이 따뜻해지고 자궁 또한 따뜻해진다. 그래서 평소 자궁 냉대하증과 건조증으로 고생하거나 방광염으로 고생하는 분들도 회복이 가능하게 된다. 10대나 20대의 젊은이들 경우에는 항문과 질 삽입형으로도 빨리 생리통과 생리불순에서 해방된다.

19. 드디어 물을 마실 수 있게 됐어요

#1. 어린 시절부터 소화가 되지 않아 물을 멀리했던 40대 여성이 본 연구소를 찾아왔다. 늘 뒷목과 어깨가 아프고 쥐가 자주 나고 물을 잘 마시지 못해 변비로 시달리고 있다고 했다. 조금만 물을 마시면 속에서 부글부글 끓는 소리로 손님을 맞을 수가 없어 더욱 물을 멀리했다고 고백을 했다. 이러다 보니 잠을 청해도 1~2시간마다 깨는 불면증으로 몸이 쉽사리 회복되지 않았다. 그래서 어느 날 이렇게 사느니 차라리 약을 먹고 삶을 마감해야겠다는 생각이 들어 감행을 했다가 가까스로 살아났다고 털어놓았다. 자신의 병력을 털어놓은 후 본인처럼 몸이 망가진 사람도 과연 회복이 가능한지 물어왔다. 자세히 몸 상태를 보니 꼬리뼈가 상당히 솟아 있음을 한눈에 볼 수 있었다. 독소가 제대로 해독되지 않아 뼈를 강타한 것이다. 골반 전체가 많이 상해 있었다. 그래서 뼈 구멍이 막혀 있다 보니 물이 제대로 흡수가 되지 않아 몸이 점점 망가져 가고 있던 것이다. 오늘은 뼈 관리가 왜 중요한지 상기 여성의 치유 사례를 통해 자세히 알아보자.

처음 미라클터치 싱글 침봉형으로 매일 머리를 누르니 두통이 사라지면서 동시에 어지러움이 줄어드는 것에 확신을 느낀 상기 여성은 항문형(여성용 도화봉)을 괄약근에 삽입했지만 잘 들어가지 않았다. 보통 사람 같으면 두 번째 손가락 크기가 안쪽으로 잘 들어간다. 이 여성은 괄약근 압력방 내에 독소가 꽉 들어차 있었던 것이다. 그래서 깔판형과 대형 침봉형으로 골반과 아랫배 주위를 집중적으로 터치해 독소를 빼내자 서서히 항문형이 안으로 점점 들어가게 되었다. 꼬리뼈가 많이 아팠지만 점점 독소를 빼 주자 항문 주위의 독소도 동시에 빠져나가게 된 것이다.

아울러 자궁 쪽 질 삽입형을 끼자 마치 방광염이 걸린 것처럼 불편한 증세가 나타났다. 냉기가 꽉 들어차 있었던 것이다. 이것 또한 며칠 명현 현상을 거치면서 편안한 상태로 찾아왔다. 몸이 좋지 않으니까 머리카락이 얇아지고 자주 빠지고 죽을 것처럼 어지러웠는데 이것 또한 호전되자 이제는 다시 살 수 있다는 확신이 서서히 생기게 됐다. 또 발목에 발찌형을 통해 발이 꼬이고 쥐가 나는 현상이 동시에 사라지고 손을 떠는 것 또한 확연히 줄어들게 되었다.

이렇게 한 달 반 동안 머리부터 발끝까지 뼈의 독소를 없애 주자 어느 날부터 물을 마시고 싶다는 생각이 들게 되었다. 평소 물이 먹히지 않아 음료수를 마셨는데 자신이 물을 마시게 시작한 것이 기적이라고 말했다. 병원을 가면 위 내시경을 해도 문제가 없다고 하고 머리가 아파 뇌 검사를 해도 이상이 없다고 판정이 나와 답을 찾지 못해 답답해하다가 드디어 한 줄기 빛을 보게 된 것이다.

두 달쯤 접어들자 흐릿했던 눈도 또렷해지고 얼굴 피부 또한 달라지는 것을 몸소 느끼게 되었다. 물이 제대로 몸에 서서히 흡수되면서 얼굴이 맑아지고 어떤 화이트닝 화장품보다 더 강력한 효과가 나타나기 시작한 것이다. 게다가 늘 어깨와 견갑골 주위가 아파 파스를 붙이고 살았는데 깔판형과 침봉형을 통해 지속적으로 뼛속 독소인 산화철을 없애 주자 통증도 많이 사라져 이제는 정상적인 생활을 할 수 있게 되었다.

물을 제대로 마실 수 있게 되었다는 것은 뼈 상태가 많이 좋아졌다는 표시이다. 뼈는 무수한 구멍으로 이루어져 있는데 뼈가 좋지 않으면 뼈의 문(門)이 막혀 있어 물을 마셔도 스며들지 않는다. 마치 화분의 흙이 딱딱해 물을 주면 그냥 넘치는 것과 같은 이치이다. 화분의 흙이 부드러워지고 틈이 생겨야 물을 흡수하듯이 인간의 뼈도 독소를 없애 뼈의 구멍을 열어 줘야 흡수가 된다. 평소에 물을 잘 마시지 못하던 분들에게 물이 흡수되기까지는 대략 1~2달 정도가 필요하다. 인간은 하루 2리터의 물이 필요하다. 그래야 들어가는 것과 배출하는 것이 동등(equal)해진다. 둘 중 하나가 모자라면 몸에 이상신호가 생기는 것은 당연한 결과이다.

20. 노랗게 변했던 손발톱 색깔이 돌아왔어요

#1. 심한 교통사고로 발끝까지 신경이 마비된 50대 이 모 씨가 본 연구소를 찾아왔다. 발톱 끝을 보니 괴사가 진행되고 있었다. 에너지가 골반에서 발끝으로 진행되지 못하니 당연히 먹을 것이 없어 말라비틀어져 가고 있는 형국이었다. 처음 침봉형으로 발끝을 누르니 자지러지게 아파했다. 또한 손톱 끝도 발끝처럼 노랗게 죽어 가고 있었다. 한마디로 엄마인 골반이 상해 사지말단인 손발끝으로 기운이 흘러가지 못해 골반에서 가장 먼 곳에 위치한 손과 발이 상해 가고 있었다.

흔히 발톱에 무좀이 생기면 단순히 피부병으로 생각하고 경시를 한다. **발톱 무좀은 단연코 그 뿌리인 골반과 고관절이 썩고 있다는 증거**이다. 다들 피부병으로 생각해 무좀약을 바르거나 복용한다. 당장은 곰팡이균이 사라져 낫는 것처럼 보이지만 절대로 발톱의 색깔이 돌아오지 않고 거무스름하게 평생 남아 있게 된다.

손발톱은 말초신경이다. 그만큼 골반 신경에서 가장 먼 곳에 위치해 있다. 그래서 낫게 되는 것도 그만큼 더딜 수밖에 없다. 손발톱에 무좀이 생긴다는 것은 뼈를 타고 독소가 흘러 온몸의 뼈 상태가 좋지 않다는 방증이다.

상기의 이 씨는 온몸의 뼈에 통증이 동반되고 수천 마리의 벌이 몸에 달라붙어 쪼아 대는 상황처럼 표현할 수 없는 아픔에 시달려야만 했다. 도저히 항생제를 먹어도 답이 나오지 않고 앰뷸런스를 타고 응급실을 밥 먹듯이 다녀와야 할 정도였다고 말했다.

마지막 지푸라기라도 잡는 심정으로 유튜브를 보고 뼈의 독소를 없애면 염증이 사라진다는 말 한마디를 잡고 온 것이다. 미라클터치를 뼈에 갖다 대자 자지러지게 아파했다. 마치 중풍환자가 미라클터치로 에너지를 넣어 주면 발이나 손을 번쩍 들어 올리는 것과 마찬가지이다. 매일 골반을 중심으로 위아래로 이동하면서 뼛속 독소를 하루 3~5시간 이상 빼내는 작업을 하자 서서히 근육과 신경도 되살아나면서 서서히 손발톱의 노란 부분이 사라지는 것을 목격했다.

이후 6개월쯤 되자 손발 색깔이 거의 원상태로 회복되는 기적을 체험하게 된 것이다. 아울러 신경도 서서히 살아나면서 대소변을 볼 수가 있게 되었다.

소변의 경우도 신경이 마비되어 시계를 보고 시간에 맞춰 화장실을 다녀와야 할 정도로 최악의 상황이었는데 이제는 어느 정도 소변이 고이면 신경이 느낄 수 있을 정도로 회복되었고 대변도 항문 주위가 벌집처럼 헐어 변 주머니를 차야 할 정도로 배변이 힘들었던 분이 뼈독소 제거로 근육과 신경까지 좋아져 이제는 스스로 배변할 수 있을 정도로 좋아졌다.

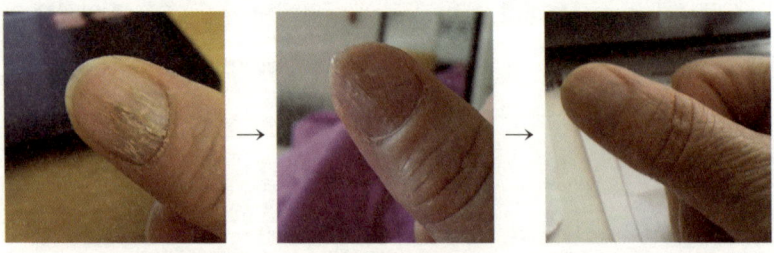

노랗게 죽었던 손톱(왼쪽)이 뼈를 다스려 3개월 만에 점점 호전(중간)되고 6개월쯤 되었을 때 원래 상태(오른쪽)로 찾아간 모습.

21. 당뇨는 중추, 좌골, 말초신경을 다스려야

#1. 대부분의 당뇨환자들은 약이나 먹는 것으로 어떻게 해결해 보려고 한다. 그래서 수치가 안정적으로 나오면 당뇨가 나은 것으로 착각을 한다. 하지만 약이나 먹던 것을 끊으면 다시 당 수치는 치솟게 된다. 약을 끊어도 정상 수치가 유지되어야 진정으로 해결되는 것인데도 말이다. 바로 당 분해를 방해하는 요소를 없애고 인체 스스로 전기를 발전할 수 있도록 해 주어야 한다.

당뇨(糖尿)라 함은 엿당(糖) 자와 오줌뇨(尿) 자의 합성어로 한마디로 오줌에 엿이 섞여 나오는 것이다. 엿당(糖) 자를 보면 쌀미(米) 자가 들어 있는데 바로 이 쌀이 씹을수록 단맛이 나는 탄수화물인 것이다. 당뇨는 바로 나이가 들며 인체 내 전기가 모자라 탄수화물을 완전 연소시키지 못해 그 당이 소변으로 나오는 것이다.

당뇨는 수치에 따라 경증을 150 전후, 중증은 200 전후, 종증은 300 이상으로 본다. 당뇨가 생기면 점점 성격이 급해지고 짜증이 늘어난다. 왜냐하면 인체의 전기가 줄어들기 때문이다. 전기가 모자라다 보니 상처가 나도 잘 아물지 않아 감염이 되어 다리를 잘라 내기도 한다.

경증은 발뼈 치료만 하면 거의 다 회복된다. 바로 인체전기를 발뼈가 발전하기 때문이다. 옛날 목양말을 신으면 구멍이 나는 발뒤꿈치가 바로 전기를 만드는 곳이다.

원래 인체 에너지의 원자재는 별이 생성되어 소멸되는 코스모스로부터 들어온다. 이 코즈믹 에너지 파워를 인간은 머리가 안테나가 되어 받아들여 경추와 흉추, 골반을 거쳐 발뒤꿈치까지 전달해 발이 땅의 기운을 함께 받아들일 때 전기를 생성하게 되는 것이다.

당 수치가 200~300이 되는 중증 환자는 배가 단단하거나 배 속에 뭔가가 팍팍 뛰어다닌다. 처음엔 동맥이 뛰는 줄 착각하지만 이리저리 옮겨 다니며 아랫배를 휘저으며 다닌다. 이것은 흑충으로 뼈가 들리어 아랫배에 야구공처럼 병체가 들어가 있는 경우이다. 당 수치가 400이 넘는 중증 환자는 대개 명치가 소위 소 혓바닥처럼 자라 길게 내려와 있다.

근본적으로 당뇨에서 탈출이 가능한지 알아보자.

우선 **중추 신경부터 해결해야** 한다. 고민을 많이 하는 사람들은 두개골에 산화철이 군인 철모처럼 덕지덕지 붙어 있어 코즈믹 에너지를 흡수하는 것을 막는다. 울퉁불퉁 쌓여 있는 것을 제거하면 수십 년간 불면증으로 고생하는 분도 동시에 해방된다. 땀구멍과 소변, 대변으로 산화철이 제거될 때 비로소 우주 에너지가 들어가게 된다. 당이 600인 분들이 흑뇌를 잡아야 되는 이유가 바로 여기에 있다. 마치 비행기가 활주로를 타고 내려앉듯이 하늘 에너지가 두개골을 통해 등판을 거쳐 꼬리뼈로 전달되어야 하고 더 나아가 발뒤꿈치까지 내려가야만 골반을 중심으로 두개골, 발이 3박자가 이루어져 순환이 된다.

둘째, **말초 신경인 발을 집중적으로 다스려야** 한다. 당뇨가 심한 사람은 걸음걸이가 어둔하다. 살얼음을 걷듯이 종종걸음을 걷는다. 여기저기가 뼈가 튀어나와 있으니 거지발싸개처럼 되어 매일 다니던 집 안에서도 어느 순간 넘어진다. 밤알처럼 튀어나온 뼈를 들어가게 해서 얼라인먼트가 되어야 한다. 이것이 제대로 되어야 중력으로 인해 혈액과 전기가 발끝에서 위로 솟구쳐 올라가게 된다. 이것이 되지 않는 분에게 나타나는 것이 하지정맥과 쥐가 자주 나게 되는 것이다. 또 치매나 파킨슨병이 찾아온 분들도 발뼈가 망가져 있어 발가락에 힘이 없고 걸어 다닐 때 작은 돌부리에도 쉽게 넘어지게 된다.

마지막으로 **좌골 신경과 배 속을 다스려** 말초 신경으로 에너지를 계속 공급해 주어야 한다. 골반과 배 속으로 들어간 변독을 없애 장의 흐름이 열려야 한다. 매일 장 속에서 썩어 새로운 가스를 만들어 이것이 췌장의 기능을 떨어뜨리기 때문이다.

이처럼 중추신경과 좌골신경, 말초신경을 다스려 주면 만성 당뇨로부터 해방되어 만병을 잡을 수가 있다.

22. 치매 위험 3가지 신호와 탈출 방법

#1. 초기 치매 증상으로 본 연구소를 찾은 70대 중반 여성의 뼈 상태를 보니 골반이 상당히 솟아 있었고 비포장도로처럼 울퉁불퉁해져 있었다. 게다가 발뼈를 보니 관절염이 심해져 있었고 무지외반증으로 엄지가 심하게 둘째발가락 쪽으로 휘어져 있었다. 5개 발가락 전체가 힘이 없다 보니 땅으로부터 생기는 에너지가 위로 솟구쳐 올라가지 못해 두개골에 산화철이 잔뜩 끼어 있는 형국이었다. 단순히 치매 치유를 두개골의 문제로만 생각해 답을 찾으려고 하다가 뼈를 다스리면 좋아질 수 있다는 한마디에 희망을 갖고 시작해 보고 싶다고 덧붙였다.

아무리 의학이 발달하고 수많은 석학들의 연구 노력에도 아직 치매를 일으키는 알츠하이머병에 대한 구체적인 검사법과 해결책이 나오지 못하고 있는 실정이다. '뉴스맥스닷컴'이 보도한 치매의 징후 3가지를 살펴보면서 해결 방안을 찾아보자.

우선 치매환자는 **악수하는 힘이 약하다**는 통계를 보여 주고 있다. 캐나다 인구집단건강연구팀이 17개국 14만 명을 대상으로 조사한 바에 따르면 악수할 때 쥐는 힘과 치매 등으로 인한 사망 사이에 연관성이 있다는 사실을 밝혀냈다. 즉 악수할 때 손을 상대적으로 꽉 잡는 사람들은 치매나 뇌졸중에 걸릴 가능성이 42%나 낮은 것으로 나타났다. 연구팀은 "심혈관이 약하면 팔다리가 약해져 악수할 때 손을 쥐는 힘도 약해져 이로 인해 인지기능도 약해진다."라고 설명했다.

둘째는 **걸음걸이가 느리다**는 것이다. 보스턴병원 연구팀은 나이가 들며 걷는 속도가 느려짐에 따라 치매에 걸릴 가능성이 1.5배나 높아진다는 사실을 알아냈다. 심장 전문의인 케빈 캠프벨 박사는 "걷는 속도야말로 사람들의 건강의 척도를 보여 준다."라고 말한다.

마지막으로 **수면의 질이 낮다**는 것이다. 워싱턴의과대 연구팀에 따르면 뇌는 잠자는 동안 알츠하이머병의 원인이 되는 독소를 씻어 낸다는 것을 밝혀냈다. 캠프벨 박사는 "잠자는 시간은 뇌를 포함한 인간의 몸 전체가 재충전을 하는 때"라며 "잠자는 동안 뇌세포 사이의 연결망이 보수된다는 사실은 수면 부족과 알츠하이머병의 연관성을 설명하는 데 도움이 된다."라고 말했다.

상기의 연구 자료를 바탕으로 치매가 뼈와 어떤 상관관계가 있는 지 구체적으로 알아보자.

흔히 치매 환자의 경우 정신적, 경제적, 관계적인 충격을 받은 분들에게 많이 나타난다. 다시 말해 그 충격으로 인해 자꾸 잊어버리고 싶은 과거로 인하여 자기 연민에 빠지게 되고 잠 못 이루는 밤을 지새우는 경우가 많다. 양과 음의 기운을 거꾸로 살아가며 신체 리듬이 깨져 뼈가 상하게 만드는 데 일조하고 있는 것이다.

또, 한번 받은 충격으로 외출하는 것을 삼가고 집에 틀어박혀 있는 것을 선호하게 된다. 밖으로 다니며 발뒤꿈치로 땅의 에너지와 기운을 받고 머리로는 하늘의 기운을 받아 이 두 기운을 골반에 모아 좋은 혈액을 만들어 내야 함에도 거꾸로 살다 보니 뼈가 독기, 음기, 냉기로 가득 차게 된다.

흔히 악수하는 힘이 강하다는 것은 경추와 어깨가 만나는 지점이 막히지 않고 잘 소통되어야만 가능하다. 즉, 이곳의 뼈가 좋아야 근육 상태가 고체화되어 있지 않아 심장에서 올라오는 혈액이 머리 위로 막힘이 없이 순환 가능해져야 한다.

치매를 예방하기 위해서는 머리보다는 먼저 골반을 살려야 한다. 골반의 뼈가 솟지 않고 제자리에 자리 잡고 있어야 흉추와 경추로 혈류 이동이 원활해져 머리까지 순환이 잘되게 된다. 골반과 등뼈가 솟아 있다면 열기와 전기를 공급해 원래 상태로 반드시 되돌려 놓아야 한다. 뼈가 살아야 만병이 사라지게 된다. 또 항문과 골반 청소를 해 주고 마지막으로 반드시 꼬인 발뼈를 풀어 줘야 한다. 치매 환자의 발뼈를 보면 꼬여 있어 발가락이 힘을 쓰지 못하는 공통점을 갖고 있다.

23. 허리디스크는 골반 독소 없애야 탈출

#1. 골반이 심하게 삐뚤어진 80대 서 모 씨는 미라클터치 깔판형을 항상 엉덩이와 허리 부위에 깔고 배 위와 사타구니 주변은 침봉형으로 눌러 주어 골반 내에 스며 있는 변독 기운을 빼 주었다. 골반이 삐뚤어지다 보니 허리통증을 달고 살았는데 서서히 골반이 제자리로 잡혀 가면서 허리통증도 사라지는 것을 몸소 체험했다. 어언 일 년 이상 지나자 이제는 골반이 똑바로 잡혀 골반부터 양발까지의 길이도 같아져 기우뚱하게 다니던 걸음걸이도 편해지게 되었다.

흔히 허리나 무릎이 아프면 해당 아픈 부위만을 다스리는 우를 범하고 있다. 병이 시작된 뿌리는 따로 놓아둔 채 곁가지만을 다스리니 늘 재발의 아픔을 겪게 된다.

허리가 아픈 경우는 반드시 병이 시작된 항문과 꼬리뼈를 포함한 골반의 뼈를 다스리지 않으면 완치되지 않는다. 왜냐하면 병이 이곳에서부터 시작되었기 때문이다.

몸이 40대에 접어들면서 서서히 인체전기가 모자라 이때부터 노안이 찾아오고 몸이 하나둘 아프게 된다. 가장 문제가 되는 것은 전기가 모자라면서 항문 내 독소가 빠져나가지 못해 괄약근은 점점 열리고 항문 내 압력의 힘이 빠져 변을 봐도 시원치가 않게 나온다.

원래 배변을 할 때 힘차게 소리를 내며 빠져야 함에도 피식 소리를 내며 잘 빠지지 않다 보니 항문 내에 남은 변이 산소와 만나 딱딱하게 굳으며 흑색으로 변해 맹독으로 바뀌게 된다. 바로 이 맹독이 꼬리뼈를 치고 바로 위 천골을 강타한 후 골반 전체에 들어찬다. 이렇게 독소가 들어차면 이후 역삼각형 모양의 골반이 찌그러져 좌우상하 네 곳 중 한 방향으로 뒤틀리게 된다. 이렇게 되면 천골 위에 걸터앉은 모습의 허리 5번도 동시에 삐뚤어져 디스크가 옆으로 툭 튀어나와 찌르게 되어 소위 '허리디스크' 판정을 받게 된다. 게다가 허리 5번을 둘러싼 엉치 부분이 울퉁불퉁하게 솟아 통증을 가져온다.

그러면 **허리통증에서 어떻게 해방이 가능할까.**

항문 삽입형을 통해 우선 항문 내 압력방의 힘을 키워 주고 괄약근의 힘을 되살려 변이 잘 빠져나가도록 도와줘야 한다. 항문이 잘 조여지기 시작하면 잔변이 만드는 맹독에서 해방되어 더 이상 뼈가 상하지 않게 하고 아랫배에 똥의 기운이 공급되는 것을 차단하는 효과를 가져온다.

또 울퉁불퉁한 엉치뼈와 대변독이 절여져 있는 고관절의 독을 빼내야 한다. 이곳의 뼛속 독소는 한 번에 빠지지 않는다. 매일 양치질을 하듯이 '뼈치질'을 해 주면 서서히 피부와 소변, 대변 등으로 독소가 빠지면서 몸도 가벼워지고 뼈가 제자리를 잡히면서 통증에서 해방이 가능하게 된다.

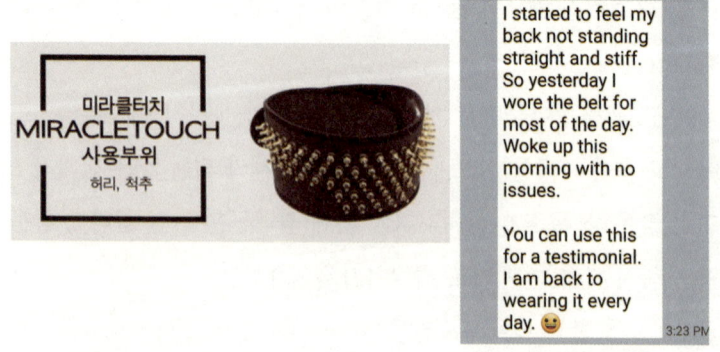

허리벨트형(왼쪽)을 사용한 후 좋아진 분이 카톡으로 보내 주신 내용(오른쪽).

24. 발바닥에 불이 나는 게 사라졌어요

#1. 늘 발바닥이 찌릿하고 화끈거려 잠을 이루지 못하는 50대 이 모 씨는 이런저런 치료를 해 보아도 차도가 보이지 않아 고민하던 차에 미라클 터치를 접한 후 반 년여 만에 몸에서 통증이 사라지는 것을 몸소 체험하고 눈이 휘둥그레졌다. 이씨는 "그것 참 신기하네요. 뼈를 눌러 주고 문질러 주었을 뿐인데 통증이 사라졌어요."라며 "나처럼 고민하는 분들이 기쁨을 되찾았으면 좋겠어요."라고 전했다.

어떻게 상기의 분처럼 발바닥 통증으로부터 해방이 가능할까. 이 씨는 마치 고춧가루를 뿌려 놓은 것처럼 살이 아리는 통증에 밤마다 시달렸다. 어떤 날은 숯불 위에 올려놓은 고기처럼 발바닥에 불이 나 그 열기가 신경을 건드려 분노 조절도 힘든 상태였다.

인간은 매일 살아가며 배변을 한다. 옛날 재래식 변소에 가면 냄새가 고약하듯이 인간의 항문 내 압력방은 나이가 들며 배변이 제대로 안 돼 잔변들이 맹독으로 바뀌어 괄약근의 탄력을 확 떨어뜨린다. 이때부터는 항문의 압력이 더 떨어져 점점 배변의 양이 적어지고 독은 더 많이 쌓이게 된다.

한번 쌓인 맹독은 잘 빠져나가지 못하고 골반 전체를 가득 채우게 되면서 골반이 좌우상하로 틀어지게 만든다. 이때부터 엄마에 해당하는 골반에서 자식에 해당하는 다리로 가는 기운이 확 떨어지게 된다. 자식에게 먹을 것을 주어야 하는데 가는 길이 막히니 뚫고 가면서 생기는 것이 바로 다리 부종이다.

또 발끝까지 기운이 제대로 전달이 안 돼 발톱에 무좀이 덕지덕지 생겨나고 발가락이 꼬여 발바닥에 족저근막염이 생기는 것이다. 염(炎)이라 함은 불(火)이 붙어 있는 것으로 뼈가 상해서 생기는 것이다. 즉 뼈가 독기와 냉기로 가득 차게 되면 뼈와 근육이 소통하지 못해 근육은 반대로 열이 터지게 된다. 그래서 염증을 고치려면 반드시 뼈를 먼저 건드려 줘야 되는 이유가 바로 여기에 있다.

그러면 어떻게 해야 **족저근막염이나 다리 부종, 발톱 무좀, 쥐 나는 것, 무릎 통증에서 해방이 가능할까.**

앞에서 본 것처럼 항문 내 대변독이 골반을 강타하게 되는데 그중에서 삼각형 모양의 골반과 넓적다리 대퇴골이 만나는 지점인 고관절이 심하게 상하게 된다. 이곳이 독기, 음기, 냉기로 가득 차게 되면 무릎과 다리로 가는 뼈가 상하고 근육이 고체화되는 과정을 거쳐 염증을 불러오고 신경을 건드리게 된다. 따라서 무릎과 다리, 발쪽에서 나타나는 모든 통증은 반드시 고관절 속 독기, 냉기를 제거해야 한다. 무릎 수술을 받은 사람이 재발 확률이 높은 것은 병을 시작된 고관절은 놓아둔 채 병이 나타난 부위만 건드리기 때문이다.

먼저 항문 내 삽입형을 통해 압력방의 힘을 복원시켜 잔변으로 인한 맹독이 더 이상 옮겨 가지 않도록 해 주어야 한다. 이후 골반 곳곳에 끼어 있는 독기, 음기를 없애야 한다. 동시에 무릎 앞뒤를 거쳐 발목과 발가락 전체를 살살이 눌러 뼈가 꼬인 것을 제자리로 잡아 줘야 한다. 나이가 들며 발가락이 휘어지고 혹이 생기는 것은 바로 뼈가 꼬여서 제대로 기운이 흘러가지 못하기 때문에 나타나는 현상이다. 혹을 아무리 깎아 내고 갈아 내도 다시 생길 수밖에 없다.

25. 머리카락이 새로 나오고 굵어졌어요

　#1. 머리카락이 자꾸 빠지고 가늘어져 끊어지던 60대 후반의 여성이 매일 머리형으로 머리를 빗어 주고 문지른 지 한 달쯤 되었을 때 놀랍게도 새로운 머리카락이 나오는 경험을 하게 되었다. 흰머리는 점점 빠져나가고 그 자리에 검은 머리가 솟아오르고 머리카락의 끝부분인 모근이 점점 재생되는 것을 몸소 느끼게 된 것이다. 처음 일주일간은 머리에서 쉰가루 냄새가 터져 나오고 비듬처럼 흰 가루가 눈처럼 쏟아지더니 어느 날은 여드름처럼 뾰루지가 터져 진물이 흘러나오게 된 것이다. 매일 귀 주위 후두골을 중심으로 점점 백회 부분까지 타고 올라가며 빗어 주자 눈이 환하게 밝아지는 경험까지 하게 된 것이다.

　많은 분들이 몸이 피곤하면 사우나로 달려간다. 그래서 뜨거운 물에 푹 담가 땀을 내거나 찜질방에 들어가 땀을 흠뻑 쏟아 낸 후 몸이 나른한 느낌을 가지며 몸이 시원하다고 느낀다. 이것은 일시적인 순간에 불과하다. 오히려 뜨거운 곳에 들어가 두개골을 뜨겁게 달구어 인체에는 해를 가져온다. 두개골이 계란 완탕처럼 되면서 모근이 타게 된다. 마치 사막에 심겨 있는 나무들처럼 바싹 말라 있다. 그래서 머리를 많이 쓰거나 사업 등으로 **두개골의 에너지를 소진시킬 때 머리카락이 자꾸 빠지게 되어** 대머리가 되는 것이다. 가끔 심한 스트레스를 풀지 못하고 갖고 살 경우 젊은이들도 머리 주위에 구멍이 술술 뚫리기도 한다. 타이거우즈도 곱슬머리임에

275

도 모자를 벗으면 곳곳에 구멍이 나 있는 것을 목격하게 된다.

운동을 통해 땀을 내는 것은 인체에 약이 되지만 억지로 고온의 찜질방에 오래 들어가 땀을 내는 행위는 오히려 독이 됨을 깨달아야 한다. 항상 시원하게 유지해야 할 부분이 두개골이다.

대개 화가 나면 시쳇말로 '뚜껑이 열린다'는 표현을 쓴다. 마치 끓는 찌개의 뚜껑이 열리는 장면처럼 말이다. 점점 사업을 하기가 힘들어지고 세상은 빨리 지나가는 세대를 사는 요즘 두개골을 잘 다스려 줘야 한다.

상기의 여성처럼 모근이 다시 살아나면서 먹을 것이 공급되니 당연히 가늘었던 머리카락이 굵어지게 되는 것은 자명한 이치이다. 인위적으로 호르몬을 조절해서 머리카락이 나오게 하는 것은 발기저하 등 부작용을 초래하게 된다. 일정 기간 머리카락이 나오는 듯 보이지만 다시 이내 또 빠져 결국 몸만 망가지게 하는 결과를 가져오는 경우가 다반사다.

반드시 뿌리를 다스려 주면 몸은 바뀌게 되어 있다. 머리형으로 하루 30분만 투자해 문질러 주면 머리가 한결 가벼워지는 것은 기본이고 두개골에 갖고 있는 병인 고혈압, 이명, 어지럼증, 편두통뿐만 아니라 치매의 공포에서 벗어날 수 있다.

인간은 어쩔 수 없이 매일 고민하며 살면서 두개골에는 산화철이 덕지덕지 낄 수밖에 없다. 오늘 긁어내도 내일이 되면 또 끼어 있다. 결국은 매일 청소를 해 줄 수밖에 없다.

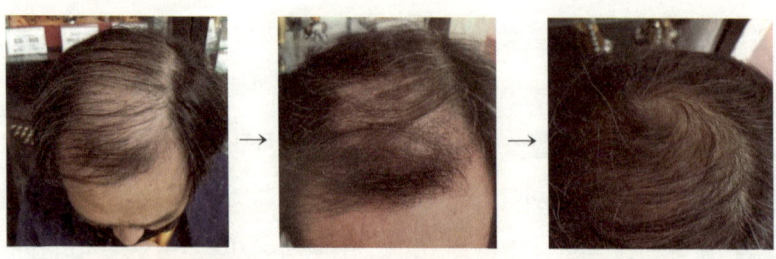

두개골의 뼈를 누르면서 자극하면 모근이 열리면서 새 머리카락이 솟아 나온다.
불과 6개월 만에 머리카락이 수북하게 자란 60대 남성의 모습이다.

26. 소리 없이 찾아오는 뇌졸중, 심장마비 대처법

#1. 운동선수 출신인 60대 김 모 씨가 갑작스런 뇌경색으로 유명을 달리한 안타까운 사건이 있었다. 평소 이웃 사람들을 잘 섬기고 베풀었던 그가 한순간에 생을 마감한 것은 목뒤가 두툼하게 솟아 두개골로 가는 혈류가 압력을 받아 뇌졸중이 발생했기 때문이다. 평소 혈압수치가 200 가까이 되었던 그가 살 빼기와 운동을 통해 서서히 혈압을 낮추려다가 갑자기 변을 당한 것이다. 뇌졸중이나 심장마비는 왜 생기고 비상사태가 발생할 때 어떻게 초동 조치를 취해야 하고 근본적으로 신체가 회복이 되려면 어떻게 해야 하는지 알아보자.

흔히 뇌출혈이나 뇌경색 위험에 닥쳐 손과 발의 끝부분, 즉 사지말단에 침이나 바늘로 찔러 살아났다는 이야기를 들은 적이 있을 것이다. 즉 숨통을 트여 줘야 머리에서 터지거나 막히지 않게 되는 것이다. 손이나 발에 피를 냈는데도 좀처럼 반응이 없을 때는 두개골에서 가장 가까운 곳인 코뼈 내부를 찔러 혈류를 뚫어 주는 것이 가장 좋다. 콧구멍 내에 피를 내주게 되면 숨통이 터지듯이 금방 막혔던 혈이 제자리로 돌아오게 된다.
이와 더불어 뇌출혈이나 뇌경색의 위험을 안고 사는 사람은 대개 고혈압 환자나 목뒤가 두툼한 분들로 반드시 아랫배와 발목과 발바닥을 다스려 주어야 한다.

터지는 곳이 뇌일 뿐이고 **근본적인 원인은 아랫배와 발에 있는 것이다.** 항문 내 대변독은 나이가 들면 이를 배출할 수 있는 혈기, 즉 전기가 모자라 골반과 아랫배에 맹독이 쌓여 이것이 뼈를 뒤틀리게 하고 아랫배에서 분비물을 내어 이것이 발끝까지 가는 혈류를 막게 된다.

이렇게 되면 발가락을 꼬이게 하고 무좀을 부르고 발뒤꿈치를 막아 소위 피떡이 생겨 걸어 다녀도 발을 통해 전기가 제대로 충전되지 않아 골반에 에너지가 제대로 전달되지 않는다. 골반이 뒤틀어지면 허리뼈가 틀어지고 급기야 어깨 전체의 뼈를 솟게 만들어 이 뼈를 중심으로 근육이 딱딱해져 혈류의 흐름을 방해하게 되는 것이다. 흔히들 고혈압이 생기면 아무 생각 없이 약을 장복하게 되는데 가장 큰 맹점은 당장 혈관 내 압력을 줄여 혈압을 낮추어 주는 역할을 하게 되지만 약을 오래 먹다 보면 모든 것이 뼛속에 잠겨 또 다른 병을 불러온다.

한편 심혈관계 질환으로 고생하는 분들도 아랫배와 골반을 다스려 주고 이후 등뼈를 다스려 주어야 한다. 아랫배에 포진한 대변독은 흔히 똥배라는 불리는 것으로 배 속에서 분비물을 지속적으로 내며 등판의 흉추와 갈비뼈를 컨트롤한다. 다시 말해 아랫배에서 등판의 뼈를 계속 잡아당기는 형국으로 이것이 지속되면 등이 앞으로 구부려져 소위 말하는 '꼬부랑 할머니'의 모습을 만들어 낸다. 등판이 이렇게 딱딱해지면 앞쪽인 오장육부로 흘러가는 기운을 막아 장기에 하나둘씩 이상이 생기게 된다.

걷기를 오래 하면 건강해질 것이라는 생각에 등산을 오랜 시간 하다가 갑작스런 심장마비로 생을 마감하는 경우가 종종 생기는데 이런 분들의 대개가 골반이 무너져 있고 발가락이 꼬여 있으며 등판이 불룩한 모습이다. 이런 분들은 걸으면 걸을수록 뒤꿈치로 전기가 충전이 되는 것이 아니라 오히려 방전이 되기 때문에 심장을 박동할 전기가 모자라 급작스럽게 쓰러지게 되는 것이다.

 그러면 어떻게 비상조치를 해야 할까.
 심장을 움켜쥐고 고통스러워하는 비상사태가 발생할 경우엔 골반의 양 옆을 마구 두드려 주어야 한다. 이곳에서 전기가 공급되어야 심장이 다시 작동하기 때문이다. 산부인과에서 신생아가 태어나면 엉덩이를 때려 주자마자 아기가 "응애" 하고 울음을 터트리는 것도 같은 이치이다. 골반을 두드려 준 후에는 바로 발목을 위아래로 꺾었다 놓았다를 반복하며 발에서 전기를 만들어 골반에 공급해 주어야 한다. 또한 심혈관계 질환을 앓는 분들은 아랫배에 들어 있는 똥의 기운을 없애 주어야 한다. 똥배가 빠지면 저절로 활처럼 솟아 있는 등판도 부드러워지면서 앞으로 가는 기운이 뚫리게 된다.

27. 무릎 관절 다스리는 방법

#1. 나이가 들며 가장 힘들어하는 관절이 바로 무릎관절이다. 어느 날부터 슬개골 주위가 염증으로 들어차 걷기가 힘들어지고 경골과 비골(무릎과 발목을 연결하는 두 개의 큰 뼈)이 무릎관절과 만나는 부분의 뼈가 튀어나와 무릎 전체의 두께가 두꺼워진다. 심한 분은 무릎이 역삼각형의 모습으로 두껍고 종아리가 오히려 가늘어 보이는 지경까지 나타난다. 무릎 통증이 생기면 많은 분들이 수술부터 생각하는데 절대 권할 일이 아니다. 뼛속 독소를 없애 주면 자연 회복이 가능한데 굳이 수술을 해서 양다리의 길이가 달라져 기우뚱거리며 걸어 다니고 나중에는 수술하지 않은 무릎까지 아파 와 또 수술을 하는 코스를 거치게 된다.

무릎 통증은 혼자 생기지 않는다. 즉 엄마 역할을 하는 고관절에 이상신호가 나타난 후 발끝으로 가는 기운이 막힐 때 무릎 통증이 나타난다. 다시 말해 고관절에 독소가 끼게 되면 발끝 또한 막히게 되어 기운이 위에서 내려오지 못하고 또 발끝에서 위로 올라가지 못하게 될 때 비로소 무릎에 염증이 생긴다.

그래서 무릎 통증을 뿌리 뽑으려면 먼저 고관절에 끼인 뼈의 독소인 산화철을 없애 줘야 한다. 고관절의 독소는 하루아침에 사라지지 않는다. 왜냐하면 항문에서 생긴 대변독이 10~30년 이상 고관절에 누적되어 생기는 만큼 없애는 데도 오래 걸린다. 미라클터치 침봉형과 깔판형을 이용해 매일 1~3시간씩 뽑아 줄 경우 대략 7개월에서 1년 반 정도가 소요된다. 그만큼 독소가 겹겹이 쌓여 있다.

이렇게 고관절 독소를 없애 준 후 두 번째는 발목과 발바닥의 독소를 없애 걸어 다닐 때 땅의 기운이 발뒤꿈치를 통해 위로 솟구쳐 올라가게 해 주어야 한다.

먼저 무릎을 다스리기 위해서는 항상 뒤쪽부터 터치해야 한다. 왜냐하면 에너지는 인체의 뒤쪽에서 앞으로 흐르기 때문이다. 뒤쪽 한가운데 **(사진 ①)**를 누르고 양옆을 누르면 솟아올랐던 부위가 확연히 낮아지는 것을 목격하게 된다.

이후 옆으로 누워 바깥쪽 무릎뼈**(사진 ②)** 부위를 눌러 준다. 이곳의 뼈가 발목 부위까지 연결되어 있어 걸어 다닐 때 축의 역할을 한다. 이어 안쪽 무릎뼈를 집중적으로 다스려 준다.

이렇게 뒤쪽과 양옆을 다스려 준 후 무릎의 앞쪽으로 옮겨 와서 슬개골 부위**(사진③)**를 동그랗게 이어 가면서 침봉으로 천천히 눌러 주고 슬개골 중앙 부위를 둥그런 봉으로 눌러 준다. 이렇게 하면 부어 있던 슬개골의 염증이 빠져나가 점점 무릎 부위가 작아지고 통증 또한 사라지게 된다. 마지막으로 슬개골 바로 밑에 튀어나온 뼈**(사진 ④)**를 반드시 터치해 줘야 한다. 계단을 내려오거나 할 때 이곳이 상해 있는 사람의 경우 심한 통증을 느끼게 된다.

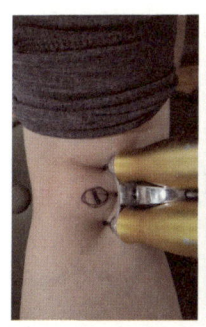 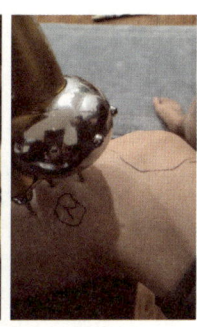 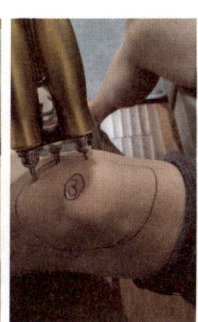 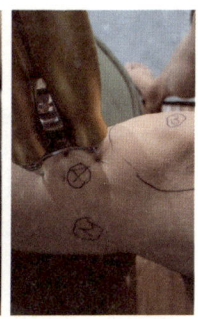

무릎 관절 통증에서 해방되려면 뒤쪽부터 눌러 주고(1번째 사진) 옆쪽과 앞쪽(2, 3, 4번째 사진)의 뼛속 독소를 없애 주면 수술을 하지 않고도 해방될 수가 있다.

28. 치매, 파킨슨병 치유와 예방도 빛이 보인다

#1. 어느 날 찾아온 치매로 70대 후반의 남성이 하루 종일 음식을 먹게 되면서 몸이 하루가 다르게 불어나 똥보가 된 적이 있다. 20여 년 전 자식이 사고로 인해 먼저 하늘나라로 간 후 가슴앓이를 해 온 것이 치명타였다. 상심이 누적되다 보니 뼈가 마르고 신경선이 막혀 이런 결과를 가져오게 된 것이다. 오늘은 치매와 파킨슨병이 왜 생기는지, 어떻게 해야 예방이 가능한지 알아보자.

치매는 일단 뇌의 신경세포가 손상이 되어 노인들에게 나타나는 대표적 질환으로 언어와 의사소통, 일을 수행하는 시각, 공감각이 현저하게 감퇴하고 어떤 분은 성격이 확 바뀌는 분도 있다.

현재까지 치매를 일으키는 원인질환으로 대략 80여 가지가 보고되고 있는데 딱히 똑떨어지는 답을 찾지 못하고 있다. 현재로는 퇴행성 치매인 알츠하이머병과 뇌경색이나 뇌출혈 후 생기는 뇌혈관성 치매, 루이체 치매를 주요 치매로 보고 있으며 이외에도 전두엽 치매와 알코올성 치매를 주원인으로 꼽고 있다.

알츠하이머 치매는 전체의 절반 이상을 차지하고 있는데 원인적 치료가 불가능하다. 뇌에 베타-아밀로이드라는 펩타이드가 축적되어 대뇌피질의 신경세포들이 죽어 기능이 떨어지면서 나타난다. 쉽게 말해 아밀로

이드가 뭉쳐져 플라그가 낀 상태가 되면서 뇌신경이 다쳐 생기는 것이다. 머리에 외상을 입었거나 다운증후군의 가족력이 있는 분에게도 나타나고 우울증을 앓았던 경력이 있는 분에게도 나타난다.

이에 반해 혈관성 치매는 가는 동맥의 폐색으로 인한 뇌졸중이 왔던 분이나 고혈압, 당뇨, 심장질환을 갖고 있는 분들에게 일어난다. 한마디로 뇌경색과 뇌출혈로 인하여 대뇌 기능이 현저히 떨어질 때 나타난다.

이 외에 권투, 레슬링 등 운동선수에게 자주 나타나는 두부 외상 후 치매가 있다. 펀치를 많이 맞거나 매트에 머리 부분을 많이 부딪치면서 나타나는 두부 외상이 누적되어 나타난다. 또 알코올성 치매는 술 중독으로 인하여 인지장애가 나타나는데 술로 온몸에 냉기가 들어차 신경선이 막히면서 나타난다.

그러면 **뼈와 치매는 무슨 상관이 있는지**부터 알아보자.

치매 환자를 보면 먼저 발이 꼬여 있는 것을 알 수 있다. 그만큼 뼈 상태가 좋지 않다는 표시이다. 즉 발이 꼬여 있을 정도이면 골반이 많이 상해 있다는 표시이다. 그래서 걸음걸이를 보면 마치 살얼음 위를 걷는 것처럼 뒤뚱대며 걷고 쉽게 걸려 넘어지기도 한다.

대개 치매나 파킨슨병이 찾아오면 두개골의 이상으로 진단을 하고 답을 찾으려고 하니까 약을 복용해도 차도가 없다. 인체를 뼈 상태로 나누어 보면 뿌리 역할을 하는 곳이 있다. 그곳이 바로 골반(骨盤)이다. 이곳이 막히면 다리가 막히고 허리와 등뼈가 막히고 이후 두개골이 막혀 각종 병이 생겨나는 것이다. 그래서 만병을 고치기 위해서는 먼저 골반을 다스려야 하는 이유가 여기에 있다.

많은 분들이 발이 꼬이는 것을 알아채지 못한다. 뼈가 구부러지고 꼬이는 것은 하루아침에 이루어지지 않고 서서히 진행되기 때문에 병이 나타난 후에야 자신의 발뼈가 구부러져 있고 앞쪽으로 꼬여 있는 것을 알게 된다. 이렇게 발뼈가 꼬이게 되면 발뒤꿈치를 통해 전기가 충전이 되지 않는다. 발은 골반 다음으로 중요한 부위이다. 인간은 직립을 통해 걸어 다닐 때 에너지가 충전된다. 이것이 되지 않을 때 당뇨가 생기고 심장질환이 나타나고 중풍이 걸리게 되는 것이다. 이처럼 치매나 파킨슨병 또한 발뼈가 망가진 후 에너지가 심장까지 솟구쳐 올라가지 못할 때 두개골의 혈자리가 막히게 된다. 두개골에 전기가 모자라 팔이나 머리를 심하게 흔드는 파킨슨병의 경우도 발이 막혀 생기는 병이기 때문이다.

29. 수족냉증은 골반과 아랫배를 잡아야 탈출

#1. 한동안 수족냉증으로 고생하던 50대 김 모 씨는 어느 날부터 어깨 통증으로 잠을 제대로 청하지 못하고 있었다. 곳곳을 보니 등판에 작은 혹이 불룩불룩 솟아 있는 것이 발견되었다. 골반에서부터 시작된 독기, 음기, 냉기가 허리를 타고 양 갈비뼈에 작은 집을 짓고 있었다. 목과 어깨가 만나는 지점도 튀어나와 머리로 가는 혈류를 막아 두개골이 늘 지끈지끈 아프고 손끝이 저려 오고 손마디에 혹이 생기는 현상까지 나타났다. 또한 아랫배에 태아가 발을 차듯이 '흑충'이 벌떡거리며 기분 나쁘게 통증을 불러오고 변비까지 겹쳐 있었다. 왜 이렇게 인체는 병이 들어갈까.

수족냉증은 인체의 전기부족으로 생긴다. 옛날 아궁이에 나무나 짚불로 불을 붙여 구들장을 데워 본 적이 있을 것이다. 장작으로 지핀 날은 새벽녘까지 윗목까지 따뜻한 반면 짚불로 지핀 날은 아랫목만 따끈하다가 밤이 되면 찬바람이 쌩쌩 돌던 때를 기억할 것이다.

이처럼 인체의 아궁이에 속하는 골반도 똑같다. 수족냉증이 있는 사람은 바로 골반에 병이 들어 있다. 항문의 대변독이 나이가 들며 배출되지 않아 그대로 골반에 잠겨 생긴다. 골반에 독이 가득 차게 되면 꼬리뼈와 고관절을 타고 위아래로 이동하여 인체 전체를 병들게 한다.

이 독은 음기가 되고 냉기가 되어 아랫배를 얼음장처럼 차갑게 만들어 흑충이 똬리를 트게 되는 무서운 병으로 바뀐다. 이후 이것이 문어처럼 겨드랑이와 뒷목까지 온몸에 거미줄처럼 번진 후 기타 줄처럼 팽팽하게 당겨 병충으로 커지게 된다. 그래서 뭘 먹어도 늘 배고픈 느낌이 드는 것도 병충이 먼저 먹어 버리기 때문이다.

수족냉증이 있는 사람의 골반을 문질러 보면 밤알처럼 울퉁불퉁하다. 중풍 환자나 자궁 적출 수술을 받은 사람의 골반을 살펴보면 양쪽 엉덩이 높이보다 가운데 꼬리뼈가 더 높아 솥뚜껑처럼 솟아 있는 공통점이 있다. 그만큼 뼈가 솟다 보니 앞쪽으로 기운이 전달되지 못해 자궁과 전립선 등이 문제가 생기는 것이다.

그러면 어떻게 해야 솟은 뼈를 제자리로 잡고 골반을 살릴 수 있나.

녹이 슨 그릇을 닦지 않고 부패한 음식을 넣으면 모두 썩듯이 골반을 청소하지 않고 이런저런 약이나 음식을 먹어 봐야 몸이 좋아질 리가 없다. 녹이 슨 그릇을 닦듯이 뼈에 붙어 있는 독인 산화철을 반질반질하게 닦아 없애 주면 어느 날부터 아랫배가 따뜻해지고 더불어 손발가락도 좋아진다.

항상 무슨 병이든지 골반을 제일 먼저 눌러 매끄럽게 해 주고 그다음 대퇴골을 타고 내려와 무릎 정강이뼈와 발목, 발등까지 샅샅이 눌러 줘야 한다. 이 뼈가 냉기가 들어 나이 들면 무릎에 찬바람이 나는 것이다. 그다음 척추로 바로 올라가지 말고 척추 옆 등줄기, 즉 갈비뼈를 잡고 어깨 견골까지 올라가야 한다. 등줄기를 잡지 않고서는 절대 척추가 원상태로 돌아가지 않는다.

이후 어깨와 팔꿈치, 팔을 터치해 주면 하체부터 따뜻해진 기운이 배를 거쳐 팔까지 돌게 된다. 수족이 냉하면 뼈에서 세포를 교체하지 못해 굳은살이 생기고 피부가 갈라지는 것도 마찬가지다.

　또한 반드시 아랫배를 잡아야 한다. 골반 내 산화철이 가득 차게 되면 맹독은 거꾸로 직장과 대장을 타고 아랫배에 포진하기 때문이다. 이때부터는 맹독이 분비물을 내면서 당을 분해하는 에너지를 막아 당뇨를 불러오기도 한다. 또한 등판을 잡아당겨 손발로 가는 기운을 막는다. 변비가 심한 사람은 아랫배가 딱딱해 '흑충'이 벌떡대는 속도가 보통 사람의 3~4배가 된다. 흑충이 잡히기 시작하면 그 독이 목을 통해 가래나 신물로 쏟아져 나오게 된다. 이렇게 아랫배가 잡히면 심장병과 당뇨, 고혈압으로 고생하는 분들도 자연스럽게 해방이 가능해진다.

30. 염증으로 딱딱하고 냉했던 아랫배가 편해졌어요

#1. 타운에 거주하는 50대 이 모 씨는 두 번의 교통사고로 뼈가 뒤틀어지고 허리에 소위 철심을 대고 사는 분이었다. 매일 반복되는 통증에서 벗어나기 위해 '왕뜸'으로 3개월간 치료했다가 오히려 염증이 가득 들어차 항생제를 먹지 않으면 안 되는 상황까지 이르렀다. 결국 아랫배가 점점 불러 오고 염증이 들어차 항문과 질, 입, 눈 부위까지 쏟아져 나왔다. 항문 주위도 완전히 헐어 배변을 할 수 없는 상태가 되었고 아무리 항생제를 먹어도 그때뿐. 이제는 더 이상 약으로도 치유가 되지 않는 상태였다. 그랬던 이 씨가 눈물겨운 사투를 벌이면서 염증으로부터 회복이 가능했던 것은 무엇 때문일까. 바로 뼛속 독소를 제거해 주는 작업을 해 주었기 때문이다.

인체는 참으로 신비롭다. 그 중심에는 뼈가 있다. 뼛속에 생명이 있기 때문이다. 뼈가 망가지면 둘러싸고 있는 근육이 딱딱해지고 마지막에 신경을 건드려 통증을 느끼게 되는 것이다. 흔히 우리는 몸의 어느 부분이 아프면 이곳의 근육과 신경만 열심히 다스리다가 답을 찾지 못해 몇 년간을 고생을 하다가 찾아오는 분들이 많다.

상기의 이 씨는 염증이 제때 빠져나가지 못해 항문과 질 쪽, 입으로도 빠져나오는 형국이었다. 항문과 질은 항상 헐어 있어 소위 항문 주머니를 차야만 하는 상태까지 되었고 목 위로 계속 빠져나오는 염증으로 인해 입안에도 곳곳에 악창이 생겨 염증이 나오게 되었다.

  이 씨는 매일 '죽으면 죽으리라' 하는 심정으로 염증과의 사투를 벌이며 싸우기를 6개월쯤 되자 점점 항문 주위가 원상태로 돌아오고 딱딱했던 아랫배가 점점 부드러워지게 되었다. 또한 눈 주위 딱딱했던 근육이 부드러운 상태로 돌아오는 기적을 맛보게 되었다. 입안의 악창을 제거하는 데도 약 3주간 소요되었는데 2번의 몸살을 겪으면서 싸워 이겨 냈다. 목 주위에 나타난 염증과 가려움증도 완전히 해방되었다.

  그러면 어떻게 염증으로부터 해방이 가능한 걸까. **염증은 한마디로 뼈가 주관을 한다.** 뼈가 냉해지고 음기, 독기가 가득 차면 감싸고 있는 근육은 열이 넘쳐 뼈와 근육이 교감을 하지 못하게 된다. 그래서 염증을 없애려면 근육만 건드려서는 절대 회복되지 못한다. 반드시 뼈를 먼저 다스려 주어야 그다음에 근육이 좋아지게 된다. 흔히 방광염으로 고생하는 분들의 경우 약으로 해결하려 하지만 일 년에 서너 번 반복되는 우를 범하고 있다. 항문에서 생기는 대변독과 물을 충분히 마시지 않음으로써 생기기 때문에 골반 속 대변독을 없애고 수시로 물을 마셔 주어야 탈출이 가능하다.

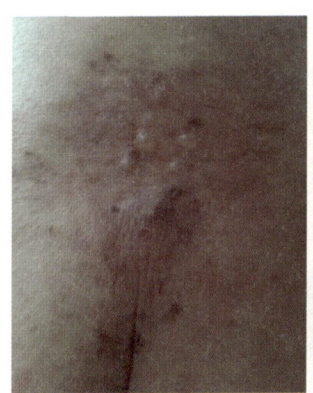 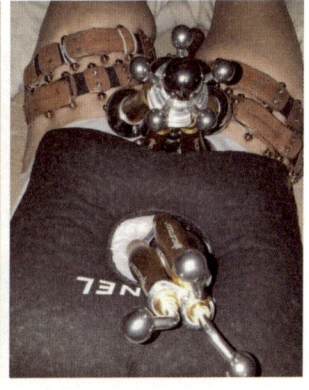

왕뜸의 부작용으로 엉덩이 부위에 염증과 고름(왼쪽)으로 고생을 하던 분이 미라클터치로 독소 제거를 하는 모습(오른쪽).

31. 공황장애서 탈출, 7년 만에 공연을 봤어요

#1. 공황장애와 체기로 고생하는 40대 초반 미혼 여성이 본 연구소를 찾았다 7년 전 운전 중에 어지럼증과 호흡곤란을 겪으면서 공황장애로 시달려 사람들이 많이 모인 곳과 폐쇄된 공간을 찾을 수가 없었다고 고백했다. 뼈 상태를 보니 뒷목과 허리, 어깨 통증을 호소하고 있었고 양 발가락의 엄지발톱이 무좀 형태로 고사되고 있었다. 또 앉아 있을 때 꼬리뼈 주위가 아파 통증을 느끼고 변비와 연비로 고생을 하고 있었다. 이랬던 분이 미라클터치를 만나 불과 8개월 만에 여러 가지 병이 사라지고 공황장애에서 회복되는 기적을 맛보았다.

공황장애(Panic Disorder)란 갑자기 심한 두려움과 불안이 나타나는 장애로 어떤 때는 호흡 곤란이나 흉통, 어지러움을 호소하기도 하고 때로는 죽음의 공포를 느끼기도 한다. 아직 특별한 원인을 발견하지 못하고 있는데 학계에 따르면 신체적인 생물학적 원인과 개인적인 상처와 충격, 스트레스, 유전 등이 복합적으로 작용해서 발생한다고 알려져 있을 뿐이다.

공황 발작은 한 번으로 끝나지 않고 수일 또는 수개월 뒤에 반복적으로 나타나기 때문에 한번 경험한 분은 또다시 발생할까 봐 외출을 꺼리게 되고 사람 만나는 것이 두려워 대인기피증이 생기고 많은 사람들이 모여 있는 장소나 엘리베이터 내부 등 막혀 있는 공간을 피하게 된다. 대개 항우울제나 항불안제를 복용하는데 근본적인 치유가 되지 못하고 평생 약을 복용해야 한다.

그러면 상기 여성은 어떻게 공황장애에서 해방될 수 있었는지 구체적으로 체험 사례를 통해 알아보자.

맨 처음 미라클터치 발찌형을 발목에 착용하니 발목 주위에 벌겋게 발진 현상이 올라오고 발가락 주위에 각질이 벗겨져 올라왔다. 평소 발목 주위가 너무 시려 힘들었는데 그 뿌리가 조금씩 뽑혀 나오는 증세였다. 미라클터치 깔판형과 침봉형을 사용한 지 대략 석 달쯤이 지나자 어느 날부터 땀이 엄청 쏟아지고 몸에서 냄새가 터져 나와 샤워를 하지 않으면 못 견딜 정도가 되었다. 원래 자신은 땀이 나는 체질이 아니고 평소 맹물을 마시지 못하는 편인데 물도 많이 마시게 되고 땀구멍이 열리는 체험을 하게 된 것이다.

어느 날엔 허리 주위 통증이 더 심해지면서 심한 명현현상을 느끼게 되었다. 동시에 어지러운 증세는 사라지고 항문 삽입형을 낀 이후로 변이 쏟아져 나오는 기쁨을 누리게 되었다.

하루 종일 컴퓨터 앞에서 일을 하다 보니 온몸의 뼈가 스트레스 호르몬으로 꽉 들어차 있어 보통 사람들보다 더 독소가 많이 누적되어 있었다.

매일 깔판형을 등 뒤에 깔고 펜타곤으로 온몸의 뼈를 문지르면서 초대형 침봉형(항공모함)으로 뼈독소를 다스려 주자 대략 6개월쯤 되었을 때 막혔던 목뒤가 많이 풀어지는 것을 스스로 느끼게 되었다. 아울러 어깨와 등의 통증도 서서히 사라졌다.

항문 삽입형은 사용한 지 3개월쯤 되었을 때 항문 주위 괄약근에 통증을 느낄 정도로 항문 내 압력방에 독소가 꽉 들어차 있었다. 처음엔 배변을 잘 할 수 없었는데 이젠 항문이 많이 조여지고 압력방 내 압력의 힘이 회복되면서 매일 배변을 할 수 있게 되었다. 펜타곤을 사타구니에 끼고 자면 주위에 에너지가 몰리면서 자궁 주위가 뜨거워지고 잠을 새근새근 잘 잘 수 있게 된 것도 신기하다고 털어놓았다.

또 깔판형을 등 뒤에 깔고 자니 몸의 부기가 빠지고 전체적으로 몸도 날씬해져서 주위 지인들이 요즘 무슨 테라피를 받느냐고 물어볼 정도였다.

이렇게 8개월쯤 지나자 대인관계와 직장 내 동료들과 이야기를 나누는 것에 자신감을 갖게 되었다. 그래서 7년 만에 공연장에 외출을 할 수 있게 됐다. 예전에 쓰러진 적이 있어 사람 많은 곳을 다닐 수가 없었는데 스스로가 대견할 정도로 몸 상태가 바뀐 것이다. 또 에어컨 바람이 있으면 피해 다니고 저녁엔 늘 전기장판을 깔고 잘 정도였는데 이제는 몸이 더워져서 회사나 집에서도 아무 문제가 없어 신기할 정도라고 털어놓았다.

32. 대소변 배출과 성기능이 강화되려면

#1. 뇌혈관이 막혀 뇌경색까지 겪은 김 모 씨는 음경의 혈관도 동맥경화가 심해서 자연 발기가 되기에는 힘든 상황으로 인공적인 발기약에도 좀처럼 반응을 하지 않고 있었다. 또한 배가 남산만 하게 나와 심한 복부비만을 갖고 있었고 고지혈증을 갖고 있었다. 오늘은 대소변이 뼈와 무슨 상관이 있고 성기능 약화가 찾아오는지 알아보자.

많은 분들이 **중풍**이 찾아오면 이것이 단순히 두개골의 문제로 생각한다. 뇌졸중과 뇌경색으로 불리는 만큼 뇌의 이상으로만 생각하는 것이다. 하지만 **그 뿌리는 바로 뼈에 있다.** 중풍환자가 팔과 다리를 끌고 다니는 곳의 뼈 상태를 보면 골수가 말라 있다. 골수가 말라 있다는 것은 바로 뼛속에 독소가 들어차 더 이상 뼈가 제 역할을 하지 못해 생기는 것이다. 가장 대표적인 사람이 노란 발톱 무좀을 갖고 있는 분이다. 대부분 이런 발톱이 생기면 단순히 목욕탕에 가서 옮았다는 표현을 한다. 어쨌든 발에 무좀이 생기면 자연스레 나아야 하는데 낫지 않는 것은 바로 발끝까지 에너지가 흘러 들어오지 못하기 때문이다. 엄마 역할을 하는 골반에서 허벅지를 거쳐 종아리, 발의 끝단인 발톱까지 기운이 오가야 인체는 정상적인 상태로 돌아가게 되어 있다. 발톱 무좀은 피부병이 아니다. 단연코 뼈의 병이다.

그러면 뼈는 왜 약해질까. 바로 항문에 누적된 대변독이 주범이다. 이것이 꼬리뼈를 타고 골반에 완전히 스며들게 되면 만병이 이곳에서 시작된다. 이렇게 골반 뒤쪽이 상하게 되면 에너지가 앞으로 흘러가지 못해 소변의 힘이 확 떨어진다.

　인체는 에너지가 뒤에서 앞으로 흘러 들어가야 한다. 자궁과 전립선, 발기 약화가 생기면 그 원인을 뒤쪽에서 찾아야 한다. 해당 부위만을 아무리 다스려 봐야 근치가 되지 않는다. 반드시 미골을 포함한 골반 뒤쪽 뼈부터 침봉형으로 누르고 문질러 주고 앞쪽 치골까지 샅샅이 터치해 주어야 한다. 그래야 미골과 치골을 연결하는 골반거근(pelvic floor muscle)이 탄력을 회복해 대소변이 정상 상태로 찾아간다. 최소 7개월 정도가 소요된다.

　변이 줄줄 새고 오줌 또한 시도 때도 없이 나오는 80대 분들이 항문과 질에 삽입형을 통해 대소변의 독소를 제거하고 동시에 깔판형을 역삼각형 모양의 엉덩이에 매일 깔고 쓰고 침봉형으로 사타구니를 샅샅이 눌러 주면 골반 전체가 서서히 살아난다. 이렇게 되면 변이 점점 굵어지고 소변의 힘도 세지고 발기가 회복되는 것을 몸소 체험하게 된다.

　예로부터 항문을 매일 조여 주라는 말을 들어 봤지만 실제로 변이 줄줄 새는 분들에겐 요원한 일이다. 왜냐하면 항문 내 압력방에 대변독이 가득 들어차 있으면 아무리 괄약근을 조이려고 해도 도통 들어 먹지 않는다. 소변이 줄줄 새는 요실금 환자도 마찬가지이다.

　발기력 등 성기능 저하는 사실 사람의 몸의 어딘가가 나빠지고 있다는 신호이다. 이것은 나중에 발음이 새기도 하고 최악의 경우 뇌졸중, 뇌혈관이 막히는 뇌경색으로 커질 수가 있다.

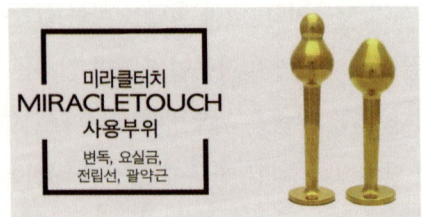

대소변이 잘 조절되고 발기능력이 살아나려면 항문과 뼛속 변독소를 없애 주면 된다.
항문 독소를 없애 주는 삽입형 모습. 실제 크기는 새끼손가락 정도이다.

33. 지긋지긋한 위장질환에서 해방되기

#1. 만성 위산과다로 3개월간 음식을 제대로 먹을 수 없었던 70대 최모 씨의 경우 체중이 너무 줄어들고 신경 쇠약까지 찾아오며 답을 찾지 못하다 미라클터치를 만나 웃음을 되찾게 된 대표적인 사례이다. 바로 골반과 등뼈의 독소를 제거해 에너지가 꼬리뼈에서 등 뒤로 흐르게 해 주고 또한 등 뒤에서 앞쪽인 위장 쪽으로도 흘러가게 길을 터 주었기에 가능하게 된 것이다. 바로 이것이 뼈의 힘이고 위력인 것이다.

흔히 **위장질환**으로 고생하는 분들의 경우 해당 부위만 열심히 다스리는 우를 범하고 있다. 이렇다 보니 약을 끊으면 다시 원상태로 되돌아가는 형국을 반복하고 있게 된다. 사실 위장질환은 위가 위치해 있는 등판 쪽의 뼈 양옆이 막혀 기운이 뒤에서 앞으로 흘러가지 못하는 상황 때문에 발생한다. 인체의 장기도 제대로 작동하려면 에너지가 잘 흘러야 한다. 고속도로의 노면 상태가 울퉁불퉁해 차량이 쏜살같이 달리지 못하는 경우처럼 에너지가 모자라다 보니 먹은 것이 잘 내려가지 못하는 것이다. 자주 체하는 분들도 마찬가지다. 실제로 사람이 음식을 먹고 잘 내려가지 않을 경우 미라클터치 침봉형으로 등판과 위장 주위를 지긋이 5분 정도 눌러 주면 에너지가 위장 쪽으로 깊숙이 주입되어 순간 "그억" 하는 소리를 내며 막혔던 위장이 뻥 뚫리게 된다.

그러면 왜 등뼈가 막혀 위장장애를 가져올까. 역추적을 해 보면 쉽게 답이 나온다.

인체의 뼈는 독소가 가득 들어차면 뼈가 제자리를 잃고 솟게 된다. 독소라 함은 독기, 음기, 냉기를 통틀어 말한다. 치아에 생기는 치석처럼 뼛속에 찌든 독은 나이가 들면서 인체 내 전기가 모자라 손쉽게 빠져나가지 못하게 된다. 독소가 누적되면 이후 뼈를 솟게 만들고 둘러싸고 있는 근육의 고체화를 불러 급기야 신경을 건드리어 각종 통증을 불러오는 과정을 거치게 된다.

오랜 위장병으로 고생을 하는 분은 먼저 골반의 독소를 없앤 다음 등뼈 6~7번 주위를 집중적으로 다스려 줘야 한다. 깔판형으로 에너지가 등 뒤에서 앞으로 흐르게 해 준 상태에서 침봉형으로 명치 부위를 집중적으로 눌러 뼛속 독소를 몰아내면 늦어도 2달 내에 각종 위장질환에서 해방되는 기쁨을 누리게 된다.

우리 몸을 좌우하는 생명의 힘은 바로 뼈에 있다. 갑자기 몸 어딘가에 뼈가 불룩 솟아오른 분들이 있다면 뼈가 상해 가고 있다는 증거를 보여주는 만큼 뼛속 독소를 제거해 주어야 한다. 방치하게 되면 뼈혹이 점점 커져 향후 암 덩어리로 커질 수 있는 확률이 커진다.

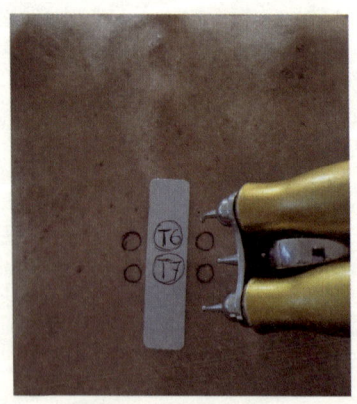

위장장애는 골반과 등뼈(T6, 7) 속의 독소를 침봉형과 깔판형으로 빼 주면 등뼈 양옆 구멍을 통해 에너지가 등 뒤에서 앞쪽 오장육부로 흘러 들어가 위장의 활동이 살아나면서 손쉽게 해방된다.

34. 교통사고 후유증에서 벗어나려면

#1. 오토바이를 타고 가다 커브 길에서 자동차와 부딪혀 몸이 뜬 상태로 날아갔던 30대 청년이 빠르게 회복된 것은 바로 모자라는 인체전기를 보충해 주었기 때문이다. 보통 사고 후 이런저런 치유를 받았던 분들이 2~3년 후 통증이 엄습해 오는 것은 사고 당시 뼈가 뒤틀리며 생긴 독소를 제거해 주지 못해 뼛속 깊숙이 자리 잡고 있다가 본색을 드러내기 때문이다. 이처럼 교통사고 환자의 경우도 뼛속 독소를 빠른 시간 내에 없애 주면 평생 통증으로 고생하지 않고 당당히 활보할 수 있게 된다.

뼈가 강건해지려면 **우선 물을 충분히 마셔 줘야** 한다. 그래야 필요한 성분이 물로부터 공급된다. 콜레스테롤 환자의 경우 약으로 조절을 하고 있지만 근본적인 해결책은 되지 못한다. 물을 평소 하루 2리터씩 충분히 마셔 체중의 3분의 2를 만들어 줘야 몸이 유기적으로 돌아가게 된다. 그다음 골반과 갈비뼈, 배 속에 들어 있는 대변독소를 제거해 주면 콜레스테롤은 정상적으로 돌아온다. 많은 분들이 콜레스테롤을 따지면 혈액만 생각을 한다. 혈액을 컨트롤하는 것이 뼈이기 때문에 뼈만 다스려 주면 혈액은 거짓말처럼 저절로 원상복구가 된다. 바로 뿌리를 다스려 주어야 가지가 따라 움직이는 것처럼 말이다.

흔히들 몸에 스트레스가 쌓여 어깨가 딱딱하면 부항을 뜨는 분들이 많다. 뭉친 피는 뽑아내 봐야 다시 그곳에 고인다. 피를 뽑을 때마다 시원한 느낌을 주지만 다시 같은 자리에 고인다. 피를 만들기가 얼마나 힘든지 모른다. 헌혈을 한 후 그날 감기에 걸리는 사람이 있을 정도로 혈액은 만들어 내기가 힘들고 다시 채워지기도 쉽지 않다. 피는 잠을 잘 때 무의식 상태에서 만들어진다. 그래서 잠을 잘 자는 것이 보약이라는 이야기가 나온다. 혹자는 혀끝에서 피를 뽑기도 하고 괄약근에 문제가 있는 분은 항문 끝에서 피를 뽑기도 한다. 이것 또한 임시방편에 불과하다. 독소가 빠지지 않은 상태에서는 다시 똑같은 장소에 울혈이 생긴다.

교통사고를 당한 환자의 경우 순간적인 충격으로 인해 뼈가 골절되며 스트레스 호르몬이 온몸을 강타하게 되는데 우선 물을 충분히 공급해 주고 숙면을 취할 수 있는 환경을 만들어 줘 뼈가 좋은 혈액을 만들 수 있게 해 주어야 한다. 이후 뒤틀린 뼈 곳곳에 **모자라는 인체전기를 불어넣어 잘 맞추어지도록 도와줘야** 한다. 상기 엄지손톱을 다친 분이 멀쩡하게 낫듯이 하늘에서 오는 강력한 에너지를 넣어 주면 뼈가 원래의 상태로 돌아가게 하는 데 도움을 준다. 왜냐하면 뼈의 DNA는 원래의 모습으로 복원되는 능력을 갖고 있기 때문이다.

당장 통증이 심하다고 진통제를 복용하거나 뼈 주사를 맞는 분들이 많은데 이런 행위는 자기 골대에 골을 넣는 자살행위라 할 수 있다.

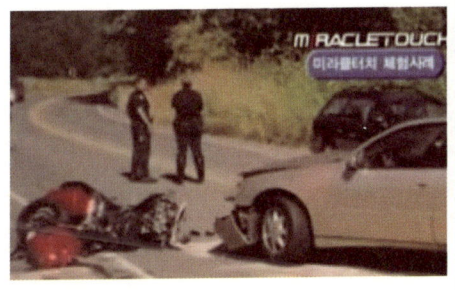

> 굿모닝
> 완전 감동입니다.
> 오만플러스 사랑해요.
> 여러모로 도와주심에 무안감사드려요.
> 90%이상 완치입니다.
> 통증과 열은 1도 없습니다.
> 정말 미라클이지 말입니다!!

오토바이를 타고 가다 자동차와 부딪혀 갈비뼈가 많이 부서졌던 청년이 뼈를 다스려 금방 회복되는 것을 몸소 체험했다(왼쪽). 대형 침봉으로 통증이 좋아진 분이 보내 준 카톡 내용(오른쪽).

35. 30년 된 불면증에서 해방되는 방법

#1. 30년을 불면증으로 고생해 온 70대 후반 이 모 씨는 변비, 이명을 달고 살고 어깨, 경추, 무릎 등 온몸이 아프지 않은 곳이 없을 정도로 몸이 망가져 있었다. 미라클터치 항문 삽입형과 침봉형으로 온몸을 터치해 주자 변이 자배기처럼 쏟아져 나오는 경험을 했다. 항문 주위가 헐 정도로 맹독이 터져 나오자 걷는 것도 한결 편해지는 것을 느꼈다. 또 허리벨트형과 깔판형으로 4개월 동안 매일 하루 1~3시간씩 온몸의 독소를 없애 주자 어느 날부터 잠이 스르르 찾아오는 것을 몸소 느꼈다. 또한 계단을 제대로 오르내리지 못할 정도로 비대했던 몸도 서서히 정상으로 돌아오면서 계단을 한 발씩 내디딜 수 있게 되었다.

아무리 용을 써도 잠이 오지 않는 분은 그 고통이 이루 말할 수가 없다. 잠을 자야만 모든 독소가 해소되고 에너지가 충전되고 새로운 혈액을 만들어 낼 수가 있는데 이것이 제대로 되지 않으니 마치 막힌 회로처럼 두개골에 압력이 생겨 잠 못 이루는 밤이 지속되는 것이다.

수험생이나 심야 근로자에 불면이 필요할 때도 있으나 자고 싶은 사람이 잠이 오지 않는 증세는 보통 문제가 아니다. 또한 사람이 7일 이상 잠을 자지 못하면 몸이 굳어지는 현상이 발생한다.

불면증을 가진 사람은 자아의식이 유달리 강하거나 집요한 성공욕구를 가진 경우, 경제적으로 심한 상처를 받았거나 돌발적인 사고로 망연자실

한 경우로 몸의 전기 흐름에 있어 누전, 방전, 합선 현상으로 몸 안의 비상등이 켜진 상태가 불면증으로 나타나는 것이다.

고질적인 불면증은 정(精), 신(神), 영(靈), 혼(魂), 백(魄)의 작용에 있어 중대한 결함이 발생한 것으로 그 결함을 해결하는 방법은 잠을 잘 수 있게 유도하여야 한다.

만일 이불을 덮고 누웠는데 아무리 잠을 청해도 잠이 안 오면 더 이상 잠을 청하지 말고 누운 상태에서 식물호흡을 하는 것도 좋은 방법이다. 식물호흡은 유튜브에서 미라클터치 뼈호흡을 검색하면 자세히 볼 수가 있다. 누워서 하는 방법은 숨을 들이킬 때 양 손바닥으로 어깨까지 기를 올린다고 생각하고 숨을 내쉴 때 어깨에서 양 발바닥으로 뿜어낸다. 양 손바닥은 천장을 보고 양 발바닥은 이불 밖으로 나오게 한다. 그러면 잠이 스스로 오게 된다. 왜 그럴까? 바로 천기(天氣)가 인체로 흘러 막힌 곳을 뚫어 줬기 때문이다.

즉 천류전기가 대량으로 인체에 들어오면 사람이 갓 태어나서 성인으로 성장·발육시킨 초자연적인 능력이 가동되어 몸 안의 전기회로를 자가 복구하여 정상적인 수면상태로 만들어 주게 되는 것이다.

많은 분들이 불면증이 생기면 머리만 다스리려고 한다. 일시적으로 약을 복용해서 잠을 청할 수는 있지만 평생 약에 의존할 수는 없지 않는가. 근본적인 원인을 파악해야 한다.

두개골의 압력은 혼자 생기지 않는다. 반드시 **뿌리는 골반**이다. 골반이 좋지 않으면 그 에너지가 요추~흉추~경추까지 흐르지 못한다. 그러면 곳곳의 뼈가 울퉁불퉁 솟게 된다. 뼈가 솟은 후에 연이어 근육이 딱딱해져 급기야 혈류가 막히고 에너지의 흐름이 중단된다. 바로 이때 두개골에 압력이 생기는 것이다.

자, 그러면 불면증을 어떻게 치유해야 하나.

  상기의 설명처럼 뿌리인 골반을 먼저 다스려 주고 요추~흉추~경추~두개골의 순서로 매일 뼈 청소를 해 주면 된다. 독소가 심한 분은 각종 냄새가 터져 나온다. 뼈의 독소는 하루아침에 뺄 수가 없다. 단 며칠 만에 없애려고 무리를 하는 분들은 심한 명현현상으로 중도에 포기한다. 독이 한꺼번에 터져 나오면 신경이 감당되지 않아 몸져누울 지경까지 다다른다. 매일 조금씩 서서히 빼 주면 상기의 이 씨처럼 4개월 만에 회복이 가능하게 된다.

36. 지긋지긋한 변비, 과연 정복 못 할 병인가

#1. 예로부터 잘 먹고 잘 싸고 잘 자면 건강하다는 말이 있다. 어느 것 하나가 망가지면 몸도 병이 난다. 그중에서 잘 싸지 못하는 변비를 갖고 있는 분들을 보면 뼈가 많이 상해 있다. 이것이 지나치면 몸이 붓고 등판이 불룩해지고 대상포진과 관절염 등 만병을 부른다. 수족냉증의 뿌리도 바로 배 속 냉증이다. 그래서 병을 잡으려면 먼저 변비부터 잡아야 하는 이유가 바로 여기에 있다.

변비는 장운동이 무기력해서 생기는 증상이다. 사람은 음식을 입안에 넣어 씹은 후 삼킨다. 이때까지는 턱 운동 및 삼키는 것까지 의식적인 노력에 의하여 진행되나 일단 목구멍을 통과한 뒤로는 사람은 의식적인 신경을 쓰지 않는다.

몸의 자율신경운동에 의하여 위(胃)운동을 위시하여 소화기관이 모두 움직여서 배설기관까지 일련의 신진대사 기능을 하게 되는데 소위 무간섭 지대이다.

의식력은 간섭하는 힘이고 정신집중력은 독재 통솔력이다. 지나친 의식력과 정신집중력은 독선적인 간섭력을 발휘하여 무간섭 지대인 소화기관과 배설기관의 고유의 기능을 파괴하게 된다.

우리가 하품을 하고 기지개를 할 때 도중에 의식이 움직이면 하품이 멎어 버리고 기지개를 하는 도중에 기지개 동작을 더 크게 하려고 하면 기지개가 멎어 버린다. 이 점을 고찰하면 인간의 의지와 소화기관과 배설기관의 운동과는 상극인 것을 알 수 있다. 바로 여기에 변의 비밀이 있다. 비밀의 해법은 심리적인 방법과 물리적인 방법을 동시에 사용해야 한다.

먼저 **심리적인 방법**을 알아보자.

자신의 마음을 넓게 가지려고 노력하면서 스트레스를 겁내지 말아야 한다. 누구든지 마음을 좁게 가지면 먼지 한 톨만큼 작아지고 마음을 넓게 가지면 우주보다 더 넓게 가질 수 있다. 마음을 바꾸기가 힘들다고 생각하면 초지일관 일편단심으로 요지부동하는 것이 마음이지만 하루에 열두 번 바꿀 수 있는 것 또한 마음이기도 하다. 사람의 성격에 따라 조금만 약을 올려도 크게 노발대발하면서 반발하는 사람이 있는가 하면 웬만큼 약을 올려도 꿈쩍도 하지 않는 사람이 있다. 즉 뼈 상태가 좋을 때는 아무리 건드려도 화를 잘 내지 않는 반면 뼈가 상해 약해져 있으면 사소한 일에도 자꾸 짜증이 나고 벌컥 화를 내게 되는 것이다.

이처럼 마음이 상하면 배변을 하는 능력 또한 떨어진다.

또 너무 신경을 많이 써 웬만하면 그냥 넘어갈 일도 꼬치꼬치 간섭을 하다 보니 결국 뼈가 더 상하는 분도 있다.

이렇게 시작된 일이 어느 날부터 배변에 영향을 주어 잘 나오지 않다 보니 결국 골반과 아랫배에 똥의 기운이 누적되어 이제는 돌이킬 수 없는 지경까지 키우게 된다. 우선 변이 항문 내에 많이 남아 이것이 맹독으로 바뀌어 압력방의 힘을 점점 줄어들게 만든다. 다시 말해 괄약근의 조이는 힘이 약해져 변을 빼는 힘이 정상적인 사람의 3분의 1정도로 약해지게 된다. 또한 항문 내에 남아 있는 맹독이 직장~대장~소장의 방향으로 거꾸로 스며들게 된다. 이 맹독은 단순히 똥배의 모습으로 남아 있지 않고 배 속에서 계속 맹독 가스를 만들어 내 배를 냉하게 만든다. 이렇게 되면 소장, 대장이 꼬여 흐름이 당연히 막힐 수밖에 없게 된다.

둘째로 **물리적인 방법**을 알아보자.

늦잠을 자면서 일어나지 않으면 흔들어 깨우는 것처럼 잠자고 움직이지 않는 소화기관을 흔들어 깨워야 한다. 변비가 심하고 오래된 사람일수록 배 주위가 단단하고 아랫배 통증이 심하다. 깔판형을 등 뒤에 대고 침봉형으로 명치 지점부터 아랫배를 구석구석 문질러 주면서 차츰 강도를 강하게 눌러 주면 어느새 단단하던 배가 물렁해지고 트림이 나면서 소화기관과 배설기관이 제 할 일을 찾아 만성변비에서 해방이 가능하게 된다.

37. 불과 열흘 만에 뱃살이 쏙 빠지고 정상혈압이 됐어요

#1. 타주에 사는 60대 손 모 씨가 척추협착증과 다리, 손발, 목 저림 현상으로 찾아왔다. 몇 년 전 교통사고를 당했던 지인이 장애인이 될 뻔한 상황에서 미라클터치를 접한 후 많이 호전되어 정상인처럼 보행하는 모습을 본 후 본인도 지긋지긋한 허리통증에서 해방되고 싶어 찾아왔다고 고백을 했다. 그동안 시중에 좋다는 것을 안 해 본 것이 없을 정도라며 과연 이것이 나에게도 효과가 있는지 물었다. 첫날 항문 삽입형을 괄약근에 삽입하고 등판용과 침봉형, 허리벨트형으로 몸을 다스려 주자 3일 만에 설사와 검은 변이 터져 나왔다. 이후 허벅지와 종아리 부위에 두드러기처럼 피부 발진이 솟아 올라왔다. 일주일간 오래된 숙변이 쏟아져 나오자 주먹 두 개가 들어갈 정도로 허리 사이즈가 확 줄어들었다. 혈압을 재어 보니 정상치로 나와 며칠 동안 하루 3번 이상 체크를 해 봐도 계속 정상 수치를 유지하게 되어 오랫동안 복용하던 혈압약과 콜레스테롤 약을 끊게 되었다.

인체는 어느 곳이 아프면 반드시 그 뿌리가 있다. 보통 척추와 손과 발, 목 등이 아프면 해당 아픈 곳만을 열심히 다스려 일시적인 효과를 본다. 하지만 이후 또 통증이 재발되어 평생 아파하다가 답을 찾지 못하고 또 다른 병만 얻어 돌아오지 못하는 강을 건너게 된다.

왜 이렇게 병의 뿌리를 강조하느냐면 뿌리를 뽑아야 병이 근치되기 때문이다. 식물의 경우 잎사귀가 마르면 뿌리에 물을 주어야 다시 잎사귀가 살아나듯이 인체의 경우도 뿌리가 골반과 아랫배임을 깨달아야 한다.

먼저 골반은 항문청소부터 해야 한다. 평소 케겔운동을 해도 괄약근이 잘 조여지지 않는 것은 항문 내 압력방에 대변독소가 들어차 있기 때문이다. 삽입형을 끼고 있으면 독소가 저절로 빠져나가 괄약근의 탄력이 살아나 치질, 치루, 변비, 잔변감, 전립선염에서 해방이 되고 아울러 골반으로 독소가 스며들지 않게 해 준다. 이후 침봉형과 깔판형으로 역삼각형 모양의 뼛속 깊숙이 에너지를 넣어 대소변독소를 빼 주면 된다.

아랫배는 침봉형으로 지속적으로 대장의 흐름에 맞춰 오른쪽에서 왼쪽으로 문질러 주면 배 속에서 꼬르륵 소리가 나며 장의 흐름이 열려 어느 날 숙변이 쏟아져 나온다. 평소 허리벨트형을 이용하면 보다 손쉽게 배 속 변 기운이 빠져나간다. 아주 역한 냄새도 같이 터져 나온다. 이렇게 뱃살이 빠지면 등판을 잡아당기고 있는 병마의 끈이 끊어져 서서히 굽어졌던 등판도 펴져 에너지가 꼬리뼈에서 두개골까지 막힘이 없이 흐르게 되어 위장역류, 심장질환이나 고혈압, 불면증, 이명, 편두통, 비문증, 어지럼증 등 두개골에서 생기는 병에서도 동시다발로 해방이 가능하게 된다. 뼈가 혈액과 호르몬을 만들고 그 속에 골수가 차 있어 인체전기를 만들어 내는 창고이기 때문이다.

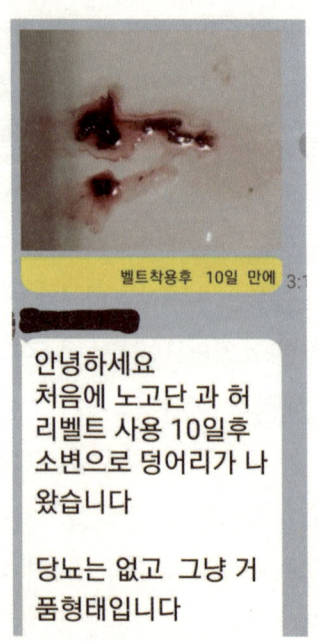

뱃살과 고혈압, 불면증, 이명으로 고생하는 분은 골반과 아랫배 속 독소를 없애 줘야 한다.
사진은 허리벨트 착용 10일 만에 소변으로 핏덩어리가 나온 분이 보내온 카톡 내용.

38. 암과 백혈병에서 벗어나려면 항문 청소부터 해야

#1. 요즘 각 교회마다 중보기도자의 명단을 보면 암 환자가 주를 이루고 있다. 그중에서 피가 제대로 만들어지지 않는 백혈병 환자가 많아지고 있다. 이 외에도 유방암, 췌장암, 간암, 폐암, 직장암, 대장암, 갑상선암으로 신음하고 있다. 게다가 암이 온몸으로 뼈를 타고 전이되어 이러지도 저러지도 못하는 형국이다. 기도를 통해 한 줄기 빛을 찾아보고 있지만 쉽사리 정복되지 않아 애를 태우고만 있는 실정이다.

암을 겪은 분들에게 항문 삽입형(남성용 노고단, 여성용 도화봉)을 끼워 보면 대개가 잘 삽입이 되지 않는다. 그 이유가 무엇일까. 바로 항문 내 압력방에 독소가 꽉 들어차 있기 때문이다. 어떤 분은 두 번째 손가락 정도의 크기 중 5분의 1 정도만 들어가고 나머지는 아예 밖으로 나오는 분도 있다.

문제는 이 대변독이 항문에 머무르지 않고 온몸으로 퍼져 나간다는 사실이다. 그래서 뼛속으로 쫙 스며들게 되면 골수가 점점 똥물이 되어 인체 에너지의 흐름을 막게 되어 해당 장기로 들어가야 하는 신경선이 막히면서 서서히 통증이 찾아오고 등판 어느 부위가 불룩 튀어나오게 된다. 혈자리를 눌러 보면 정상인의 경우 말랑말랑하게 열리는 반면 많이 막힌 분은 마치 아스팔트 위를 누르는 것처럼 딱딱하게 막혀 있다.

뼈는 무수한 구멍으로 이루어져 둘러싸고 있는 근육과 교감을 통해 숨을 쉬고 뼈의 구멍마다 신경선이 다니게 되는데 뼈의 구멍이 독소로 들어차 막히게 되면 당연히 근육은 딱딱해지고 신경선이 막혀 열이 나게 된다. 그래서 맨 먼저 찾아오는 것이 관절염이다. 뼈와 뼈끼리 만나는 관절마다 열이 나는 것이 바로 염증이다. 심한 타박상으로 인한 염증의 경우에는 항생제로 썩지 말라고 처방하는 것은 좋지만 변독으로 인한 염증은 반드시 뽑아 줘야 한다.

유방암을 경험한 50대 초반의 여성을 만났다. 등판을 보니 계란 반 개 정도 크기의 혹이 눈에 뜨였다. 방사선 치료를 받고 현재는 정상이라고 나타났지만 등뼈를 중심으로 갈비뼈가 손상을 입은 상태인 것이다. 뼈가 상해 있는 만큼 재발의 위험을 달고 사는 시한폭탄과 같았다.

암을 경험한 분들의 뼈를 보면 우선 꼬리뼈가 상해 있는 것을 알 수 있다. 항문에서 가장 가까운 부위에 있기 때문에 제일 먼저 다치게 된다. 그래서 꼬리뼈 주위를 미라클터치 침봉형과 깔판형으로 터치해 주면 피부로 검은색의 독소가 터져 나온다. 이렇게 꼬리뼈가 다치게 되면 소위 말하는 **백혈병**이 찾아오는 분들이 많다. 그래서 더 이상 피를 스스로 생산해 내지 못하는 무서운 병으로 발전하게 된다.

그럼 병원에서는 왜 골반은 건드리지 않고 허리만 건드릴까. 골반은 워낙 큰 뼈이고 뼛속에 들어찬 독소를 빼 주지 않으면 아무리 훌륭한 카이로프랙틱 의사가 뼈를 맞추어 놓아도 다음 날이 되면 독소 때문에 다시 골반이 삐뚤어진 상태로 돌아가게 되기 때문이다. 그래서 애꿎은 허리의 디스크만 건드려 놓는다. 당장은 1년 정도 편하지만 이후 삐뚤어진 골반이 다시 허리를 눌러 재발될 수밖에 없어 재수술을 하게 되는 것이다.

이렇게 요추를 강타한 후에는 흉추 1~12번으로 스며들어 이번에는 오장육부로 들어가는 기운을 막아 상기의 예처럼 각종 암이 창궐하는 것이다.

암을 경험한 분들의 등뼈를 미라클터치로 문질러 보면 비포장도로처럼 울퉁불퉁하다. 그만큼 뼈가 상해 있어 곳곳에 솟아 있다. 어떤 분은 계란 반 정도의 혹이 7~8개 정도 잡히는 분도 있을 정도이다. 또 한 가지 등뼈를 막는 요인은 대변독이 배 속으로 스며들어 이것이 또 등뼈를 앞으로 잡아당겨 생긴다. 배 속의 대변독은 속에서 부글부글 끓고 각종 가스를 만들어 간, 췌장, 신장, 위장 등 장기를 치게 된다. 그래서 오장육부가 백기를 들게 된다. 항문과 뼛속 독소를 다스려 주면 암을 예방할 수가 있고 그 뿌리도 뽑을 수가 있게 된다.

39. 고혈압을 낮추는 법

#1. 흔히 혈압계로 혈압을 잰다. 그런데 문제는 직접적인 혈의 압력을 재는 것이 아니라 팔뚝 전체에 측정기계를 두르고 혈관을 둘러싸고 있는 외관의 막힘을 통해 혈압을 역추산해서 그 수치로 "당신의 혈압은 150/110입니다."라며 판정을 내린다.

자, 진짜 문제는 여기서부터 시작된다. 혈관을 둘러싸고 있는 외관이 막혀 있음에도 단순히 우리는 혈관의 흐름을 낮춰 압력을 내리려고 한다. 다시 말해 혈압을 부르는 것은 혈액을 만드는 뼈가 주관하게 되어 뼛속에 때가 잔뜩 끼어 수액이 막혀 있음에도 이곳은 그냥 놔두고 혈관의 흐름만을 늦추어 압력을 내리려는 것이다. 다시 말해 빈대 잡으려다 초가삼간 태우는 꼴이다. 혈압을 부르는 외관 상태를 깨끗이 해 주면 혈압이 저절로 내려가는데도 말이다. 이렇게 혈액만을 묽게 하고 속도를 늦추게 되면 당장 혈압은 내려가지만 모든 흐름이 느려져 오히려 동맥이 더욱 막히게 되고 향후 뇌졸중의 위험은 더 커지게 되는 아이러니가 생긴다. 그러면 왜 외관 상태를 깨끗이 해 주지 못하는 걸까. 바로 뼈에 대해서 아는 것이 없기 때문이다.

#2. 최근 미라클터치로 뼈독소 제거를 열흘 이상 집중적으로 받은 50대 남성의 경우 2주일 이상 냉기가 터지면서 심한 설사를 쏟아 냈다. 하

도 독이 독하다 보니 아랫배 근육이 딱딱해질 정도로 냉기가 요동을 쳤다. 어느 날은 장내 독소가 입으로 거꾸로 역류해 마치 시체가 썩는 냄새가 방 안에 진동을 할 정도였다. 어언 2주일 동안 냉기를 터트린 이 남성은 평소 혈압이 140~150/100~110을 오갔던 것이 혈압약 하나 먹지 않고 단순히 배 속 냉기만을 터트려 주었는데 현재 110~115/75~80을 유지하면서 고혈압의 공포에서 벗어나고 더 이상 약을 먹지 않아도 되는 상황에 다다랐다. 어떻게 이런 놀라운 결과를 가져올 수 있을까. 오늘 뼈과학의 관점에서 자세히 알아보자.

혈압은 크게 3곳에 압력이 생기면서 나타난다.

가장 먼저는 **두개골에 압력**이 생긴다.
이것은 스스로 생기지 않는다. 골반에서부터 에너지가 두개골까지 제대로 흐르지 못할 때 나타난다. 즉 식물 뿌리가 골반이라고 치면 두개골은 잎사귀 끝에 해당된다. 그래서 두개골 압력을 빼 주려면 반드시 골반을 먼저 터치해 주고 등뼈를 거쳐 두개골까지 샅샅이 뼈독소를 없애 주면 어느 날부터 머리가 가벼워지면서 혈압이 내려가는 현상을 몸소 체험할 수가 있다.

둘째는 **골반과 아랫배 똥배가 좌우**한다.
항문에서 시작된 독소가 골반을 가득 채우면 이후 독소는 또 다른 공격 대상을 찾아 나선다. 바로 그곳이 아랫배이다. 직장과 대장을 거쳐 대변독이 들어차게 되면 몸은 점점 쪼그라들고 아랫배에서 등판을 잡아당기는 형국으로 바뀌어 등판이 딱딱해진다. 그래서 머리로 가는 기운이 막혀 혈압이 확 올라간다. 상기의 남성도 배 속 똥 기운을 터트려 주자 혈압이 확 내려가게 된 것이다.

셋째는 발이 막혀서 두개골로 가는 기운이 느려져 생긴다.

골반이 상하면서 발로 가는 기운이 점점 느려져 발의 기능이 예전만 하지 못하게 된다. 그래서 나이가 들며 점점 보폭이 작아지고 어디에 걸리지도 않았는데 쉽게 넘어진다. 이렇게 발이 꼬이면 발뒤꿈치를 통해 에너지가 솟구쳐 올라가지 못해 두개골에 압력이 생기고 어떤 분은 치매가 나타나고 또 다른 분은 파킨슨, 알츠하이머 등이 나타난다. 대개 두개골에 생기는 병을 단순히 두개골 혈액순환 이상으로 생각을 하는데 인체는 어느 한 곳이 쉽게 다치지 않는다. 중추신경인 머리와 좌골신경 그리고 말초신경인 발 쪽이 3각 편대를 지으면서 유기적으로 도와주고 상생을 하게 되어 있다.

바로 이 세 곳의 변독소를 집중적으로 다스려 주면 약에 의존하지 않고도 어느 날부터 혈압이 점점 내려가 정상적인 생활을 할 수 있게 된다.

40. 관절염과 대상포진은 변독으로 생기는 병

#1. 고관절염으로 고생하는 50대 김 모 씨는 어느 날 엉치 부위가 시큰 거리며 저려 오더니 이내 허벅지와 종아리 쪽으로 그 통증이 옮겨 갔다. 불과 몇 달 전에 시작되었는데 이제는 발끝까지 저려올 정도로 상황이 심각해졌다. 병원에 찾아가 검사를 받아도 딱히 관절에는 이상이 없다는 결론이었다. 한방을 찾아 침도 맞고 부항도 떠 보았지만 별 차도가 없어 본원을 찾게 되었다고 답했다.

한국인의 수백만 명 이상이 각종 관절염으로 고생한다. 퇴행성 관절염이나 류머티즘 관절염 등 그 명칭이 뭐든 간에 관절염은 쉽게 고치지 못하고 심한 경우는 수술을 하나 곧 재발하고 있는 실정이다. 대관절 무엇이 잘못되어 이렇게 되나.

우리 몸에서 가장 큰 관절은 고관절이다. 고관절은 골반(대퇴골)과 하체를 연결시키는 관절로 이 관절이 잘못되어 인공관절 수술을 받은 사람도 많고 수술을 받아도 극심한 통증으로 고생하기 일쑤다. 심한 경우에는 6개월에 한 번씩 뼈 주사를 맞기도 한다. 하지만 이것도 임시방편으로 나중에는 뼈 주사를 맞아도 듣지 않게 된다.

그러면 도대체 **고관절은 왜 아픈가.**

골반에는 미골(꼬리뼈)이 있는데 이 미골은 항문에 인접해 있다. 바로 항문에서 발생하는 대변독이 골반에 쌓여 고관절에 침투, 이후 변독이 퍼져서 인체 내 관절 마디마디마다 가득 차 있기 때문이다. 혈기왕성한 20~30대에는 별문제가 되지 않지만 40대에 접어들며 인체 내 전기가 모자라 변독을 제거하지 못해 이것이 온몸의 뼈에 치석처럼 쌓여 병을 부르는 것이다.

관절염이 생기는 또 하나의 원인은 물을 마시지 않기 때문이다. 물은 2리터를 섭취하지 않았는데 소변으로 나가는 것이 2리터이면 차질이 생긴다. 물을 찔끔찔끔 먹으니 이것이 오늘날 병을 못 고치는 것이다. 물이 안 들어오면 몸 안에서는 갈증이 나 체질이 저절로 바뀐다. 즉 몸 안에 수분이 부족하면 수분의 소모를 막기 위해 뼈는 대량의 암모니아를 생산한다. 냉장고의 냉매로 쓰이는 암모니아가 많이 생산되면 수족은 냉하고 배는 차갑고 그 차가운 기운이 관절로 침투하게 된다. 몸은 그 냉기를 없애기 위해 열을 발생시키는데 바로 이때 염증이 생기는 것이다. 따지고 보면 염증은 병이 아니라 우리 몸이 스스로를 보호하기 위한 일종의 방어 장치인 것이다.

뼈에 독이 쌓이거나 산화철이 퇴적되면 뼈가 전기를 발전하지 못해 관절에 이상이 오게 되는 것이다. 발이 꼬이고 한쪽으로 기울어져 절뚝거리는 것도 관절염이다.

전기와 물을 흐르게 하면 뼈가 제 역할을 담당해 혈은 자동적으로 흘러 근육과 신경으로 인한 통증과 염증에서 해방된다. 대상포진 또한 항문 내 변독이 인체 전체의 뼈에 절어 생기는 병으로 허리나 눈 부위에 나타난다. 면역력이 아닌 변독으로 인한 방역이 안 되어 생기는 병인 것이다.

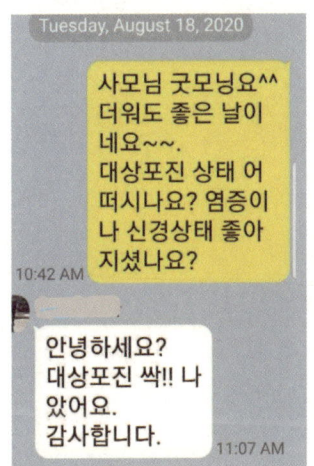

대상포진 환자가 약에 의존하지 않고 뼈독소 제거로 금방 회복되어
자신의 상태를 카톡으로 보내 주셨다.

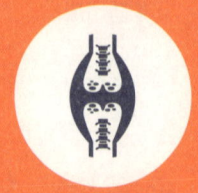  

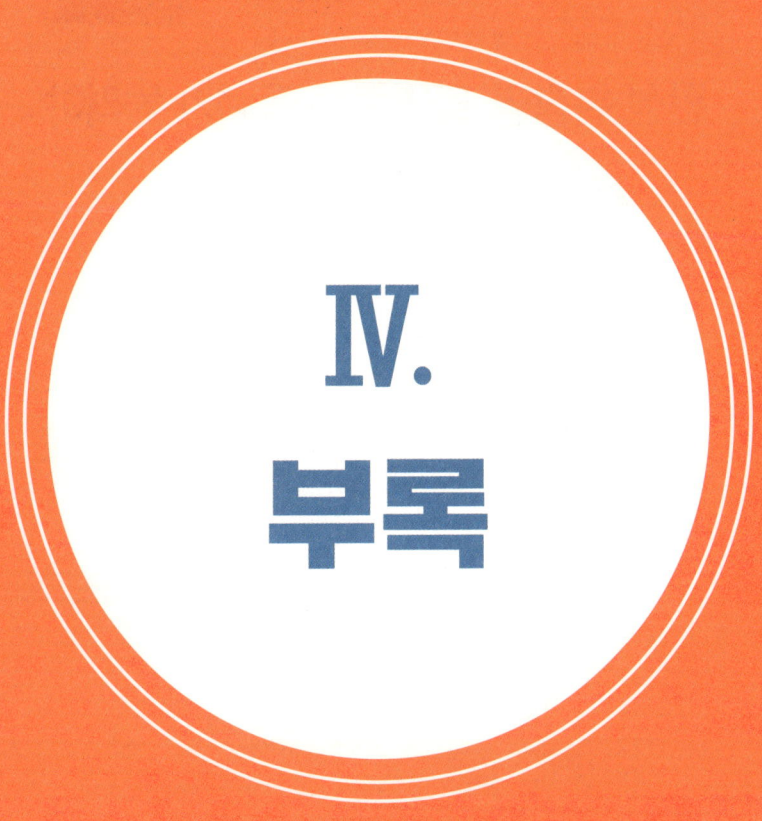

IV. 부록

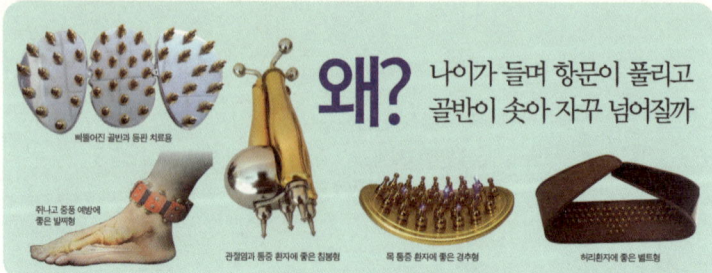

만성 위장병, 불면증은 등뼈가 뚫려야
⟨산화철⟩

병의 뿌리는 골반 내 변독
이명, 통증 등 합병증 불러

#1. 음식을 먹기만 하면 체하고 위산과다로 외식을 두려워하던 60대 이 모씨가 불과 한 달도 안되어 소화능력이 돌아진 것은 왜 일까. 30년 이상 불면증으로 고생하던 70대 김 모씨가 잠을 푹을 잘 수 있었던 것은 무엇이며, 고질이 약을 복용하며 하루 1시간도 제대로 잠을 잘 수 없었던 80대 김 모씨가 한 달 반만에 통해가 빠지면서 하루 7시간씩 불감을 자게 되고 혈압이 정상치으로 잘혀 약을 끊게 된 것은 어떻게 된 일일까. 또 이렇으로 고생하던 70대 이 모씨가 일 년여만에 귓전에서 휭휭거리던 소리가 90% 이상 줄어들에게 된 것은 어떻게 설명이 될 수 있을까.

◎뼈 독소가 근육 경직 초래

결론부터 이야기하면 상기의 네 분 모두 항문 내 독소를 말에고 골반과 등판 뼈 속 독소를 제거해 두개골의 압력을 없게 얻은 겸과다. 어떻게 이런 일이 일어날 수 있을까. 뼈와 근육의 원리를 이해하면 쉽게 수긍이 갈 것이다.

상기의 4가지 병은 모두 골반과 등판이 막혀 나타나이, 나중에는 두개골과 압력이 생겨서 나타난다. 두개골의 압력을 부르는 병의 뿌리는 항문과 골반에 있다. 나이가 들면 항문 내 압력 밖에 독소가 들어와 이것이 배출이 되지 않아 정점 독소가 꼬리뼈를 타고 머리쪽을 향해 이동하면서 등뼈 곳곳을 막아 인체의 흐름을 막기 때문이다. 그래서 만성 위장병을 앓고 고생하는 분은 반드시 흡추부가 막혀 있고, 아울러 불면증, 이명이 있는 분은 등뼈 뿐만 아니라 두개골로 향하는 경추 7번과 어깨가 만나는 삼자 지점이 딱딱하거나 심하게 솟아 있는 공통점을 갖고 있다.

◎나이 들며 괄약근 풀려

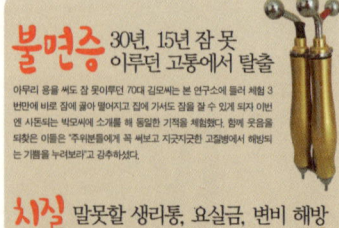

불면증 30년, 15년 잠 못 이루던 고통에서 탈출

아무리 용을 써도 잠 못이루던 70대 김모씨는 본 연구소에 들러 체험 3번만에 바로 잠에 곯아 떨어지고 집에 가서도 잠을 잘 수 있게 되자 이번 엔 시돈돈을 박모씨에 소개를 또 동일한 기적을 체험했다. 함께 웃음을 되찾은 이들은 "주위분들에게 꼭 써보고 지긋지긋한 고질병에서 해방되는 기쁨을 누려보라"고 강추하셨다.

치질 말못할 생리통, 요실금, 변비 해방

새벽기도를 다니시던 송모씨는 항문형 제품을 사용한 지 2주 만에 더 이상 항문이 탱탱해지지 않는 경험을 하셨다. 송씨는 "이젠 아무리 피곤해도 걱정이 없어요. 변 색깔도 노랗게 바뀌고 배변도 매일 할 수 있어 너무 좋다"며 "딱딱했던 어깨까지 부드러워졌다"고 만연의 미소를 지었다.

그럼 병의 뿌리인 골반이 왜 상하는지 알아 보자.
골반이 많은 인체 내 근간이자 공장인이다. 모든 혈액의 흐름을 생성하고 또한 생명이 대지막 호흡까지 영향이 나가는 곳이다. 또한 골반 내에서 항문이 자리를 잡고 있다. 문제는 나이가 들어서 점차 인체 전기가 모자라 변이 다 빠져나가지 못하고 항문 내 압력있어 남아 맺돌을 만들어 각종 장기와 꼬리뼈를 강하게 병을 만들어 낸다는 점이다. 남은 변독은 또한 독소로 여름에 플립표류를 만들게 하기 때문에 직장, 대장암의 공포에서 아명도에만 반드시 항문 청소와 독소를 없애주어야 고생하지 않게 가능해진다.

항문 청소를 급히 시키는 흡추부 양옆 강추에 속 독소를 제거해 주지 자주 체하시나 만성 위장병으로 고생하시는 분은 빠르면 2주에서 길게 내 고통에서 벗어나게 된다. 불면증과 이명, 변비, 어지럼증, 고혈압 환자분은 경추 추가 길게 7번이 어깨가 만나는 삼자지점을 다스쳐 주셔야 하는 이곳은 항문으로 꼬리뼈를 기준으로 할 대 단 대 없는 매이다. 이곳을 해결하면 절로 가는 보로 들어 넘쳐우가 선 관열됨으로 고생하시는 분들이 탈출하기 가능하다.

◎대, 소변 조절이 가능해져

매년 12월이 되면 알레스카에 오로라가 온 다. 자구가 증기를 증진한다. 우리 몸도 마찬가지다. 모자라는 전기를 보충해주는 것이 바로 미라클터치다. 피뢰침의 원리로 우주의 에너지를 집목시켜 빼게 갔다 대면 저렴로 빼 속의 독소인 산화물이 피부와 소변, 대변으로 빠져 나와 각종 고질병에서 해방이 된다. 또한 삽입 형을 쓰면 항문이 조여지고 변이 새다 본도 을 약간의 힘이 생겨 탈출이 된다. 이후 골반으로부터 등판의 산화물을 제거하면 모든 혈액이 기운이 고는 꼬리뼈에서부터 두개골까지 돌아가 두 머리의 압력이 풀어지면서 위장불병, 불면증과 이명, 비뇨증, 류마틱, 어지럼증, 고혈압 들이 사라지고 각종 통증에서 해방이 가능하게 된다.

◎요실금, 치질, 동백 해방

그 동안 미라클터치를 통해 많은 치유 사례를 보여왔다. 불면증 환자분은 단 며칠만에 잠을 꿀물 자게 되고 치질 확자분은 조여지면서 치질, 치루, 변비, 요실금, 생리통, 생리불순에서 손쉽게 해방되고 동백로 고생하시던 분도 불과 두 달도 안 되어 요요현상이 없이 탈출하게 되었다. 또 관절염, 고관절과 무릎, 허리, 발목 통증으로 고생하는 많은 분들도 서서히 몸이 좋아지는 것을 몸소 느끼고 주위 분들에게 씨 보라고 강추하셨다.
미라클터치 서 대표는 "무료 체험기회를 드리고 있으니 많은 한인 분들이 들르셔서 효과를 보시고 건강도 되찾으셨으면 바란다"고 말했다.

체험사례는 유튜브에 가서 미라클터치를 치면 볼 수가 있다. 오픈 시간은 평일 10시부터 오후 5시, 토요일 11시부터 오후 4시까지.

▶주소: LA본점 3544 W Olympic Blvd #212 LA CA 90019 (올림피과 원본 교차로 인근 청기와 맞은편 한국종합의료원 건물내)
OC 풀러턴점은 653 W Commonwealth Ave Fullerton CA 92832 (커먼웰스와 유클리드 인근 Woods 교차로)
▶문의: LA (213)675-6877, 플러턴 (213)255-1410 (전화예약 필수)

미라클터치 MIRACLETOUCH™

2015년 미주 중앙일보에 게재된 내용.

뼈를 다스려 참 많은 병에서 탈출했습니다

위산역류 각종 통증 수족냉증 · **항문풀림** 요실금·잔변 대상포진 · **불면증** 어지럼·두통 관절염 · **이명·치질** 치루·변비 생리통

이 많은 병의 뿌리는 바로 뼈 독소에 있다!

미라클터치 BONE 테라피…①항문풀림, 치질, 치루, 변비, 생리통

1. 치질, 치루, 변비에서 해방되려면 항문의 괄약근이 잘 조여져야 됩니다. 나이가 들어 점점 항문 쉼내 압력이 떨어지면 독소, 특히 대변 속에 들어온 산소와 만나 이것이 괄약근육의 힘을 빨아들어 근육이 늘어지고 농루가 생기는 것이 치질과 치루입니다. 또 팔약근이 풀리면서 압력이 빠지면 변을 좀이는 힘이 없어 변비가 생깁니다.

2. 생리통을 앓고 있는 여성의 경우도 생리혈이 제대로 배출이 되지 않을 때 통증이 생깁니다. 소변독이 집과 요도에 꽉 들어차 있다가 생리시 정상으로 흘러야 되는데 잘 안 내려오고 자궁 근육이 조여져 배출하는 힘이 없어 고생합니다.

배출하는 3~4달 걸리는 분도 있습니다. 개인별로 차이가 있습니다. 중요한 것은 독소가 근육에 조여져 배출하는 힘이 생기는 것입니다.

3. 자 그러면 어떻게 해야 오른쪽에 있는 분리형 치질, 치루와 변비에서 해방이 될 수 있을까요. 항문삽입형을 사용하여 독소가 빠지면서 괄약근이 조여져 대 한 달 이내에 치질, 치루에서 해방이 되고 또 항문살 같이 풀려 잔변, 잔뇨금으로 고생하는 분과 만성생리와 염소통처럼 딱딱하게 나오는 분은 3~4달 걸리는 분도 있습니다. 개인별로 차이가 있습니다. 중요한 것은 독소가 근육에 조여져 배출하는 힘이 생기는 것입니다.

안녕하세요? 저는 작년 6월에 2번 정도, 치료받고 350원짜리 2개를 샀는데, 항문에 쓰는 것을 밑에 사용하기가 아프고 또 번거로워서 안 쓰다가 1달 전부터 사용했는데 눈에 띠는 경험을 봤어요. 20년 전에 치질 수술을 했고 거의 평생을 변비로 시달려 어떤 때는 너무 고통스러웠습니다. 안쪽이란 사람은 모를 거에요, 사용한 후부터 대변이 기적같이... 믿음, 이제 과, 식사량을 적게 먹어도 아침에 어김없이 쾌변을 보게되고... 복부도 들어가고요, 두통에 찾아서 주있고 이상 금 금을 낳아갑니다. 새해 복 많이 받으세요. 저는 우리님입니다. 우리러 너무 미라클 터치에 사용하셔서 하는 너무 감사드립니다.

미라클터치 BONE 테라피…②무좀, 발통증, 중풍, 파킨슨병, 쥐가 남

1. 무좀은 피부병이 아니라 뼈가 일으키는 뼈병입니다. 즉 곱밤에서 에너지가 발끝까지 흐르지 못해 곰이가 말라가는 무서운 병입니다. 성장에서 헐기까지도 이제 중풍병지입니다. 그래서 뼈가 마른 쪽을 끌고 다니는 것입니다. 중풍을 맞은 분의 발통을 보면 두껍거나 심한 노란색을 띠고 있습니다.

2. 발바닥과 발뒤꿈치 통증환자나 발가락이 구부러지는 분도 무좀 환자와 같습니다. 완인제거를 하려면 반드시 항문과 곱밤에

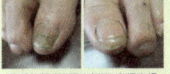

쥐어 있는 대변독소를 없애야 에너지가 발끝까지 흐르기 때문에 흘러르기 해주어야 합니다.

3. 쥐가 자주 나거나 하지정맥이 생기는 분도 뼈독인 골막인 틀어져 생기는 병입니다. 발패형과 침봉형을 겸용해서 사용하면 서서히 해방됩니다.

4. 치매와 파킨슨병, 발모가 약하여 에너지가 두개골로 숫구멍까지 흐르지 못해 생깁니다. 그래서 소의 처슴걸음처럼 증중대에 건고 자꾸 넘어지게 됩니다. 상기의 모든 병이 바로 뼈의 독소가 곱밤부터 스며들어 발끝까지 막아 생기는 것입니다. 곱밤과 발을 살려 병을 없애고 예방해보세요.

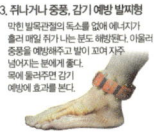

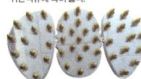

미라클터치 BONE 테라피…③뱃살제거, 용종, 허리통증, 수족냉증

1. 뱃살은 장의 흐름이 막혀 생깁니다. 배변 후 남은 잔변이 뼈어 기계 형태로 직장과 대장으로 역류해 들어가 장에서 부패하고 앉으나, 배출 등 세균에 의해 독소를 만들어 뱃속을 냉하게 하고 많이 먹지도 않았는데 배가 불러오게 합니다.

2. 뱃속 독소가 오래되면 용종이 생깁니다. 즉 직장과 대장에 변독이 가득하면 잘 견디지 못해 구멍이 생기는 것이 용종입니다. 뱃속 변독을 제거하지 않으면

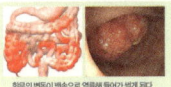 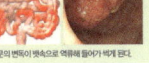 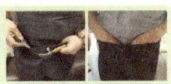

용종을 빼어내도 2~3년 안에 또 생깁니다.

3. 배가 점점 불러오면 허리부위의 근육이 당겨 통증이 생깁니다. 평상시 허리통증으로 고생하신 분은 골반과 뱃속을 동시에 빼주면 허리 제거리길이 잡히고, 근육 또한 여유가 생겨 통증에 해방이 됩니다.

4. 수족냉의 뿌리는 뱃속 냉증입니다. 한겨울에도 치마를 입고 싶어야 할 정도로 추위하는 분은 뱃속을 보면 냉기가 가득 차 있습니다. 반드시 항문형과 허리벨트형으로 변독을 빼주면 거짓말 뱃속과 손, 발이 따뜻해합니다. 동빼, 3, 4, 5번 침자리를 침봉형에 얻어주면 더 빨리 회복됩니다.

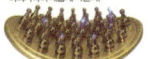

미라클터치 BONE 테라피…④위산역류, 불면증, 이명, 두통, 어지럼증

1. 위산역류는 등빼 6, 7번이 막혀 생깁니다. 항문과 꼬리빼를 통해 올라온 대변독이 등빼 양쪽을 막아 에너지가 위상로 흐르지 못해 위장이 쉬었던 제 기능을 하지 못합니다. 괄약형과 침봉형으로 독소를 빼주면 수개월내 회복됩니다.

2. 불면증은 등판의 독소를 먼저 없애고 두개골의 독소를 없애면 해방됩니다. 대개 잠이 안오면 두개골의 문제로만 생각을 하는데 사실은 막힌 등판을 열어 에너지가 꼬리뼈부터 두개골까지

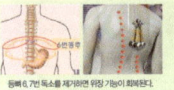 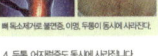

논스으로 흐르게 해주면 됩니다.

3. 이명은 두피를 없애야 답을 찾습니다. 골반~등빼~독소가 빠가 두피까지 흐르지 못할 때 무압이 생깁니다. 골반, 등빼, 목을 집중적으로 다스려주면 어느 날부터 소리가 점점 줄어듭니다.

4. 두통, 어지럼증도 동시에 사라집니다. 목 뒤가 불룩해지고 두통과 어지럼증이 생기는 것은 골반과 두판이 약해지면서 복부의 독소가 머리로까지 침투해 막혀 생겼기 때문입니다. 뼈 독소를 없애주면 그 뿌리가 뽑힙니다.

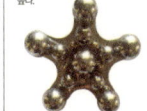

미라클터치 제품별 사용법 및 효능

1. **각종 통증, 염증제거 침봉형**
   허리, 목, 발목, 발바닥, 고관절 등 각종 통증과 염증에 좋은 침봉형. 누르고 문질러주면 독소가 피부에 빨갛게 나오고 때, 소변이 묘해져 근육이 부드러워지고 신경이 살아나 통증이 사라진다.
   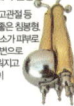

2. **항문풀림, 치질, 변비 탈출 삽입형**
   항문과 질에 삽입한다. 대, 소변의 독소가 빠져나가 괄약근과 질이 탄력을 찾아 조여 변비, 치질, 요실금, 잔변, 잔뇨김, 생리통, 생리불순, 전립선이 놀랍게 회복된다.

3. **쥐나거나 중풍, 감기 예방 발찌형**
   막힌 발목관절의 독소를 없애주면 에너지가 흘러 매일 쥐가 나는 분도 해방된다. 아울러 중풍을 예방해주고 발이 꼬여 대는 분에게도 좋다. 목에 둘러주면 감기 예방에 효과를 본다.

4. **골반, 등판 통증제거 깔판형**
   매일 엉덩이와 등판에 깔고 자면 뼈속 독소가 빠져 살에 둔한 통증이 사라진다. 고관절, 어깨, 목 통증과 위산역류에 특히 좋다.

5. **목통증, 치매 예방, 발모 경추형**
   목뒤가 불룩 튀어나와 두개골과 팔로 가는 기운이 막힌 분에 좋다. 머리를 문질러주면 치매, 어지럼증, 두통, 파킨슨병에 좋고 머리카락이 새롭게 나온다.

6. **허리통증, 뱃살제거 벨트형**
   700여개의 돌기가 하루 3~5번 주위로 에너지를 넣어 독소를 없애주면 통증이 사라진다. 배변에 도움을 줘 등빼가 빠진다. 뱃속이 꿀렁거려 불편한 분에 즉각 효과가 있다.

7. **뱃속 냉기제거 팬차근형**
   뱃속 깊숙이 들어가 있는 찬 기운을 빼주어서 냉기가 사라진다. 설사를 자주 하거나 냉기가 치자와 항문에도 길 있는 분이나 잠이 오지 않는 분에게 효과가 높다.

2017년 미주 한국일보에 게재된 내용.

항문이 열리고 골반이 상하면서 병이 생긴다

왜 나이가 들며 자주 넘어지고 통증으로 고생할까

#1. 어느 날 갑자기, 소변이 조절이 되지 않고 안팎은 떨어지고 힘이 빠지는 것은 왜일까. 남의 일이라고 생각하던 것이 갑자기 내게 찾아와 누구에게도 말을 못하고 끙끙 속앓이를 하는 분들이 의외로 많다. 처음에는 늙으면서 찾아오는 당연한 결과라고 담담히 받아들이면서 실제로 기저귀를 차고 지방에서 의존해 다닐 정도가 되면 낙담이 되어 외출을 꺼리게 되면서 우울증, 치매, 파킨슨병 등 더 큰 병을 가져와 자녀들에게 짐이 되게 된다. 평소 미라클터치로 뼈 관리를 해주면 80~90대가 되어도 팔팔하게 보행을 할 수 있고 각종 통증으로부터 탈출할 수 있다. 오늘은 병이 뼈를 통해 어떻게 진행되는지 자세히 알아본다.

병① 괄약근이 풀려 대, 소변이 줄줄 새어 기저귀를 찹니다.

괄약근은 항문과 정 속 해독소를 제거하지 않으면 절대 조여지지 않습니다. 케겔운동을 해도 안되는 까닭은 안에 독소가 있기 때문입니다. 한 항문삽입형을 끼고 있으면 지혈을 한 독소가 빠져 1~3일 내에 조여져 대, 소변 새는 것이 사라진다. 넘어도 치질, 치루, 변비, 잔변감, 잔뇨감이 사라진다.

▲실제사례: 기저귀를 차고 살아야 했던 89세 여성이 항문과 정 삽입형으로 대, 소변이 조절되었고 변이 줄줄 새던 63세 남성이 4개월만에 기저귀를 떼고 매일 빠가래처럼 굵은 변을 보았다. 또 10년간 관장수술 19번 바꾸어 고생하던 92세 남신도 관변사 한해에 기적을 맛보았다.

병② 자꾸 걸음이 작아지고 넘어져 골반이 부서져 고생해요.

배변을 한 후 항문 내에 남아있는 변은 하루가 지나면 배어 냄새를 만들고 33cm에서 반대로 스며들어 빠져 상하게 합니다. 이후 골반이 상하면 발음이 가는 기운이 막혀 발가락이 꼬이고 발 이 지고 보면 당연히 부서지게 됩니다.

▲실제사례: 지방에서 의사하면 다녀와 헛된 80대 여성이 모자가 앉혀있어서 침봉용이 75세 사용해 골반이 살아 더 넘어 지방이 않게 되었고 지난 2년간 다리마비로 체질 무릎이 사용하던 40대 여성은 사우나에서 뒤로 넘어지는 사고를 한 단생이지만 골반이 발처럼 안도의 한숨이 있다.

병③ 쥐가 나고 무릎과 발목이 통증 붓고 발통무증이 심해요.

발은 혼자 고장이 나지 않습니다. 엄마 여행을 하는 골반이 상한 후에 찾아옵니다. 쥐가 자주 나는 분은 발바닥을 치면 해결됩니다. 무릎과 발목이 붓고 무릎이 심한 분은 그 점의 독소를 없애야 됩니다. 서서히 발병이 새롭게 나오고 무릎과 발목 부종이 사라지는 기적을 맛볼 수 있습니다.

▲실제사례: 심한 부종을 갖고 온 80대 여성이 깜짝하였으나 7주일간 고관절에 독소를 땡겨 상체 해독가 자주 나와서 보니 지방 붓던 발목이 나왔고, 잘 건너지 못한 말의 70대 무릎환자 여성이 항문감의 실봉으로 고관절에서 발소부터 세 뻗치며 답답하던 이 다닐 수 있게 되었다.

병④ 위산역류, 허리통증, 불면증, 이명, 공황장애가 생겼어요

상기의 병은 항문의 변 독소가 꼬리뼈를 타고 허리를 따라 가슴, 머리까지 오도록 하기 위함이기에 한 사람이 이래서 겁을 없고도 오는 것이기 때문이다. 골반과 허리 두개골이 지속적으로 다스쳐주면 동시에 사라지게 된다.

▲실제사례: 위산역류와 불면증으로 식사를 제대로 못하면 70대 여성이 미라클터치를 체험 후 고생 후 한달 만에 다시 맛을 찾게 되고 남편은 이명 이서 털어내게 되었다. 40대 여성은 지난 7년간 외출을 하지 못할 정도로 공황장애로 시달렸던 어가 미라클터치를 만나 이제는 이 답답하지 미라클터치를 만나 이제는 이 답답하지 답답한 다녀올 정도로 회복이 되었다.

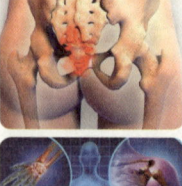
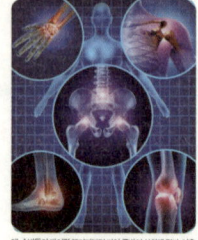

이 많은 병의 뿌리는 바로 뼈 독소에 있다!

- **위산역류** 각종 통증 수족냉증
- **항문풀림** 요실금·잔변 대상포진
- **불면증** 어지럼·두통 관절염
- **이명·치질** 치루·변비 생리통

미라클터치 제품별 사용법 및 효능

1. 각종 통증, 염증제거 침봉형
허리, 목, 무릎, 발목, 고관절 등 각종 통증과 염증에 혈 침봉형을 누워고 있으면 뼈속 독소가 피부로 빨리 나오고 대, 소변으로 빠져 근육이 부드러워지고 신경이 살아나 통증이 사라진다.

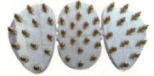

2. 항문풀림, 치질, 변비 탈출 삽입형
항문과 정에 삽입하면 뼈 속의 독소가 빠져나가 괄약근과 질이 탄력을 찾아 조여지며 변비, 치질, 요실금, 잔변, 잔뇨, 생리통, 생리혈색, 진통제에 놀라게 회복된다.

3. 쥐나기, 중풍, 감기 예방 발찌형
막힌 발목관절의 독소를 열면 내기가 흘러 매일 쥐가 나는 분도 해방된다. 이울러 중풍을 예방해주고 발이 꺼어 저서 넘어지는 분에도 좋다. 목에 돌러주면 감기 예방에 효과 있다.

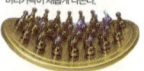

4. 골반, 등판 통증제거 깔판형
매일 엉덩이와 등판에 깔고 자면 뼈속 독소가 빠져 시술 수 있는 통증이 사라진다. 고관절, 어깨, 목 통증과 위산역류에 특히 좋다.

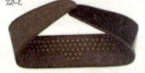

5. 목통증, 치매 예방, 발모 경추형
목이나 볼록 튀어난 어깨와 두개골과 말의 가는 기운이 막힌 분에 좋다. 머리를 문질러주면 치매, 어지럼증, 두통, 파킨슨병이 좋고 머리카락이 새롭게 나온다.

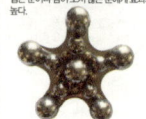

6. 허리통증, 뱃살제거 벨트형
700만명의 침봉이 허리 3~6번 주위로 아~지를 넣어 뼈 독소를 얻어내면 허리가 사라지고 뱃살에도 도움을 줄 동에기가 빠르다. 뱃속이 꿀렁거리며 불편한 분에 즉각 효과가 있다.

어떻게 뼈속 독소를 없애나

먼저 병이 시작된 뿌리인 항문과 질에 삽입형을 이용하면 대, 소변 독소를 뽑아준다. 독소가 기체로 빠져 나가 항문과 질이 저절로 조여지 항문풀림, 잔변감, 잔뇨감, 치매, 치루, 변비, 요실금에서 쉽게 해결이 된다. 동시에 골반과 온 몸 전체의 뼈 속 독소는 침봉형의 깔판형을 이용해 뽑아준다. 독소가 피부로 빨리 빠져 나오고 대, 소변으로 나오면 뼈가 원래 상태로 찾아가면서 근육과 신경이 저절로 회복되어 관절 등 각종 통증이 위산역류, 수족냉증, 불면증, 이명, 공황장애 등 고질병이 사라진다. 쥐가 자주 나는 분은 발찌형, 뱃속의 구족이 냉하게 느끼거나 뱃살로 고민하는 분은 허리벨트를 쓰면 짧은 시간내에 효과를 보게 된다.

제품 설명 및 체험사례는 미주중앙일보(www.koreadaily.com) 블로그나 유튜브에 가서 검색란에 미라클터치를 치면 볼 수가 있다. 오픈 시간은 평일 10시부터 오후 5시, 토요일 11시부터 오후 4시까지.

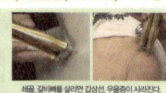

미라클터치 BONE 테라피...⑤공황장애, 우울증, 갑상선, 어깨통증

1. 공황장애는 등뼈가 막혀 생긴다. 살아가며 온갖 스트레스가 남에게 이야기 못할 정도의 스트레스가 집중이 되면 코티솔 호르몬이 빠져 아래 에너지의 흐름이 막혀 마음이 답답하고 대인기피증과 폐쇄공포증이 생긴다. 미라클터치로 등뼈의 독소를 없애주면 약에 의존하지 않고 탈출이 가능합니다.

2. 우울증도 마음의 병이 뼈에 사무쳐 발병합니다.
욕쟁이 할머니는 우울증이 없다고 합니다. 쌓아두지 않고 풀어내기 때문입니다. 침봉형으로 앞가슴 빼를 지속으로...

3. 갑상선은 식도빼가 상해 생기는 병입니다.
이는 앞가슴이 숏으로 해독소를 찾아나와 빠가 쓰리니 옆으로 비어가 얼마 한 신호가 됩니다. 해독을 줄으로 영산이 복수를 이용해 빼속의 돈이 없어진다. 정도로 해독 시키면 점점 목과 어깨가 부드러워지고 침봉형으로 늘어 뜨리면 독소가 터져 나옵니다.

4. 어깨통증과 목통증은 골반과 등빼가 상하면서 찾아옵니다.
즉 병의 뿌리는 골반에서 찾고 등빼를 원래 상태로 되돌려주면 양 팔과 어깨에 맺이 가는 통증은 서서히 사라집니다. 그러면 에너지가 꼬리뼈까지 나와 두개골까지 눈소음으로 막힌 일이 풀려 불면증, 이명, 두통, 어지럼증도 동시에 사라지게 됩니다.

2019년 미주 한국일보에 게재된 내용.

미라클터치로 뿌리 뽑기 '치유 기적은 계속된다'
(뼈 독소 제거 자가치유 건강기구)

미라클 시리즈 ① 뱃속 동기운을 없애 주면 뱃살은 저절로 빠져요

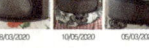
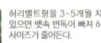
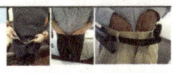

뱃속에 변독이 가득 차 있으면 소화 능력이 떨어지고 더 나아가 다른 장기에 나쁜 영향을 준다. 특히 위장과 복부의 기능을 약화시켜 면역력 상여와 담낭에 돌려온다. 아울러 변독이 장에 오래 머물면서 변비나 설사를 반복시키고 직장과 대장에 용종(폴립)을 불러 앞으로 암으로 변할 수 있다. 허리벨트형을 차면 예 80~90대 어르신도 보통 1~3개월 뱃살이 한 뼘 이상 빠진다.

너지기 허리 뒤쪽에 박힌 독소가 자연스럽게 뱃속의 변독이 피부면 다 소변으로 빠져 나간다. 그래서 요요현상이 없이 장 청소가 되어 뱃속이 편해진다.

미라클 터치 제품별 사용법 및 효능

1. 통증, 염증, 압안 구취 제거 침봉형
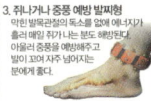
허리, 목, 무릎, 발목, 고관절 등 각종 통증과 염증에 좋은 침봉형이다. 문질러주면 독소가 피부로 빨갛게 나오대, 소변으로 빠져 근육이 부드러워지고 신경이 살아나 통증이 사라진다. 동그란 봉을 입안에 대면 구취 냄새가 사라진다.

2. 항문물림, 치질, 변비 탈출 삽입형
항문과 질에 삽입하면 그 소변의 독소가 빠져나가 괄약근이 탄력을 찾아 조여져 변비, 치질 요실금, 냉대, 잔뇨감, 생리통, 생리불순, 성기능이 눌림계화 회복된다. 실제 크기로 세끼손가락 굵기다. 남성의 경우 발기능에도 좋아진다.

3. 쥐나기, 중풍 예방 발치형
막힌 발목관절의 독소를 없애 에너지가 흘러내릴 먹게 한느 봄으로 8회방된다. 아울러 중풍을 예방해준다. 발이 꼬여 자주 넘어지는 분에게 좋다.

미라클 시리즈 ② 두개골 산화철을 제거하니 새 머리카락이 나와요

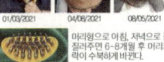

인간은 매일 살면서 생각과 스트레스로 인해 두개골에 썩은 산화철이 낀다. 마치 굳반에 혈으로 덮치듯이 붙은 찐뜩하게 독소가 누적이 된다. 문제는 이것을 제 때 없애주지 않으면 두통과 어지럼증, 이명, 비문증 등을 불러올 뿐만 아니라 머리카락이 자꾸 빠져 나간다. 마치 사막화에 벙커터 버리는 것과 따마찬가지 같은 개간과

두개골에 찍힌 독소를 없애주면 신기하게도 새로 머리카락이 생겨난다.

뜻이 두개골의 상부를 미라클터치로 머리빗이나 침봉형으로 매일 문질러주면 확연하게 한결 경이 바뀌면서 새로운 머리카락이 솟는다.

4. 골반, 등판 통증제거 깔판형
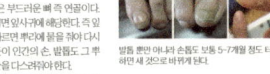
매일 엉덩이와 등판에 깔고 지면 뼈 속 독소가 빠져 살살 녹는 듯한 통증이 사라진다. 고관절, 어깨, 목통증과 위사적에서 특히 좋다.

미라클 시리즈 ③ 고관절을 터치했더니 발톱 무좀이 싹 사라졌어요

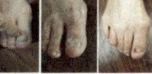

손, 발톱은 부드러운 뼈 즉 연골이다. 식물로 치면 잎사귀에 해당된다. 즉 잎사귀가 마르면 뿌리째 물을 줘야 다시 살아나듯이 인간의 손, 발톱도 그 뿌리 격인 골반을 다스려줘야 한다.

특히 발톱은 골반과 허벅다리뼈가 만나는 고관절에 끼인 변독소를 많이 애와자 근육가 진다. 흔히 무좀이랄 발라서 나을 것으로 착각하지만 그 뿌리 발톱 뿐만 아니라 손톱도 보통 5~7개월 정도 지나 하면 새 것으로 바뀌게 된다.

그대로 있어 발톱 색깔이 온전네가 돌아오지 않는다. 매일 골고관절이나 깔판형을 앉에 깔고 앉아 놓아주면 발톱이 좋아진다.

5. 목통증, 치매 예방, 발모 경추형
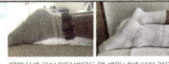
목뒤가 불룩 튀어나고 두개골과 접촉 가기관이 막힌 분에게 좋다. 머리를 문질러주면 치매, 어지럼증, 두통, 파킨슨병에 좋고 머리카락이 새롭게 나온다.

미라클 시리즈 ④ 비뚤어졌던 손, 발가락 관절염이 똑바로 펴졌어요

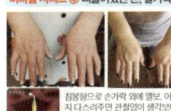

사람들이 손, 발가락 관절염이 찾아오면 어떡할 반도 찾지 못해 통증 완화약을 먹으면서 지낸다. 즉 염(炎)으로 인한 것 그대로 방진다가 독이 되어 퍼져 들어 부어 오르고 화끈거리며 아프게 된다. 또 열받이 터지면 눈이 붉어지면서 염증이 난 것이다. 역으로 불을 일으키는 독소를 없애주면 자연스럽게 나은 것을 지렁이 이치다. 그래서 뼈 속의

딱딱하게 굳어 있던 발목도 몇 개월 뒤에 퍼져 감이가 확연하게 바뀌게 된다.

소를 없애는 미라클터치가 더욱 뜻깊다. 침봉형으로 관절내가 누르고 문지르면 독소가 빨갛게 피부로 대, 소변으로 터져 나온다. 심한 분은 검은 색으로도 나온다.

6. 허리통증, 뱃살, 냉증 제거 벨트형
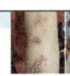
700개의 침봉이 허리5~5번, 주위의 쏠린 통증이 독소를 없애 동시에 뱃살과 냉증도 치유되어 뱃살이 꿀렁이낸 불편한 분에게 즉각 효과가 있다.

미라클 시리즈 ⑤ 티셔츠 색깔이 변할 정도로 독소가 터져 나왔어요

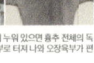

인체 독소는 정말 끈질기(쩌증)다. 이것이 오랜 동안 뼈 속에 잠복하고 있으면 향후 종양이 되고 더 나아가 암 당어리로 바꾸게 된다. 독소가 몸 속에서 더 이상 배티지 못하고 나타나는 것이 바로 대상포진이다. 어떤 분은 입술, 머리, 눈까지 치고 올라가 된다. 일 1년에 10번 이상 발병하는 분도 있다. 잠생제를 먹고 잠재우는 것은

골이 터져 나온 독소가 가라 않고 생선 비늘처럼 은빛 색깔로 돌아오기도 한다.

일시적 처방에 블과하다. 다들 약을 먹은 후 가까운 곳에서 나온 것으로 직각한다. 독소를 제거해주면 오랫동안 병을 예방할 수 있다.

7. 뱃속 냉기, 불면증 탈출 펜타고형
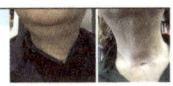
뱃속 깊숙이 들어가 있는 변비 기운을 빼내 주어 냉기가 사라진다. 성내를 자주 하거나 배가 차가워 한여름에도 긴 옷 입는 분이나 잠이 오지 않는 분에게 효과가 높다.

미라클 시리즈 ⑥ 골반, 등뼈 독소를 없앴더니 휘었던 등이 펴졌어요

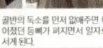

왜 인체는 나이가 들어 등이 굽고 목이 앞으로 빠져 나올까. 그 뿌리를 찾아가면 골반이 잎쪽으로 구부정하게 지기 때문이다. 그래서 몸 전체가 앞으로 쏠리면서 자연스럽지 못해 균형을 유지하기 위해 등에 뒤로 휘게 된다. 이렇게 100년을 살다가 아얀에는 등이 너무 휘어서 경과 균형을 맞추기 위해 목이 앞으로 빠져 나온다. 매일 깔판형과 침봉

목 앞이 불룩해진 갑상선 환자가 독소를 빼자 세워 오리 오장육부 또한 편해지게 된다.

형으로 골반과 등뼈를 다스려주면 휘어졌던 등이 서서히 펴지면서 넓이 곳곳 세워 지고 오장육부 또한 편해지게 된다.

8. 기침, 가래, 감기 탈출 목찌형
목 주위에 둘러 주면 기침과 가래까지 터져 나온다. 아울러 수면성 감기 고통에 분들에게 이주는 효과가 좋다. 갱론액을 열어 두개골 혈액순환 높여진다.

9. 전립선, 요실금, 발기 효과 골감판형
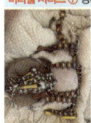
대, 소변 조절이 되지 않고 발기 능력이 떨어진 분들이 사용한다. 매일 엉덩이와 꼬리뼈에 깔고 앉아 있으면 치골과 미골을 연결해는 광대근육도의 탄력이 살아나 두개골까지 에너지가 명령을 내릴 때 오후야 조절되고 발기능력이 항상된다.

미라클 시리즈 ⑦ 강아지도 하늘에너지를 아는데 하늘이 사람일까야 보냐

사람도 우리 강아지가 10살이 넘도록이 함독증으로 옴을 못쳐 먹지 멱기 시작하더니 미라클 감사받고 2개월 동안 강아지 매트에 핥다가 쓰러 많이 나으면 약을 먹지 않고서도

지난 100여년 간 LA와 OC 교환에 미 전역에서 미라클터치 자연치유된 분들로 본지 기수이다. 홈페이지(www.miracletouchusa. com) 또는 유튜브에서 미라클터치를 검색해보면 실제 체험 강증사례를 가감없이 볼 수가 있다. 위산역류, 불면증, 항문물림, 치질, 이명, 대상포진, 수축능증, 다발성경화증, 생리통, 요실금, 간질, 골다공증, 골수염, 전립선염, 밋살, 빙광염, 섬유근육통, 등 많은 분들이 심각이 병에서 해방이 되었다.

안녕하세요 저는 이제 44이되는 사업하는 아버지의 딸입니다.
440불짜리 터치로 저희 아버지가 고친건 다음과 같아요.
2019년에 쓰러져서 발가락도 못움직어 당뇨발 조심해야 한다고 해어요.
저희 아빠가 목디스크 3번이 없어 셨는데, 미국에서 수술 할수도 없고, 미국의사들이 봐야, 이거는 손을 못 대는 거니 한국에 가서 수술해야 된다.
딸이 회사를 돌하보러 남편이 엘에이에 왔는데 터치를 사용해서 지금까지 큰 효과가 있답니다.

미라클터치 정품만을 사용해 치료나 변비가 나이러진 분들로부터 감사의 카톡 내용

에너지를 동물들이 사람보다 잘 느낀다. 기관지합병증으로 고통에든 강아지가 깨끗이 숨이 줄어든다.

2023년 미주 중앙일보에 게재된 내용.

잘 먹고, 잘 싸고, 잘 자고, 잘 걷고 '왜 안될까요?'

'잘 먹고' vs 음식만 들어가면 위산이 역류하고 자주 체해요

인체는 힘이 생기고 기(氣)가 만들어지려면 외기(外氣)가 들어가야 한다. 문제는 음식을 먹으면 소화가 빨리와 자주 심한 위산역류로 목구멍까지 타들어 가는 분들이 많다. 이런 분들은 흉추 5~7번의 기능이 떨어져 아무거나 먹어도 등 해결이 되지 않는다. 또 심한 변비를 달고 살거나 불면증을 달고 달고 간 다.

▲해결 방법: 등뼈 속 안 화철을 없애 예뻐지가 되 뒤 앞쪽 위장으로 흐르게 되 동시에 위장에 음식을 아래로 내려가는데 대장, 직장 속에 있는 독을 허리평판에 칼판형, 침봉혈으로 없애 준다. 그러면 어느 날부터 위산역류가 잘 되고 변비와 불면증도 사라진다. 뱃속이 편소 단단한 분도 같은 방법으로 해결하면 된다.

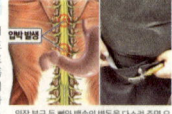
위장 부근 등 뼈의 단면 변화를 다스리 주면 오래 위장병에서 해방이 된다.

'잘 싸고' vs 대, 소변이 안 나오거나 조절이 안돼 실례해요

변은 있는데 아무리 참을 꿰도 대변이 세 때 나오지 않거나 심한 설사가 생기다 보니 뱃속이 늘 불편하다. 또 나이가 들어 소변이 수시로 세거나 찍꿈도 한 되어 화장실을 들어가며되지 기저귀를 차고 다 니다 보니 여름을 궁지없다. 오래된 분들이 많다. 생기는 신체에도 약해지고 부부같까를 멀어진지 오래되고 잡자리가 같이 나누 분들이 많다.

▲해결 방법: 우선 항문삽입형으로 항문속 변화를 없애 예뻐지가 된다. 그 압력형의 힘을 살려주고 동시에 칼판형으로 항문과 질나낭은 단화 분을 풀어 씨고 있는 머릿속 치골 속 시, 소변 독을 없애며 골반여속근의 기능을 회복시켜 준다. 아울러 허리평판형, 침봉혈으로 뱃속의 변화를 없애면 신기 해지가 약 7일간 변비 나오고 소변도 조절이 되어 단하 헤어 외출할 수 있게 된다.

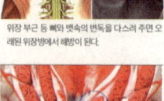
항문질환

'잘 자고' vs 잠을 청할수록 더 말똥해져 뜬 눈으로 새워요

흔히들 불면증이 생기면 두개골의 문제로 만 생각을 하는 것이 문제다. 인체의 에너지가 골반에서 두개골까지 막힘이 없이 흘러야 때 비로소 마음이 편해진다는데 모습이 될 수 있게 된다. 약으로 다스려지 되면 두개골 신경 쪽만 아니라 몸 전체의 신경이 한꺼번에 죽어진다. 잠을 잘 때 무의식 상태에서 인체가 가장 잘 회복이 되는 이유이다.

▲해결 방법: 먼저 뼈의 근간인 골반 속 변화를 침봉혈으로 칼판형으로 없애 주면 골반에서 생긴가 함에의 막힘이 없이 위로 흐르기 때 열린다. 동시에 몸의 고속도로 인 등 뼈와 그 속 흉추 뼈의 침봉으로 없애 몸 전체의 독소를 없애주고 이후 두개골에 전체의 맥을 풀어준다. 이 모든 나는 이 토리 때 뼈로 커지면 예뻐지가 잘 들어 잠이 솔솔 오게 된다.

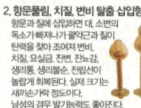

골반부터 머리까지 뼈 속 독소가 많이 쌓이 예부터는 동성 불편이 사라진다. 고관절, 어께, 목 흉추가 위산거림에서 벗어 준다.

'잘 걷고' vs 걸음이 작아지고 걷다가 자꾸 걸려서 넘어져요

많은 분들이 걸음걸이가 어눌해지면 노화의 과정으로 생각하고 방치를 한다. 그러나 발가락에 힘이 빠지고 뼈가 점점 짧아진다. 더 뿌리를 찾아가면 골반과 고관절이 처지면 세월이 준비는 힘을 키워야 한다. 그 덕분에 기능도 살아난다. 아울러 칼판형과 침봉혈으로 골반 전체와 발목을 풀어준다. 발 뒤꿈치, 발목, 무릎, 발가락이 붓거나 못 일으면서 따라 간 준다.

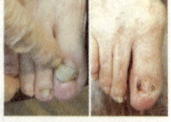
고관절 독소를 없애 가 7개월만에 두 발뻗어 다시는 88세 여성의 발들 모습.

미라클터치 뼈과학 이야기 (339)
미라클터치 홈페이지 (www.miracletouchusa.com)에 가시면 병원별 외 달랑 실제 체험사례를 볼 수 있습니다.

#1. 길을 건너던 80대 초반의 남성이 돌부리에 걸려 넘어가는 장면을 목격했다. 천천히 걷고 있었는데 넘어질 때는 이마부터 아예 바닥을 친 속력으로 땅에 처박는 모습이였다. 잠시 중심을 잡을 핸드 없고, 그래도 곧두박질 처던 스스로의 어쩐 방법을 찾을 것도 없다. 알머는 것을 도와드렸다. 이야 "이번에 내 또도 내가 제대로 기울 수 없으니..어쩌가"이라면 하탁 사셨다.

인간의 10개 발가락은 축(축지) 역할을 한다. 측 발가락에 어떤 동발 상황이 생겨있을 때 골반이 반응하는 볼드가 지느러미다. 그 양이 수업과 같다. 고양이면 경우 수업을 하 아 높고만 방향 감각을 잃어 좌충우돌 한다. 사람도 발가락이 힘이 벗어지면 나무 뿌리에 걸리도 몸을 가누지 못해 쉽게 넘어 진다. 그래서 두뇌는 어떤 상황을 사전에 보 면해가 귀해 고객을 아래로 발가락 걸체 반 든다.

사람의 발걸음은 무의식 상태에서 건는다. 젊은이들은 절대 땅을 보고 걷지 않는다. 그 반면 발과 발가락에 힘이 좋아 어떤 결에 몸의 중심을 잃었다가도 금방 제자리를 있 아 건든다.

점점 나이가 60~70대로 넘어가면서 사람의 발의 힘이 달라진다. 문제는 단순히 노화의 과정으로 치부해 방치를 해놓는데. 실제는 발가락이 일어나기 전에 이미 골반이 상태 가 먼저 악화가 된다.

매일 인간은 배변을 하면서 대, 소변이 체내 로 배출이 되지 않고 몸에 다시 들어와 산소가 뿌여 뼈로 나가게 된다. 이 소변과 대변을 여 연통을 만들어갖는다. 바로 이것이 골반이 저와 뼈로 자꾸를 만들어갖 영양이 뼈 전체로 스며 간다. 이 것이 오랫동안 누적되면서 점점 뼈가 자꾸 지면서 이어 고관절과 관절뿐만 의 기능이 점점 둘게 된다. 이렇게 다뿌여는 증세가 다양한 형태로 나타나 사람을 가꾸어 오게 된다.

문제는 여기서 멈추지 않고 골반이 약해질 에 마지 까지 그 방 까지 방으로 가는 기능이 떨어져 발가 락에 까지 이상이 생겨 발가락이 맞닿고 있는 발바닥 부분에도 나타난다. 어떤 본은 발가 락관 뒤꿈지 통증, 하지정맥, 무좀에 발톱 통증 등 다양한 형태로 나타나는 사람이 많 이 오게 된다.

이렇게 발바닥이 막히면 그 다음 단계는 허리, 약에와 목 견추 통증을 부르고 두 개뼈가 다음은 막아 불면증, 이명, 비염증, 편두통, 치매, 파킨슨 병 등 온갖 병들을 가져온다. 또 골반이 앞으로 기울면서 뒤로 갈 수 곱반대로 달 게 된다.

게 들어서 넘어지지 않게 근형을 맞춘다는 이러나 젊어도 근력이 심한터진, 뛰기만, 하기 통증을 동반하게 되고 만사가 귀찮다는 생각을 많이 한다.

자 그러면 어떻게 해야 80살이 넘고도 보무 도도당당한 걸을 만단고 열통 음식을 잘 소화시킬 수 있을까?

많은 분들이 아픈 증세가 나타나건 그 해당 부위만을 다스려 답을 찾기 바란 일시적인 차원에 해결이 있다.

식물에도 뿌리가 있듯이 인체는 골반이나 뼈로 그 뿌리 역할을 한다. 그런데 골반 속, 속 연통에 잘려서의 경우가 내부를 깨끗이 해주고 아울러 골반 전체에 스며있는 산화 해 뼈 속 독소를 뽑아주면 여러 가지 병들이 몸과 다섯이 사라지는 기적을 맞보게 된 다. 뼈로 생명이 있기 때문이다.

미라클터치 제품별 사용법 및 효능

1. **통증, 염증, 입안 구취 제거 침봉형**
허리, 목, 무릎, 발목, 고관절 등 각종 통증과 염증에 좋은 침봉형. 누르고 문질러주면 독소가 피부로 빠져 나오고 대, 소변으로 신경이 살아나 통증이 사라진다. 동그런 부품 입안에 대면 있은 냄새가 사라진다.

2. **항문폴립, 치질, 변비 탈출 삽입형**
항문과 뼈속 삽입하면 대, 소변의 독소가 빠져나가 골반근과 함께 탄력을 찾게 된다. 치질, 요실금, 전립선, 생리통, 냉대하증, 자궁근종의 속도의 사라진다. 남성의 골반 문제에도 좋아진다.

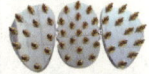

3. **쥐, 수족 냉증 예방 발지형**
약해 발목관절의 독소를 없애 매일이 혈구나 취가 나는 분도 해방된다. 아울러 증증을 예방해 주고 몰리 꼬면 자주 넘어지는 분에도 좋다.

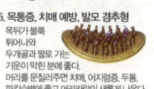

4. **골반, 등판 통증제거 갈판형**
골반 부위, 허리 등 뼈 속 독소가 쌓여 살을 에는 듯한 통증이 사라진다. 고관절, 어께, 목 통증과 위산역류에도 좋다.

5. **목통증, 치매 예방, 발로 경추찰**
목뼈가 불혹 튀어나고 두개골과 발로, 가는 기관이 막힌 분에 좋다. 머리를 올려주면 치매, 어지럼증, 두통, 파킨슨병에고 그마지막을이 새롭게 나온다.

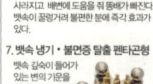

6. **허리통증, 뱃살, 냉증 제거 벨트형**
7000개의 침봉이 3~5번 주위로 대, 소변을 넣어 주시는 빼낸다. 사마귀도 빼낸다. 예냉에 도움을 줘 불면증이 빠진다. 뱃속이 꿈들하는 불편한 분에 즉각 효과가 좋다.

7. **뱃살 넣기 · 불면증 탈출 팬티곤형**
뱃속 깊숙이 들어가 있는 변비, 가솔이 빠져나오기 시작되면 시작되면 살이 빠지고 동시에 차가워 한쪽에 간 꿈을 입는 분이나 창이 오지 않은 분에도 효과가 높다.

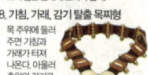

8. **기침, 가래, 감기 탈출 목찌형**
목 주위를 돌려 두면 기침과 가래기가 되고 아울러 주위와 감기로 고생하는 분들에게 매우 효과가 좋다. 경통에 얼어 있 두개골 탈출에 도 높아진다.

9. **전립선, 요실금, 발기 효과 골강판형**
대, 소변 조절이 되지 않고 발기 능력이 떨어진 분들이 사용한다. 매일 앞으로 10분씩 힘을 모아 앉으면 치골과 이름을 연결하는 골반치근근의 탄력이 돌아오면서 치마만 인체 사실동의 영향을 나에 주름이 조절되고 발기 능력이 항상된다.

✂ 뱃속 독소 제거 테라피
뱃살 · 똥배 제거 테라피
10회 $800 → $600

2023년 미주 중앙일보에 게재된 내용.

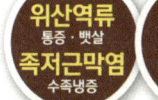

각종 통증의 주범은 골반 내 대변 독

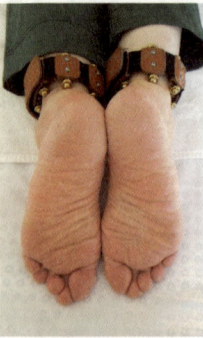

#1. 한인타운에 거주하는 81세 고모씨는 골반속 꼬리뼈가 심하게 솟고 허리와 무릎 통증으로 위쪽에의지해 걸어야만 했다. 반신반의로 본 연구소에 찾아왔던 고모씨는 불과 한달도 안돼 위로 뛰어 나왔던 꼬리뼈가 원래 상태로 평평해지고 위로 많이 흔자 걸을 수 있는 기적을 보게 되었다. 본인도 놀라고 함께 온 딸과 출석하는 교회 성가대원들도 믿기 어렵다는 표정이었다.

#2. 불면증으로 30여년간 고생하던 74세 김모씨는 "제발 잠 좀 자게 해주세요"라고 말한 후 이틀만에 "어젯밤 제대로 잠을 잤어요. 그것 참 신기하네"라고 고백을 했다. 골반과 등판, 어깨의 독기, 냉기를 차례로 제거했더니 3년간 아팠던 어깨통증도 덩달아 사라지게 됐다며 만면의 미소를 지었다.

인체의 골반은 식물로 치면 뿌리 역할을 담당하고 있다. 한자로 풀어헤쳐보면 골반은 뼈골(骨)자에 소반반(盤)자로 이루어져 있다. 소반반자는 몸, 신체 또는 둘러싸다의 뜻을 내포하는 일반(般)에 그릇명(皿)이라는 부수를 포함하고 있다. 다시 말해 골반이라 함은 뼈가 둘러싸고 있는 그릇, 즉 우리 인체 뼈의 곳간이라 할 수 있다.

이처럼 골반이 무너지면 인체의 전체 뼈가 무너지게 된다. 이곳에는 남녀의 생식기가 모여 있어 새로운 생명을 만들어 내기도 하고 방사이 잘 돼 혈액을 만들어 내는 곳이기도 하다. 필요없는 혈액은 여자들의 경우 매달 생리를 통해 몸밖으로 내보내기도 한다.

그러면 이처럼 중요한 골반이 무너지는 이유는 무엇인가?

단도직입적으로 답하면 대변독이다. 매일 배변을 하는 사람들도 예외없이 대변독이 붙어있다. 우리 인체의 항문엔 압력밥이 있다. 그 압력밥이 열으로 직장에 연결되어 있어 어딘가 변이 모여 있다가 일정부분 좌 차게 되면 뇌에서 방출 신호를 보내게 되고 압력밥의 힘으로 뻥하고 배출하게 된다. 중요한 것은 방출할 때 산소가 결합하여 압력밥 속에 남아 있는 잔변들이 산화가되어 산화철로 바뀌게 된다.

산화철이 뼈 타고 맹독 뚫기

산화철로 바뀌면 뼈 타기 이전엔 노란색이었던 변이 점차 검은색으로 변하게 되어 맹독을 일으키게 된다. 이런 시점 같에 있던 변을 생각해보면 금방 알 수 있다. 사람들의 변이 하루만 지나면 흑색이 되고 딱딱해지면 주위의 파리들이 우글거리게 된다. 이처럼 인간의 변도 산화되면 독감이 맹독이 되어 이것이 꼬리뼈를 타고 온 몸의 뼈에 전이되어 뼈를 당가뜨리게 되는 것이다.

골반에 대변독이 쌓이면 뼈가 들어져 양 발 길이가 달라지고 발뒤꿈치가 갈라지게된다. 또한 허리와 어깨통증의 원인이 된다.

우선 일차적으로 골반 내 뼈를 감타하면서 염명이 내에 있는 뼈가 솟게 되고 아래로 고관절을 치게 되어 염명이가 빠딱이 되게 된다. 이 때부터 양쪽 염명이의 근육의 텐션(강도)이 달라져 급각가 통증이 오게 된다. 위 상황을 그대로 방치해두면 변독이 꼬리뼈를 타고 허리를 치고 더 올라가 어깨까지 건드리게 된다. 변독이 움직임에 따라 몸통 또한 염명이에서 허리로 올겨갔다가 잠시 어깨까지 올라가게 된다.

인체의 뼈가 솟은 모습은 항상 대칭 형태로 나타난다. 예를 들어 오른쪽 염명이가 솟으면 왼쪽 허리 근육이 솟고 다시 오른쪽 어깨부분이 솟게 된다. 일명 S자 모양의 모습이 나오게 된다. 결국 한쪽 염명이와 어깨가 높이에 따라 잠을 잘 때도 똑바로 눕지 못하고 한쪽이 봉 떠있는 느낌이 들어 자주 옆으로 눕게 되어 소위 새우잠 형태를 취하게 된다.

통증, 수술이 능사 아냐

골반부터 시작된 통증이 어깨까지 올라간 경우에는 반드시 역으로 골반부터 제자리를 잡아줘야 쉽게 어깨 통증이 풀리게 된다.

대부분의 허리통증과 무릎 통증도 골반에서부터 시작된다. 주위에 허리와 무릎 수술을 했다가 낭패를 본 분들이 많다. 통증이 골반에서부터 시작된 것인데 허리와 무릎 수술을 한 경우로 원인은 그대로 남은 채 결과지만을 쳐내고 있는 꼴이 되어 재발할 수 밖에 없는 것이다. 먼저 뼈틀어진 골반의 뼈를 제자리를 잡아주고 항문의 변독을 제거해주면 자연스럽게 회복되는 사례가 많다.

또 골반뼈가 무너지면 몸의 밸런스가 연달아 넘어가기가 쉽다. 80세 이상된 노인분들의 경우에 아무런 이유없이 넘어지는 것을 주목 격해야 되는 데 바로 골반 뼈가 약해져 있고 뼈들어져 있기 때문이다.

오늘부터 골반 내의 소중함을 알고 살리기에 힘써보자. 골반이 무너지면 인체 전체가 무너진다.

▶문의: (213)675-6877 미라클터치 뼈과학연구소 조이서
▶주소: 3050 W 7th st., #200 LA, CA 90005

2015년 미주 중앙일보에 게재된 건강칼럼.

뼈를 살리니 건강이 보인다

뼛속 산화철을 없애주면 오십견에서 쉽게 탈출

두 달 전에 본 연구소에 들른 70대 김모씨는 "제발 제 팔 좀 올라가게 해주세요. 3년째 이렇게 고통을 담고 있다"며 "신문에서 본 것처럼 나도 좋아질 수 있나요"라고 질문을 했다.

처음엔 반신반의 했던 그 분이 20여일후에 아무런 통증이 없이 팔을 들어 올리며 웃음을 되찾은 데는 바로 뼈에서 그 원인을 찾아 제거했기 때문이다.

인체(人體)라는 글자중 체(體)는 뼈골(骨)자와 풍년풍(豊)자로 이루어져 있다. 즉 뼈가 풍부해야 건강하다는 증거다.

뼈는 나이가 40줄에 접어들게 되면 독소가 쌓이고 냉기와 음기가 가득차게 되고 50세 즈음에 어깨와 목부분에 집중되어 나타나는 데 이것이 오십견으로 불리게 된 것이다.

장시간 컴퓨터 사용 뼈가 말라

그럼 무엇이 뼈를 이렇게 상하게 만드는지 알아보자.

맨 먼저는 물을 많이 먹지 않는 것에 그 원인이 있다. 물은 반드시 하루에 2~3리터 정도 (콜라병 큰 것 두개)를 마셔줘야 뼈의 70% 이상이 촉촉하게 적셔져 있게 된다. 물이 모자라면 뼈가 더 이상의 물이 빠져나가지 않도록 비상조치에 들어가 암모니아수가 온 몸의 뼈에 가득차 뼈가 마르게 된다.

또한 골반의 대변독으로부터 시작된 독소가 요추(허리뼈)와 흉추(등뼈)를 지나 경추(목뼈)까지

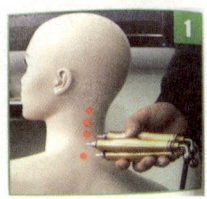

오십견은 목과 어깨가 만나는 십자 부분과 그 주위에 쌓인 산화철을 집중적으로 없애주면 생각보다 손쉽게 해방될 수가 있다.

전이됨에 따라 통증이 발생하게 된다. 여기에 근심과 각종 스트레스로 인해 더욱 악화가 된다.

게다가 요즘은 컴퓨터를 하루 7시간 이상 사용하는 분들이 늘어남에 따라 오십견 증상이 20대부터 발병하고 있어 더 심각한 상황이다. 한마디로 뼈가 마르는 것을 자각하지 못해 더 큰 위험이 도사리고 있다.

어깨·목 만나는 지점 터치 해야

그렇다면 오십견은 어떻게 고쳐야 할 것인가.

그 해답은 뼈과학에 있다. 인체에는 뼈의 십자가 존재한다. 경추와 척추가 연결되는 바로 서있는 뼈와 왼쪽 어깨와 오른쪽 어깨가 연결된 옆으로 누워 있는 뼈가 종횡으로 연결되어 뼈 십자가를 형성한다. 바로 이 종횡의 연결지점이 오십견이 발생하는 지점이다.

오십견을 치유하기 위해서는 미라클터치의 뾰족한 쇠부분으로 뼈 십자가의 중심뼈를 출발점으로 하여 좌우상하 뼈들을 촘촘하게 1분씩 이동하면서 한번에 1시간 정도 눌러주고 문질러 주면 된다.

본 연구소에서 고안해 시판중인 미라클터치는 공기 중에 떠도는 전기이온을 피뢰침의 원리로 모아서 뼈에 전달되도록 고안된 자가치유 건강기구로서 매일 2~3시간씩 눌러주면 빠르게 호전될 수가 있다.

이렇게 제거된 산화철은 땀 구멍이나 소변, 대변을 통해 체외로 배출된다. 이러한 자가치료를 하다보면 어깨 부위에서 악취가 나는 냄새를 맡을 수 있는데 특히 고무타는 냄새, 김치가 쉬는 냄새, 누린내 등이 나는 것이 보통이며 대변은 검은색을 띄고 소변은 거품이 많이 나는 증세를 보인다.

www.bonecarelab.com으로 가면 오십견 이외에 각종 허리, 목 통증, 불면증, 이명, 비문증, 심장질환, 간질환 등 다양한 체험 사례를 볼수 있다.

다음 번 칼럼은 〈목 디스크 증세에 손끝까지 짜릿짜릿 저려와요〉를 알아보겠다.

▶문의: (213)675-6877
  미라클터치 뼈과학 연구소 조이 서
▶주소: 3050 W. 7TH St., #200 LA CA 90005

2015년 미주 일간플러스에 게재된 건강칼럼.

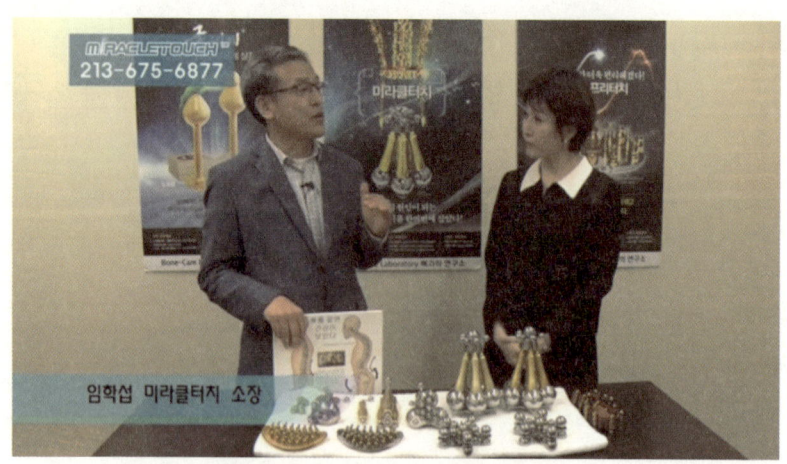

Ytv에 출연해 뼈독소에 대해 설명 중인 저자.

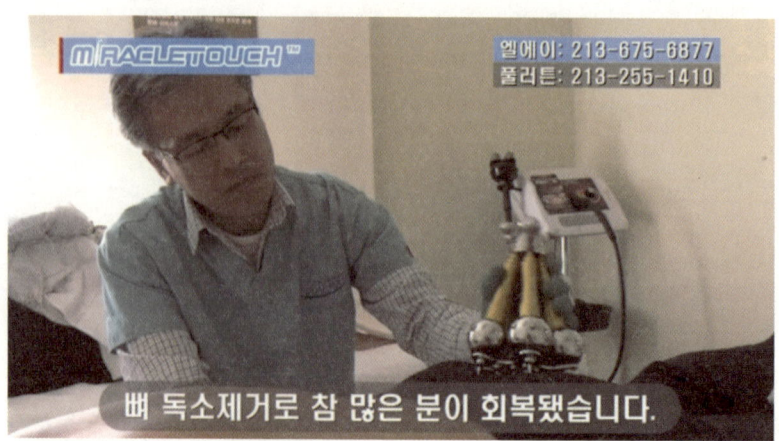

Ytv에 출연해 독소 제거 작업을 직접 시연 중인 저자.